大嶋栄子

Eiko Oshima

生き延びるためのアディクション

嵐の後を生きる「彼女たち」へのソーシャルワーク

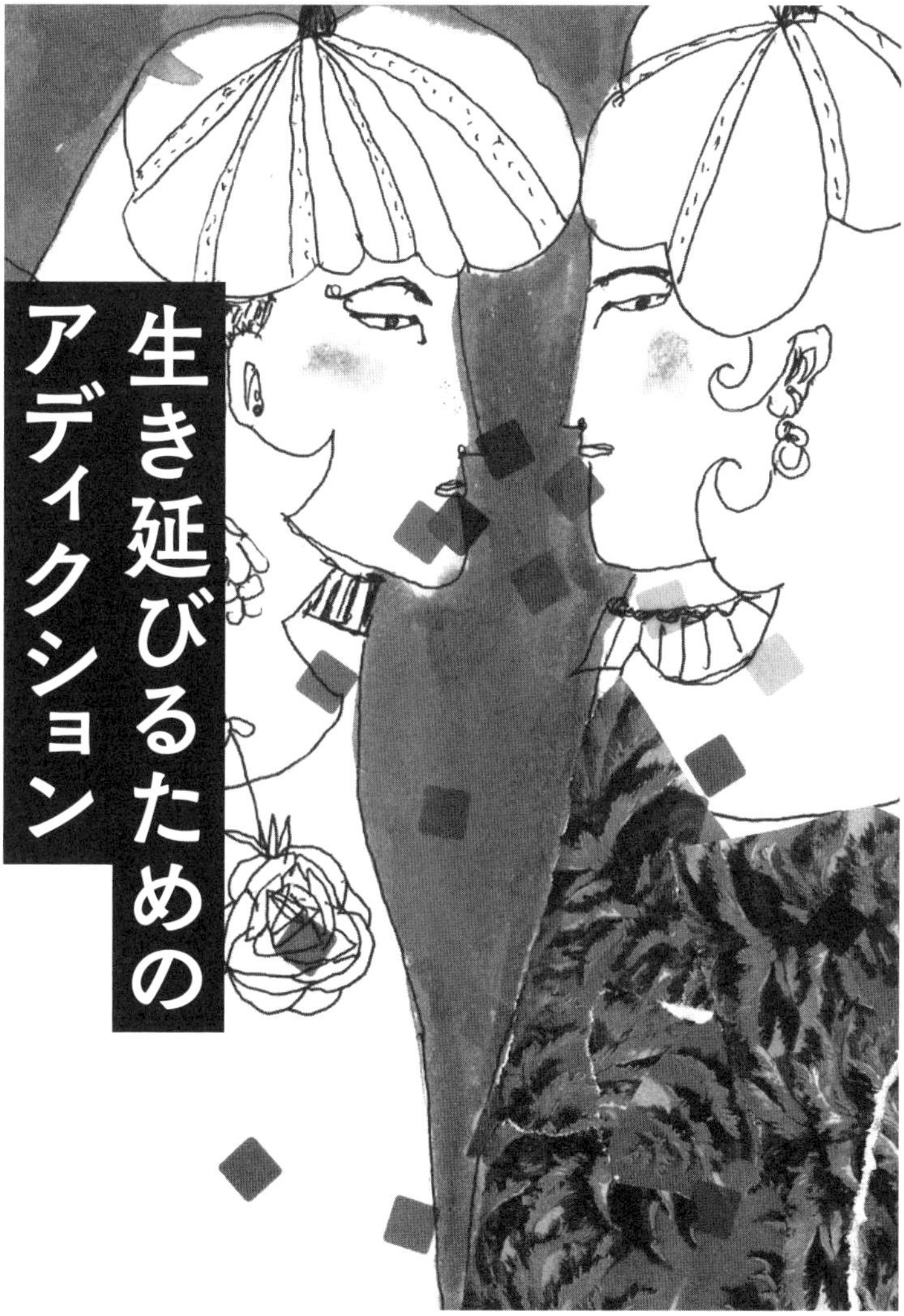

Ψ

金剛出版

目次

第5章
社会的孤立を超えて

生き延びるためのアディクション

嵐の後を生きる「彼女たち」へのソーシャルワーク

序章　生き延びるためのアディクション

二〇一〇年に上岡陽江との共著『その後の不自由』(医学書院)を上梓した二年後、博士論文を提出した。論文では女性の嗜癖(以下、本書では「嗜癖」と「アディクション」をほぼ同義として用いる)問題をジェンダーの視点で捉え、生活に根ざした支援の先に、「身体」と、後述する「親密圏」が変化しつづける状況を、当事者が引き受けていく姿を描いた。そして、これまで定説とされてきた回復とは異なり、このプロセスそのものを新たな回復概念として論じた。また当事者は変化する主体だが、同時に嗜癖問題は社会に埋め込まれた構造的な問題でもあり、その意味で支援者の眼差しはつねにその構造を意識し、そこにある不平等こそを変化の目的とすべきではないかと問題提起した[1]。

本書は博士論文をもとに大幅に加筆再編したもので、嗜癖問題の最前線で奮闘する若いソーシャルワーカーたちを読者に想定して書かれている。嗜癖問題は、すでに私も指摘してきたように、暴力、貧困、障害などとも深く結びついている[2]。しかし日本では、社会的困難や課題が緊密な相互作用を起こしているにもかかわらず、それらは制度上、問題ごとに分割され、関わる支援者たちも分断されており見えづらい。そのため、多くの支援者は、他領域を自分の支援領域とは関係がないと考えがちである。だが、それでは先述したような「社会に埋め込まれた構造的な問題としての嗜癖問題」は見過ごされてしまったままである。

博士論文を提出後、さまざまな場で発表の機会をいただき、特にＤＶ支援や母子支援、あるいは女性のホームレス支援などに携わる方々から、「ここで述べられている回復の鍵概念に関しては、私たちの実践でも重なる部分が多い」というご指摘をいただいた。そのような意味で、直接的に嗜癖問題を援助対象としていなくとも、すべてのソーシャルワーカーたちにとってベーシックなもののひとつとして嗜癖問題を理解し支援できるようになってほしいと私は考えてきた。

本書がテーマとする嗜癖とは、辞書的な意味では「〜に耽溺する」ことである。一方で私は嗜癖を「はじめは快の効果をもたらす習慣が、やがてその効果を失うようになり、むしろ社会生活を送るうえでさまざまな問題をもたらすようになっているにもかかわらず、コントロールができなくなった状態」と捉えている。第1章で詳細を述べるが、精神医学では「依存症」という疾患概念がこれまで用いられてきた。しかし二〇一六年に改訂されたアメリカ精神医学会による診断基準の第五版（ＤＳＭ−５）では、「物質関連障害および嗜癖性障害群」と表記された。前者の中核は「物質使用障害」、すなわち、アルコールや精神刺激薬（アンフェタミン／日本では覚せい剤という一般名で流通）などの物質に関連して重大な問題が生じているにもかかわらず使用しつづけることを指す。物質それぞれに診断基準が示されており、①制御障害、②社会的障害、③危険な使用、そして、④薬理学的基準という四群にまとめられている。また、このカテゴリーには、「非物質関連障害群」として、ギャンブル障害も含まれている。

これに対し、「秩序破壊的・衝動制御・素行症群」というカテゴリーに「窃盗症」が、「食行動障害および摂食障害群」のカテゴリーに「神経性過食症／神経性無食欲症」が分類されている[3]。加えて「新しい尺度とモデル」のなかに、今後の研究のための病態として「インターネットゲーム障害」が挙げられている。

日本では一九六〇年代中盤から、依存症が精神科医療における治療対象となった。その中心はアルコールである。言うまでもなくアルコールは合法薬物であり、成人は自由に使用できる。日本人は文化的にも冠婚葬祭にアルコールをたしなみ、儀式の際にも欠かせないため、特別な場面の酔いに対して社会は寛容である。しかし、適切な使用の範囲を外れてしまう人に対する非難は厳しく、したがって依存症は個人の失敗とみなされがちで、「社会からの脱落」という烙印を押される。そのため、依存症は疾患であり治療の対象とされているのだが、つねにスティグマ（偏見）がつきまとう。また覚せい剤のような非合法薬物についても依存のメカニズムは同様だが、日本ではこれを処罰の対象としているため、矯正施設が再使用防止教育を行ない、精神科医療機関の多くは治療の対象外としているといったねじれ現象がある。つまり非合法薬物依存は、専門職が「これは私たちが付き合うものではない」として、長い間放置してきた問題でもある。

ところで、私が精神科病院でソーシャルワーカーとして働きはじめた一九八七年は、「精神衛生法」が改正され、「精神保健法」となった年に当たる。精神病患者の隔離収容政策の結果、先進国のなかでもひときわ長い入院期間が常態化した状況を変えるべく、法改正では精神病患者の人権擁護と、地域生活への移行が謳われたが、それから三〇年が経過した今でも、「社会的入院」と呼ばれる状況は現存する。そして精神科医療の中心的課題は、昔も今も統合失調症である。したがって、そのような流れのなかで依存症の治療・援助にあたる専門職は数も少なく、精神科医療のなかでも、辺境と言える位置で仕事をしている。

かくいう私も依存症の専門病棟を担当するまでは、それを疾患として捉えていなかった。依存症者は「何度も同じ失敗を繰り返す懲りない人」であり、「言い訳や嘘の多い、性格に問題のある人」だと感じていた。患者の大半は中高年の男性であり、当時は、長年にわたる習慣的飲酒がある種のライフイベント（昇進、単身赴任、定年退職など）をきっかけにコントロール喪失に向かうという疾患モデルが使われていた。多くの問題を抱えながら、自分の現実を認めようとせず、なかには妻や子どもに対して暴力を振るう人もいて、この人たちを治療することに意味などあるのだろうかとさえ思っていた。

そのなかに、わずかだが女性がいた。なぜ彼女たちはそれほどまでに酒を飲むのだろうか――不思議に思った私は、その生活歴を丹念に聞いていくなかで、はじめてみずからの記憶を消し、過酷な現実からの一時的逃避という〝目的〟をもって、意図的にアルコール使用を選んでいたという事実と出会った。それは、男性から聞くストーリーとはまったく違っていた。当時盛んに使われていた、アルコールがもたらす身体疾患や家族の離散などの現実に直面化させて行動修正を図る方法は、女性の現状に合ったものとは言えないと感じた。逆になぜそれほどまでに酔いが必要なのかという問いをもつようになってようやく、私のなかに「生き延びるためのアディクション」という捉え方が生まれた。そして、これまで「どうしようもない嘘つき」としか思えなかった男性患者にも丁寧に付き合い、話を聞き取れば、実はそれぞれの深い孤立と疎外の物語があり、自分には何も見えていなかったのだという事実を突きつけられた。

先述したように、日本で依存症の専門治療が始まったのは一九六〇年代であり、一貫してその治療モデルは中年男性を対象として想定してきた。しかしそのスタイルには大きなほころびが見えはじめ、課題が生まれている。日本のアルコール依存症治療に関する臨床および研究の拠点である国立病院機構久里浜医療センターでの臨床を背景に、宮川はこれまでの疾患教育、集団療法を用いた自己洞察、自助グループへの橋渡しといった入院プログラム機能が、従来のように働かないと述べている［4］。その理由として、患者層の価値の多様化により集団の凝集性が生まれづらい、つまり同じアルコール依存症であっても発症契機や断酒への動機づけがさまざまで、ひとくくりに同じ援助枠組みを当てはめることが難しいことを挙げている。また樋口が指摘するように、定年退職を機に昼間から飲酒する、あるいは認知症と関連して飲酒コントロールが効かない高齢者のアルコール問題に、中年男性と同じ治療プログラムで対応するのには限界がある[5]。

一方、患者が若年層を中心とする非合法薬物（覚せい剤が中心）への依存は、その効用がアルコールとは異なることから、中枢神経への刺激を誘発する薬物に特化した集中的外来治療プログラムとして開発されたMatrixモデルを参考に、国立精神・神経医療研究センターの松本たちは、日本での臨床に即したＳＭＡＲＰＰ（せりがや覚せい剤依存再発防止プログラム）を開発した。現在では多くの医療機関だけでなく、刑務所や保護観察所などの矯正分野でも広く使われている[6]。

また女性は、嗜癖問題の解決を主訴として治療や援助を求めるとは限らない。私は摂食障害を行動嗜癖のひとつと捉えているが、物質使用障害（アルコール、それ以外の薬物への依存）との併発は珍しくない。また自傷行為や処方薬の過量服用などは、いずれも食べつづけること、自分を傷つける身体の痛みで心の苦痛を置き換えること、意識を失って感じないようにすることであり、まさに生き延びるためのアディクションとして選択され、繰り返していくうちにコントロールができなくなっていく。そして彼女たちは内科、産婦人科、救命救急センターなどの医療機関で処置されながらも、「なぜそのような生き延び方をせざるをえないのか」といった本質的な問いと出会うことは少ない。

ここまでの論点を整理してみよう。①嗜癖を「依存症」という医学モデルで捉え、専門的な治療が始まってから半世紀経過するが、未だに社会におけるスティグマが強く、疾患として認知されづらい。②中年男性を対象として開発されてきた治療モデルは、患者層の多様化によって課題に直面している。③覚せい剤を中心とする中枢神経刺激誘発物質への嗜癖に関しては、独自の治療モデルが開発されている。④女性はどのような嗜癖であっても、みずからの置かれた現状を「生き延びる」手段として選択しており、必ずしも嗜癖問題の当事者としては援助場面に登場しない。

こうした前提を踏まえ、本書は二つの点を明らかにすることを目的とする。ひとつは女性の嗜癖問題を、ジェンダーという視点から構造的な問題として捉えなおすことである。彼女たちが生き延びなければならなかった現実とは、どのようなものか。嗜癖問題の顕在化を促進してしまうシステムについて言及したい。また女性の多様性に注意を払い、女性嗜癖者を類型化する手続きとその特徴について記述する。もうひとつは、女性の嗜癖問題を包括的に支援するためのソーシャルワークモデルとはどのようなものか、それを提示することである。これを述べるには、女性が嗜癖問題から回復していくプロセスを描く必要がある。冒頭でも触れたように、回復とは単に「アルコールや薬物、ギャンブルや過食嘔吐などが止まる＝症状がなくなる」ことではない。むしろ生き延びるためのアディクションが止まった後に、彼女たちは自分が抱え込まされてきた本質的な課題と向き合うことになる。したがって、包括的なソーシャルワークモデルとは、回復を促進するシステムの創造でもある。特に本書では、ジェンダーの多様性、人種、宗教といった社会的な構造で個人の困難を読み解き解決を志向する、フェミニスト・ソーシャルワークを下敷きとして論を展開していく。

私が二〇〇四年にまとめた修士論文では、女性嗜癖者への聞き取り調査と自身の実践から、回復を支える鍵概念として、「身体」と「親密圏」という二つの視角が見えてきたと述べた[7]。ここでいう「親密圏」とは、齋藤による、「具体的な他者の生／生命——とくにその不安や困難——に対する関心／配慮を媒体とする、ある程度持続的な関係性を指すもの」である[8]。さらに、この「身体」や「親密圏」が、当事者の暮らしにおいてどのようなものとして認知され、変化するのかを中心に、回復について整理した[9]。そこで女性嗜癖者の回復について大まかな見取り図を示すことはできたが、先の二つの視角をどのように援助の場で生かせばよいかについては言及できなかった。これまで多くの専門家が、嗜癖問題を解決し回復していくには、医療と当事者の相互交流と相互援助を行なう自助グループ（以下、ＳＨＧ）が重要であると指摘してきた[10]。しかし、女性嗜癖者の援助においては、そのどちらでも「身体」と「親密圏」という視角はあまり意識されていない。それはなぜなのだろうか。

まず「身体」について考えると、医療では物質（アルコールや覚せい剤といった薬物）嗜癖のように、身体への影響が大きい場合には、医学的な処置を行なう。そして嗜癖行動の誘因となる不安やストレスについてそれを認知し、嗜癖とは異なる対処によって軽減することを目標とした精神療法（個人療法と集団療法を基本とする）を行なうのである。しかし医療は、検査結果に現れないだるさや、月経をめぐる痛みは積極的に取り扱わない。つまり医療における「身体」とは、あくまで正常値を基準として機能するものとして捉えられる。したがって治療とは、正常値から逸脱した部分の改善を目的とする。

私が指摘した女性嗜癖者の回復にとっての「身体」とは、数値化できない痛みやだるさなど、しらふになるとありありと感じられてしまう〝なまみの身体〟である。ソーシャルワークの援助では、彼女たちが嗜癖行動の最中で〝なかったことにしてきた〟「身体」の存在に気づき、嫌悪感をもちながらもケアし、最終的には「自分のもの」として自分の身体と付き合う過程に伴走する。

ＳＨＧでは、メンバーの語りを通じて、嗜癖行動に付随する独特の身体反応や身体への影響が共有される。時には自己流の解毒方法、あるいは緊急時の身体処置などが伝授される。しかし同時にＳＨＧは、女性の「身体」が性的対象として評価され、意識させられる場になることがある。本来、ＳＨＧの有効性とは、薬物使用の欲求を正直に吐露し、しらふで生きていく困難を共に分かち合うことにある。しかし男性メンバーが薬物使用時のパートナーや恋人との暴力的セックスの話を始めると、女性にとって、そこは「安全な場」ではなくなっていく。自分の過去を語りながら省みる行動は、回復していくことにつながるとされる一方で、巧みなからかい、あるいは自己顕示の話となれば、それは「暴力」にもなりうる。したがって、女性はSHGのなかで女性の身体を曝してはならず、相手に印象づけるようなことをすれば、それは女性側の落ち度ということになる。そのため、SHGで自身の「身体」に起こる困難を分かち合うことは難しいのが現状である〔i〕。

次に「親密圏」についてはどうだろうか。

医療とは、通常、一般的な他者を援助の対象とし、医学という専門知に基づいて行なわれた援助に対して社会制度を通じて対価が支払われるということから考えれば、親密圏の対局に位置する「公共圏」である。したがって医療従事者による患者に対するケアと配慮は、親密性に基づくものではなく、専門職の倫理や技術に裏打ちされた労働と認識してよい。ここで、わが国における精神科医療の特殊な事情について考えておく必要があるだろう。

日本は一九八三年の宇都宮病院事件を契機として、国連より世界人権規約への違反を勧告され、それまでの精神病患者の精神科病院への隔離収容政策が社会的入院を生んだことを反省材料としながら、地域生活移行支援へと大きく方向転換した。つまり、医療機関は治療の場であると同時に、入院患者にとっては「生活の場」でもあるのだ。齋藤によれば、精神病患者は社会のなかで場所を剝奪されてきた人である〔11〕。したがって精神科病院という医療の場は、公共圏でありながら、同時に親密圏でもあるといった二重性を帯びた場所と言える。しかし、こうした精神科医療の特殊性は無視できないものの、退出の自由を本人に委ねておらず、本当の暮らしの場ではない。そう考えると、医療という場で「親密圏」という視角が生かされるのは難しいという結論になる。

これに対しSHGは、齋藤によれば「親密圏」の新しい諸形態として、心身の病いや傷、老い、障害、依存症、DVや児童虐待など、それぞれの仕方で生の困難を抱える人々とその周囲に形成されつつある。そして「親密圏」の現れが、そこにいる人たちにとって自己の存在を承認という形で決定づけるという。ただ、私もSHGに対して敬意と尊敬の念をもっているが、女性嗜癖者の回復において重要視される「親密圏」という視角について、いくつかの懸念を抱いている。それはＳＨＧにおける政治性である。齋藤はそのひとつとして被縛性を挙げている。それは、「親密圏」における関係性が個々の意見のやりとりや感情の応呼の積み重ねによって形成されるだけでなく、相手からの痛切な生に関する必要な欲求に曝されることを回避できないことを指している。その意味で「親密圏」としてのＳＨＧにおいては、単に個々人が嗜癖行動を止めるだけでなく、そこに集う人々の間に巻き起こる感情や具体的な生に関わる欲求に〝巻き込まれる〟ことは避けられない。みずからが制御できない他者の感情に曝され、その感情を幾分かは受け止め、それに反応を返すという応呼が繰り返されてはじめて、親密圏は互いの現れを引きだす空間になる。しかし女性嗜癖者が抱える困難のひとつに、「人との関係性における安全な距離がわからない」場合があることも忘れてはならない。

さらに事態を複雑にするのが、従来「親密圏」における身体性＝物質性は、性愛の次元に還元されることが多かったことだ。ＳＨＧにおける承認と安全の感覚は、女性嗜癖者にとって、そこで出会う嗜癖当事者との親密性と結びつき、すぐに性愛を伴う関係へと発展する場合がある。すると二人の閉じられた関係性へと撤退してしまいかねない。つまりＳＨＧは、親密性を強調するがゆえに公共性が及びにくくなり、第三者介入を難しくするという政治性をもつ。このような「親密圏」のもつ逆機能が、ＳＨＧに集う嗜癖当事者の間で十分に共有されているとは言いがたい。そのため「親密圏」の機能と逆機能には、女性嗜癖者の回復を考えるときに注意が必要だろう。

以上のことを考えても、「身体」と「親密圏」という視角を生かして女性嗜癖者の回復を進めるには、医療とＳＨＧでは不十分である。私は「身体」と「親密圏」という二つの視角に共通する、「生活」に根ざした援助の場が必要だと考えている。本書では具体的に、どのような場であれば二つの視角を生かすことができるのかを示していく。そして援助の場が示されるだけでなく、そこではどのような援助が展開されるのかを、その枠組みと同時に呈示したい。

次に研究の方法について説明しておきたい。本書は嗜癖問題の現場の実践によって獲得されたデータを用い、仮説生成、検証、評価を繰り返しながら、テーマを演繹・帰納的な作業の継続によって明らかにする、質的な実証研究である。また仮説生成にあたってはこれまでの先行研究をレビューし、特に先行研究では十分言及されていない事柄、また分析枠組みに課題があるといった限界を乗り越えるべく、近接学問領域の知見も取り入れた。さらに私が本書で提示するフェミニスト・ソーシャルワークについては、この領域の先進国である欧米の文献、あるいは当事者による手記などを参考にしている。また私のソーシャルワークに関して、ナラティヴ・アプローチが大きな影響を与えたほか、リフレクティング、オープンダイアローグ、ハームリダクション、そして当事者研究の理念が重要な位置を占めてきたことも紹介していきたい。

本書は次のような構成になっている。

第1章では、嗜癖問題が日本でどう扱われてきたかを概観する。逸脱や違法性など多くのスティグマを付与される嗜癖が、医学概念として整備され治療対象へと変化する過程を整理していく。さらに、治療や当事者の相互援助では救えない領域をカバーする、「身体」と「親密圏」という回復の鍵概念に対応し、かつ「生活」に直結する課題に目を向ける、ソーシャルワーク実践の必要性について述べる。

第2章では、女性嗜癖者の類型を紹介する。嗜癖という生き延び方の背景にある困難の類型を示すことによって、援助者が何に着目し、支援の重点を置けばよいかを明らかにする。そして女性嗜癖者が、どのようなプロセスを経て変化していくのか、その回復過程について述べる。

第3章では、嗜癖問題を進行させていく機能に関して、ミクロ／メゾ／マクロな側面から示す。次に嗜癖問題から脱して、変化と成長を促す機能に関して、同じくミクロ／メゾ／マクロな観点から整理する。

続く第4章は、本書の核となる章である。ここまでの議論を踏まえ、ジェンダーの不平等を乗り越えて展開されるソーシャルワーク実践を、「生活支援共同体モデル（それいゆモデル）」として提示する。言語を媒介とする支援と、具体的な暮らしの所作を媒介とする支援に大別されるが、その実態について女性嗜癖者の類型と回復過程を軸に述べていく。さらに多くの暴力、なかでも重篤な後遺症をもたらす性暴力被害と援助者が向き合うために必要な「援助者のポジション」についても述べる。

第5章は、本書の総括と今後の課題について論じた結論部である。

嗜癖問題を取り巻く状況は、この三〇年で大きく変化した。それは、私たちの社会が抱える緊張の高さと相関している。嗜癖問題を自己責任として放置しつづければ、よりよき納税者を失うだけでなく、暴力と貧困の存続が、次世代を確実に蝕んでいく。本書は、女性を研究や実践の対象としているが、嗜癖問題のなかにおいても、少数であるという理由から女性は周縁化されやすい。しかし私は、女性の嗜癖問題にこそ、この国が抱える構造的な差別と排除が最も顕著に現れていると考える。その意味で目を向けることには痛みも伴うが、これから援助者として生きる多くの若い仲間たちには、必ずこの現実を理解してからフィールドに立ってほしい。本書がその導きの糸となることを願っている。

註

[i]アルコール、薬物のSHGにそれぞれ女性のみを参加者とするミーティング／例会がもたれているのは、このような事情を反映している。また薬物依存症者のためのSHGであるNA（ナルコティクス・アノニマス）では、性的少数派の人たちのためのミーティングが開かれている。

[1]大嶋栄子（二〇一二）「女性嗜癖者へのフェミニスト・ソーシャルワークに関する研究──類型と回復過程に対する『生活支援共同体』の実践から」（北星学園大学大学院社会福祉学研究科二〇一二年度博士論文）

[2]大嶋栄子（二〇一三）「女性のアディクションへの援助」『精神科治療学』増刊号（物質使用障害とアディクション臨床ハンドブック）、三九九－四〇二頁

[3]アメリカ精神医学会（APA）［高橋三郎・大野 裕＝監訳］（二〇一四）『DSM－5 精神疾患の診断・統計マニュアル』医学書院

[4]宮川朋大（二〇一〇）「アルコール依存症の心理社会的治療」『精神科治療学』増刊号（今日の精神科治療ガイドライン）六二－六五頁

[5]樋口 進・齋藤利和・湯本洋介＝編（二〇一八）『新アルコール・薬物使用障害の診断治療ガイドライン』新興医学出版社

[6]松本俊彦（二〇一六）『薬物依存臨床の焦点』金剛出版

[7]大嶋栄子（二〇〇四）「ジェンダーの視点からみる女性嗜癖者の回復過程」（北星学園大学大学院社会福祉学研究科二〇〇四年度修士論文）

[8]齋藤純一（二〇〇三）「親密圏と安全性の政治」、齋藤純一＝編『親密圏のポリティクス』ナカニシヤ出版、二一一－二三六頁

[9]大嶋栄子（二〇一〇）「ジェンダーの視点からみる女性嗜癖者の回復過程──親密圏と身体に焦点をあてて」『北星学園大学大学院論集』一、五－二〇頁

[10]樋口 進ほか＝編（二〇一八）前掲

[11]齋藤純一（二〇〇三）前掲

第1章

誰も「彼女たち」を救えなかった

脱医療的実践としての支援論

本章では、身体的そして社会的にさまざまな問題を抱えることになりながら、アルコール使用をコントロールできなくなった「依存症」が、どのように精神医学的な疾患として認識されるに至るかを概観する。疾患とされることで診断基準が整理され、治療方法が生まれていく。そして同じような問題系（非合法薬物、ギャンブル、そしてインターネットゲームなど）へと、その適応範囲が広がっていく。またコントロール喪失の対象が、物質から行為へと拡大する経過において、「依存症」は「障害」と呼ばれるようになり、同時に「アディクション」という言葉が、診断概念のなかに消えては再登場するという複雑な行き来を見せる。

第1節では、こうした診断概念の変遷とともに、本書がテーマとしている女性の依存症について考えるとき、いくつもの困難を併せ持つ特徴を踏まえ、広角な捉え方としての「アディクション＝嗜癖」という言葉を採用する意味について触れる。医学的概念がどのように精緻化されても、この問題には多くのスティグマが付与されている。また医療化されることによって免責される一方で、「アディクションが止まること」が治療のゴールとなりやすい。しかし女性のアディクションはその他の精神疾患だけでなく、DV被害やトラウマとも深く結びついている。そのため女性のアディクションが複雑で特別な支援対象であることに触れる。

第2節では、日本におけるアディクション支援を、①医療、②当事者主体の日本型治療共同体、③自助組織（相互援助グループ）、④コミュニティ・ベイストの生活支援共同体（それいゆモデル）の四領域に分けて、それぞれの特徴と果たしている役割について述べる。日本でアディクションが医療の対象となるのは一九七〇年代半ばであり、この経過のなかで、むしろどの精神保健領域よりも早く当事者活動が興り、それが後に自助グループ活動へと発展した。アディクション支援の医療化と、自助グループによる当事者活動は、相補関係を保ちながら現在に至る。医療化は先に述べた免責性や治療主体としての自己と深く結びつく。特にここでは治療や援助という枠組みにおいて、女性の置かれている状況が内包する課題について述べる。そして①から③の領域で女性が周縁化され、個別に抱えるニーズに対して十分な支援がなかったことをレビューするとともに、それを乗り越えるべく始まったコミュニティ・ベイストの生活支援共同体（それいゆモデル）について概説する。脱医療的実践としての支援が、女性のアディクションという重層的困難の表出をどのように捉え、また介入して変容を導きだすことが可能なのか、その基本的な考え方を紹介していく。

1　医療と脱医療的実践の境界で——依存症と嗜癖の差異

日本におけるアルコール嗜癖に関する医学的な記述の歴史は古く、心光は加藤を引用しながら、日本に精神科病院ができて間もない一八八三年には、アルコール問題を抱える患者が「嗜酒狂」という病名で入院していたという[1]。嗜癖という言葉は一度、WHO（世界保健機構）によって採用されながら、その後に棄却される。その経緯は、加藤と吉野の整理を要約すれば次のようになる。まず一九五七年、ある薬物への過度な使用に耽溺した状態を現す用語が次のように定義された。「ある薬物消費の繰り返しによって生じる、断続的あるいは慢性的な中毒状態である」。そして、その状態は次の四点によって特徴づけられるとされた。一点目はその薬物を使いつづけたいという抵抗しがたい欲求と、何としてでも手に入れたいという抵抗しがたい欲求、二点目は使用量の増加傾向、三点目は薬物の作用に対する精神（心理）依存と身体依存、そして四点目が個人と社会に対する有害な作用である。しかしその後、次のような事柄が明らかになる。すなわち、使用量の増加として現れる耐性や身体依存がはっきりしない依存性薬物（たとえばコカインやアンフェタミン類）がある。そして身体依存とは、薬物の直接的使用の結果として生じた、変容した生理学的状態である。ただ、慢性疼痛で大量のモルヒネを投与された患者は、身体依存が形成されても精神依存に陥るとは限らない。さらに習慣と依存の区別が曖昧なままに使われ、また嗜癖者という用語には蔑視的なニュアンスがあることなども影響して、一九七三年に嗜癖を廃して「依存症」という用語を使うことを決定したのである〔2〕。

では、病いとしての「依存症」は、現在どのように定義されているのだろうか。

一般に精神疾患に関する診断基準として使われているのは、WHOが公表しているICD（International Statistical Classification of Diseases and Related Health Problems（『精神および行動の障害——臨床記述と診断ガイドライン』））と、アメリカ精神医学会が定めたDSM（Diagnostic and Statistical Manual of Mental Disorders（『精神疾患の診断・統計マニュアル』））の二つである。前者は第一〇版が、後者は第五版が最新である〔i〕。日本では精神科医がDSMを使用することも少なくないが、公文書（たとえば障害者自立支援法による「自立支援医療」の申請を行なう場合）にはICD－10における診断名が採用される（表1）。二つの診断基準には共通点と相違点がある。共通点は、①摂取欲求（精神依存）に基づく衝動の制御障害、②離脱や耐性からなる身体依存、③摂取の結果生じる社会生活の障害、

表1　ICD-10における依存症候群の診断基準［3］

項目	内　容	診断項目
1	制御障害	物質摂取の強い欲求や強迫感
2	制御障害	物質摂取行動（開始、終了、量の調整）を制御することが困難
3	離　脱	中止や減量による離脱症状の出現 離脱症状の回避、軽減のために再使用する
4	耐　性	当初得られた効果を得るために、使用量が増加する
5	社会障害	物質使用のために、本来の生活を犠牲にする／摂取に関係した行為や、物質の影響からの回復に費やす時間が増加する
6	危険な使用	心身に問題が生じているにもかかわらず、使用を続ける

※6項目のうち3項目以上が、過去1年間のある期間、同時に存在した場合に診断。
※中心となる特徴は、精神作用物質を摂取したいという欲望（しばしば強く、時に抵抗できない）である。

④危険を知りながらの摂取行動（危険な使用）である。一方、相違点については表2にまとめた［4］。

診断基準が変遷していくなか、特にＤＳＭ－５では新たに「使用障害」という用語が使われていることもあり、用語の使い方について整理する必要があると思われる。まず依存とは、物質への摂取欲求が生体に生じている状態の総称である。その欲求が軽度で社会生活に支障のないレベルから、健康や社会生活に深刻な影響が現れるレベルまですべての段階を含んでいる。そして後者のように、物質の摂取により健康や社会生活に深刻な影響が現れる状態を、依存症（依存症候群）としている。これに対して使用障害とは、ＤＳＭ－Ⅳにおいてそれまで使われていた〝依存〟と〝乱用〟に代わって採用され、基本的なコンセプトは依存症（依存症候群）と類似するが、社会生活の障害がより重視され、依存症よりも軽症例を含む点に違いがある。しかし、これらの診断基準はアルコールや違法薬物をはじめとする「物質」に対して使用されるものであり、ギャンブルのような「行為」に関しては、物質依存と共通の病態が推察され、それを支持するエビデンスも集積されてきたが、物質依存と同一の病態とすべきか否かに関して議

表2　ICD-10とDSM-5の相違点

診断基準	ICD-10	DSM-5
診断名	依存症候群	使用障害
診断方法	診断には摂取欲求（精神依存）が必須	1. 摂取欲求（精神依存）に特別な重みづけはない 2. 相対的に社会障害が重視される
該当症例	比較的重症例	軽症例も含まれる

※本書では日本における診断基準として公式に使用されるICD-10の診断基準を示す。

論が分かれている。そのため、行動に関しては依存よりも広い概念である嗜癖（アディクション）という用語が再び用いられるようになった[ii]。

しかしインターネットゲーム障害など、診断基準の精度を上げようとする国際学術会議が開催される一方で、買い物、性行動または恋愛、自傷などへの嗜癖は、研究が進み臨床場面での報告もなされてはいるが、いずれも診断基準が確立された疾患とはみなされていない[iii]。

このように見ていくと「依存症」という医学的診断基準は、進藤が指摘するように精神病やアルコール依存、薬物依存といった社会学的な研究対象であった「逸脱」の「医療化」と結びついていくことがわかる[5]。しかし「依存症」という診断基準に至らないそれ以外の嗜癖は、「逸脱」とされたまま社会で偏見に曝され、支援を求めることが難しい状況に置かれる。ただし「医療化」への批判、あるいは再考の議論もあるため、これについては後で詳しく触れることにする[6]。いずれにしても、コントロールを喪失する習慣的な行動によって、社会生活が破壊されていくのはすべての嗜癖に共通するものだが、その治療や援助の難しさは物質、行為、関係と種類は異なるにせよ、対象への〝のめり込み〟の本質をつかむ難しさに通じる。

また私の実践経験では、女性の場合、アルコールと他の薬物、ギャンブルなど同時に複数の嗜癖対象をもつ、あるいは次々と嗜癖の対象が移行するケースが多い。したがってこのような女性の状態を前にしたとき、これらが診断基準を充たした病気なのかどうかは、さほど重要ではない。むしろこうした重複的かつ移行的なコントロール喪失が、快の効力を失っており、生活を脅かす状態にあるのかどうかを見極めることが重要である。

さらにソーシャルワークにおいては、こうした現象を客観的に捉えるだけでは不十分である。先行研究をもとに女性の嗜癖行動について何を背景としているかという観点から捉え、医学だけで完結しない包括的な援助を組み立てることが重要である。したがってアルコールだけでなく、その他の物質やプロセスへの嗜癖、あるいは人間関係への嗜癖を止めることだけが援助のゴールではない。むしろなぜそうした嗜癖対象を〝必要とした〟のかを、女性が置かれている社会的な文脈のなかで理解しようとすることが求められる。そのとき、「渇望と強迫的な行為を包括する概念としての嗜癖」という概念を用いることにより、状況を適切に説明できる。

またアメリカのセラピストであり嗜癖問題の研究者でもあるアン・W・シェフは、コントロールを失うような嗜癖へと人を駆り立てるという意味で、この社会そのものが「嗜癖システム」であるという[7]。このように嗜癖という言葉は曖昧さを孕みながらも、現象を広角的に捉える利点をもつ。私は、女性嗜癖者の抱える複雑で多様な困難の細かな枝振り（＝症状）に翻弄されず、その根幹には何があるのかを俯瞰するうえで、この用語が有効と考える。嗜癖という射程の広い概念は、女性の置かれている困難を横断的に捉えることを可能にすると思われる。その意味で私は、ソーシャルワークでは「依存症」という概念より、現象を環境との相互作用という観点から捉えることのできる「嗜癖」という概念を積極的に用いていく必要があると考えている。

2　支援の主体は誰か——医療／治療共同体／自助グループ／生活支援共同体

現在、日本において嗜癖問題に取り組む機関としては、「医療」、当事者主体で相互援助を行なう「治療共同体」、そして「自助グループ（Self Help Group：SHG）」が中心となっている。このほかに、各都道府県の精神保健福祉センターや保健所、市町村の障害福祉課といった行政機関、また地域で生活支援を行なうＮＰＯも嗜癖当事者の直接援助に当たっている。

本節では嗜癖問題に取り組むこうした機関が、どのような観点から具体的にどのような取り組みをしているのか、またその取り組みはどのような課題と限界を抱えているのかを先行研究から見ていく。具体的には医療、治療共同体、ＳＨＧを取り上げ、それぞれの機関が女性嗜癖者に対して行なう援助について紹介するとともに、援助の限界や障壁についても触れる。

次に、私が現在実践している援助の場を、これまでの機関とは異なる視点と枠組みをもつものとして新たに「生活支援共同体」と命名し、この取り組みの全体像を概説する。従来の機関が女性嗜癖者を援助する際の課題と限界を乗り越えるべくして生みだした、「生活支援共同体」の独自性を紹介していきたい。

1　医　療

①アルコール依存症治療プログラム

一九六三年に国立療養所久里浜病院（現在は国立病院機構久里浜医療センター）にアルコール専門病棟が誕生して以来、久里浜式 Alcoholism Rehabilitation Program（久里浜式ＡＲＰ）がわが国で広く行なわれてきた。宮川によれば、その内容は次のようなものである〔8〕。

欧米での治療を参考にミーティングを中心にし、アルコール依存症患者が三カ月入院して同じ病棟にて集団生活をすることにより、内省が進むような治療構造をもつ。そして退院後は抗酒剤の服用、SHGへの参加、外来通院を「回復の三本柱」として推奨した。久里浜式ARPは、同病院で医療機関向けの専門病棟研修を行なっていることもあって、全国に浸透し、アルコール依存症治療のスタンダードとなった。また、アルコール以外の物質嗜癖やギャンブルなどの行為嗜癖の治療に関しても、基本原則として久里浜式ARPを援用するのが一般的である。

しかし宮川は、このシステムは病像の変化や治療理論の進歩によって変化しているという。すなわち、一九九〇年代に入って患者層が戦後世代中心となり、価値観の多様化によって以前のような集団の凝集性が生まれにくくなり、集団的処遇の利点を生かしづらくなった。そのためエビデンスのある、より幅の広い患者に対応できる治療を模索し、二〇〇〇年から久里浜式ARPに認知行動療法（Cognitive Behavioral Therapy：CBT）を取り入れた。またCBTは初回入院者を対象とし、複数回の入院者に対しては、より具体的な断酒継続のためCBTにコーピングスキルトレーニングを加えた「再飲酒予防トレーニング」を開発・実施しているという。

このようにアルコール依存症に関しては治療プログラムが確立されつつあるものの、課題も多い。一度生じた依存は終生持続すると見られ、再使用によって病的な状態に逆戻りするため、「止めつづける」ことが必要になる。しかし生活のさまざまな場面で生じる飲酒欲求によって再発し、治療から脱落する症例があり、入院治療例の退院後一年の断酒率は二〇－四〇％とされている〔9〕。またアルコール使用障害と診断された者のうち、その他の精神健康障害の生涯有病率は三七％と、それをもたない人の二倍近くだという。またアルコール以外の物質嗜癖に至っては、その他の精神健康障害の生涯有病率が五三％にも達するという〔10〕。精神障害別では不安障害、大うつ病、双極性障害、統合失調症、摂食障害、境界性パーソナリティ障害、ＰＴＳＤなど多岐にわたる。すなわち、かつてのようにアルコール依存症だけを治療するのではなく、併発する疾患、あるいはそれに先行する他の疾患に対する治療も視野に入れなければ、嗜癖問題の解決が困難になる時代へと突入しているのである。

またアルコール依存症の治療において、解毒期には、補助的にベンゾジアゼピンが使用されているが[11]、その一方で妹尾が指摘するように、こうした処方薬を同時に二種類以上組み合わせて使用する「多剤乱用」が問題視されている[12]。森田は、処方薬依存について病歴を丁寧に取り、物質使用時の症状について物質誘発性か独立したものかなどを鑑別したうえで、本人の動機づけに合わせた柔軟な治療目標の設定が必要となると述べている（前掲）。

多くの医療者が指摘するように、久里浜式ＡＲＰで強調されてきた「底つき体験からしらふの生活へ」という治療モデルから、アメリカでその有効性が確認されたMotivational Enhancement Therapy（MET）、すなわち否認とは闘わず、本人の飲酒行動に対する認識を広げながら、具体的かつ達成可能な目標を立て、成功体験を積み重ねるといった当事者の主体性を尊重する方法をはじめ、ＣＢＴなど複数の治療方法を組み合わせることが、現在のスタンダードとなりつつある。

では女性のアルコール嗜癖に関して、医療ではどのような研究や取り組みが行なわれているのだろうか。

久里浜医療センターでは、女性患者に特化したプログラムを実施している。女性プログラムを開発および担当してきた藤田さかえによれば（以下は、藤田に対する聞き取り、調査の要旨である。藤田は二〇一八年一二月に退職）、一九九〇年まで入院病棟は男女混合で同一プログラムを実施していた。しかし、パーソナリティ障害や摂食障害といった合併症がある女性の場合、同じ治療構造では思うような成果が上がらないという認識がスタッフ間に広がった。また、斎藤と波田による女性嗜癖者に関する研究が始まっていたことも影響して[13]、一九九〇年より女性の入院病棟をスタートした。当時のスタッフは精神科医のほか内科医、ＰＳＷ、作業療法士、心理士、看護師で、治療プログラムをこのチームで創り上げていった。

藤田は、男性と同じプログラムを女性に転用することの問題点として、女性が否認よりも罪悪感を強く抱き、また自己表現の難しさを感じていること、病棟のなかで自治会役割を必死にこなし外泊時にも家族役割を期待されることなど、治療の主体となりづらいといった女性嗜癖者に特有の困難があると指摘する。そこでチームはジェンダーの視点、すなわち女性が抱える困難に着目し、一九九三年に大幅なプログラムの変更を行なった。病棟での役割を廃止し、言語プログラムに加えて非言語プログラム（陶芸や革細工）を導入して、作業を通じたコミュニケーション力の賦活を試みたのである。また教育プログラムに婦人科講義を取り入れ、女性ミーティングではテーマを〝断酒〟から〝自分自身を見直す〟へとシフトさせた。

さらに二〇〇二年からは、女性の精神科医が担当医となることで、治療スタッフは全員女性となった。きめ細かい個別処遇を開始し、プログラムを補強する教材（外泊時の家族教育通信など）を開発している。二〇〇五年からはクリニカルパスを導入し、担当看護師制とし、ＰＳＷ面接や心理テストも定例化した。またこの時期から、栄養士と薬剤師が治療チームに参加している。このようにクリニカルパスの導入によって、よりきめ細かい治療体制が確立され、評価基準も整備されたが、クリニカルパスの目標は達成しても、退院後の断酒継続を阻害する要因は依然として多い。

藤田はその具体例として、女性嗜癖者の虐待体験や家族関係の不良、体力の低下、社会資源の不足（久里浜医療センターはさまざまな地域から患者を受け入れるが、女性嗜癖者の退院後のアフターケアを行なう場所が少なく、その意味で地域との連携が難しいという）などを挙げている。そして自身の実践を振り返るなかで、改革や変革はつねに〝困難な事情〟から生まれたが、取り組めば新しい何かを生み出す契機となってきたという。そして女性嗜癖者に対して安定した安全な治療環境（ハードとソフト）を提供し、彼女たちのストレングスに配慮した治療を行なってきたのは、一人の人間として、女性嗜癖者を理解しようとする姿勢に貫かれていた、と藤田はまとめている[14]。しかし残念ながら、藤田のように女性特有の困難に着目したスタッフを中心に、チーム医療のなかで女性に特化した久里浜式ARPを実施している医療機関は圧倒的な少数派である。

では、女性嗜癖者に関する医療分野での研究についてはどうだろうか。

後藤は、女性に共通する自己肯定感の低さ、養育者との関係不良を背景とする治療者への病的なしがみつきがあるため援助関係から脱落する傾向があること、あるいは自己表現の手段をもたずに成長したことから生ずるコミュニケーション不全について、それぞれ臨床報告と治療戦略に関して精力的に成果を報告している[15]。後藤は、女性依存症者のための特別な施設の意義を強調する。男性の眼があることで、自然に「女性らしく」振る舞おうとして、正直であるよりは取り繕う、当事者として自分の人生に向き合うより補完的な役割を担うことで、男性に保護してもらおうとする。後藤は男女混合の治療環境のなかで、こうした古い生き方を短期で変えていくのは難しいとしている。しかし一方で後藤は、施設という環境を離れると、男性とのコミュニケーションなしに社会生活を送ることができないという。したがって女性の個別のニーズに沿って、適宜男性も混在する環境の提供が望ましいと述べている。後藤自身が関与する、女性嗜癖者だけを対象とした「ロイス」と「オハナ」の両施設は、次項で触れる「治療共同体」であり、後藤の理想とする環境と考えられる。後藤は精神科医として、女性嗜癖者の回復が医療機関だけでは完結しないこと、特に摂食障害や境界性パーソナリティ障害などの重複障害を抱える女性嗜癖者の特殊性を考えれば、援助者と安定した関係性が築けるかどうか、SHGのなかに自分の居場所を見出すことができるかどうかが重要だと述べる。また医療者の果たすべき役割として、「治療共同体」へつなげていく際に、CBT、アサーション・トレーニング、集団療法を、支持的な個人面接と併用することの重要性を指摘する。これらの治療技法はいずれも、不足しがちなコミュニケーションスキルを補うと同時に、自己不全感に悩まされる女性当事者の自己肯定感を引き上げ、そのことが結果として治療からの脱落を防ぎ、医療の場から生活支援の場へ女性嗜癖者を移行させることにつながると述べている。

また女性のアルコール嗜癖と摂食障害との併存率の高さは、多くの研究者により繰り返し指摘され、またその治療環境の設定や治療関係の取り方の難しさなども指摘されている[16]。また中高年の女性嗜癖者（いずれもアルコール嗜癖）への治療アプローチについては、気分障害とアルコール依存症を併発した事例に対する森田療法の試み[17]や、高齢期にさしかかる女性のアルコール嗜癖についての取り組み[18]、女性アルコール依存症者への音楽療法の取り組み[19]など、さまざまな年代や、他の疾患との併存事例に関する介入や治療技法が開発されてきた。ただし、これらはいずれも症例報告であり、治療終了後に女性嗜癖者が抱える生活上の課題については触れられていない。

このほか飲酒運転の取り締まり、および自殺予防の観点からも調査研究がなされており、そのなかで女性に言及しているところを見ていく。

松下は飲酒運転を起こすドライバーの特徴について、二〇〇八年に七五〇〇人を対象に行なった調査から、男性の三〇%、女性の八%に飲酒運転の経験があり、飲酒運転経験のあるものは飲酒開始年齢が早く、飲酒頻度が高く、またその量も多いと報告している。そして飲酒運転経験はアルコール依存症のスクリーニングテスト結果と相関しており、飲酒運転経験者で依存症が疑われる可能性が高いとしている。またアメリカでの同様の調査との比較において、日本では中高年の男性、若年の女性に飲酒運転を有する割合が高いことを指摘し、このグループにおいて今後のアルコール関連問題が深刻化する可能性を示唆しているとして、十分な観察と早期介入の必要性を強調している[20]。

次に自殺予防について、全国の断酒会員を対象にした赤澤たちの調査によれば、女性のほうが自殺関連事象の経験率が高いことは先行研究の結果と一致しており、女性嗜癖者が重篤な一群であるとしている。また調査では、精神的健康に影響を及ぼす要因について、女性に関して意外な結果が出たと述べている。それは、「良好な健康状態」「親のアルコール問題」「年齢」が有意な要因として抽出されたことである。この結果は、女性のアルコール依存症者の場合、単に断酒会例会に参加するだけでは良好な精神的健康を維持できないことを示しているという[21]。この調査結果とみずからの実践を重ね合わせると、女性は嗜癖と並行して多くの困難を抱えるために、断酒会というＳＨＧですべて解決できるわけではないことを意味していると私は考える。

②薬物嗜癖・ギャンブル嗜癖・摂食障害の治療プログラム

ここまで医療におけるアルコール嗜癖に関する取り組みおよび研究、そして女性に関する特徴について概観してきた。嗜癖は医療化されることによって援助の対象になることについて述べた通り、日本における嗜癖問題に関する先行研究のほとんどはアルコールに集中している。先行研究の数ははるかに少なくなるが、次にアルコール以外の薬物嗜癖、ギャンブル嗜癖、摂食障害について見ていこう。

まず覚せい剤などの非合法薬物への嗜癖である。

日本は覚せい剤への嗜癖を治療ではなく処罰の対象としている。ただし第1節で述べたように、使用によって精神病状態（中毒性精神病）を呈した場合には、一部の良心的精神科医療者が援助を提供してきたのが実態である。成瀬によれば、多くの医療者が覚せい剤依存症者を忌避する傾向があるなかで、狭義の覚せい剤精神病の治療では、幻覚妄想や精神運動興奮に対して統合失調症の急性期治療に準じた薬物療法を用い、薬物の渇望期には、精神療法や運動療法などを組み合わせ、その後の安定維持期に至っては、行動変容のために疾病教育や行動習性プログラムを併用し、さらにリハビリ施設やSHGへの橋渡しをするといった、依存症としての対応を行なうことが必要である。また、こうした治療的関与は専門病棟でなくとも可能であり、ひとりの精神科医として向き合うだけでも治療的だと述べる[22]。

また和田たちは、現在の日本は薬物嗜癖に関して、覚せい剤を基準に処罰の体系を整備してきたが、その影で、向精神薬作用をもち、規制する法律がないため野放しになっている「脱法ドラッグ」が、急速に社会問題化していると指摘する。そしてその脱法ドラッグを上回る勢いでMDMA（覚せい剤の類似作用をもつ合成麻薬）の押収量が増加を見せている。つまり、今日の薬物嗜癖の特徴および傾向として、「ハードドラッグ」から「ソフトドラッグ」へ、「日本独自型」から「欧米型」へ、そして「違法薬物」から「脱法薬物」へ変化しているという。さらにこの状況は、医療者に従前からの対応の見直しを迫っていると述べる。和田たちはまた、依存症そのものに焦点を当てた医学的・医療的取り組みの開発と普及なしには、再乱用防止は前進しないとも指摘する[23]。

このような社会背景を追い風に、松本俊彦と小林桜児は一九八四年に米国Matrix研究所のクリニックで開発された、中枢刺激薬（覚せい剤やコカイン）依存に対する統合的集中型外来治療アプローチ（少人数による集団療法）を日本版として開発し、Serigaya Methamphetamine Relapse Prevention Program（SMARPP）と命名して、二〇〇六年より神奈川県立せりがや病院にて実践を開始した。松本たちが開発したSMARPPの特徴は、従来の「底つき」を基調とするアプローチとはまったく異なる観点をもつところにある。その特徴は次のように整理できる。まずCBTを志向するSMARPP独自のワークブックを使用することで、特別な訓練を受けた者でなくとも一定の集団療法の水準が保てる。そして週三回の外来通院でSMARPPを実施し（全二八回）、週一回の尿検査を基本とする（結果は治療のためだけに使われる）。次に無断欠席があった場合には医療者側から連絡を取り、参加者のプログラムからの脱落を極力避けるよう支持的面接を繰り返す。なお参加者には飲み物などを自由に飲んでもらいながら、和やかな雰囲気を大事にする。

ＳＭＡＲＰＰの効果について松本は、参加者の薬物依存に対する自己効力感尺度得点が上昇したこと、ＳＭＡＲＰＰ実施者の依存症治療脱落率が実施しなかった者と比較して有意に低かったと述べている。しかしプログラム終了後一カ月の調査においては、ＳＭＡＲＰＰ実施群と対象群との間に有意差はなかったとしている。このことがただちにＳＭＡＲＲＰの有用性に疑義を呈するわけではなく、逆にＳＭＡＲＰＰの継続性、つまり地域において機関が実施できる低コストの治療プログラムとして普及していくことを期待すると述べている［24］。ＳＭＡＲＰＰはその後、少年鑑別所や少年院に入院中の少年を対象に、自習型ワークブックとしても開発が重ねられ、各地に広がりつつある［25］。

私は二〇〇七年に、松本と小林によるMatrixプログラムおよびＳＭＡＲＰＰに関する研修を受講した。講師による講義と集団療法のデモンストレーションを受け、地域における継続性の高い治療アプローチとしてＮＰＯでも実施可能と判断した。しかしMatrixプログラムおよびＳＭＡＲＰＰには、現在のところテキストの提供を受けることができるのは、尿検査などの実施と毎回時の評価報告が可能な医療機関という実施条件があるため、札幌市の旭山病院アルコール・薬物専門外来プログラムとして導入するよう治療チームと協議を重ねた。その結果、二〇一〇年に旭山病院ではＳＭＡＲＰＰ導入を決め、私がグループリーダーとしてＳＭＡＲＰＰを実施した。なお、ＮＰＯ法人リカバリーが運営する「地域活動支援センターそれいゆ」通所メンバー（当時）は、同プログラムに参加している。この効果について岩野たちは、参加者の集団療法への親和性を促進し、ＳＨＧへの接近を容易にしただけでなく、治療者側の士気を高めたことで、プログラム参加者への関与を積極的にしたと述べている［26］。

覚せい剤などの非合法薬物への嗜癖については、治療自体を拒否されることが多いために、男女ともに医療機関を探すこと自体に困難を抱える。そのなかでMatrixプログラムおよびＳＭＡＲＰＰの導入に関与し、みずからもグループリーダーとしてプログラムを実践できた意義は大きかった。女性が覚せい剤の使用または所持で起訴され、拘留中に弁護士や家族などから治療に関する情報提供を求められることは少なくない。しかしながら、医療には先の状況があるため、治療共同体やSHGに丸投げとも言える形で押しつけるのが現実である。

ただ、仮に女性が医療やMatrixプログラムおよびSMARPPにつながることができたとしても、課題はある。私はプログラムのなかで、何度となく男性参加者による性に関する語りに遭遇している。覚せい剤使用時の常同行為が、男性の場合には性行為もしくは自慰、女性の場合にも性行為または掃除（鍋やガスコンロを磨き上げる）という体験で語られることは非常に多い。その場合に、こうした語りをどのように治療的なものとして取り扱うのか、援助者には細心の注意が求められる。女性の参加者は自身の性被害を自罰的に捉え、薬物入手に伴う行きずりの性関係を深く恥じていることが多い。しかし男性の参加者はこうした女性の性行動を聞き、むしろ女性が性行為自体を嗜好しているからだと勘違いする。したがってプログラムではこうした誤解を教育的な手法で解いていかなければ、女性を真にエンパワーすることにならない。また、テキスト自体はジェンダーに配慮した作りになっていないため、再使用リスクにおける女性特有の課題（たとえば月経前の心理的な不安定さ、子育てに伴う孤立感など）は、グループのなかでリーダーが配慮できなければ見過ごされてしまう。このように少ない治療資源を活用することはもちろんだが、それに対して女性嗜癖者の特徴をどのようにして少ない資源に反映させ、実情に応じて改変するかは、援助者の力量にかかっていることを指摘しておく。

次にギャンブルへの嗜癖である。

これまではアルコール依存から回復していく途上で嗜癖対象がギャンブルに移行するなどして、依存症治療の境界に位置していたのがギャンブル依存だった。しかし佐藤と宮岡が指摘するように、かつて関心が低かった精神医学の領域においても、この数年ようやく臨床報告が積み重ねられてきている。多重債務や自殺企図などの背景にこうしたギャンブル依存がある場合には、医療機関ではなく、弁護士や行政書士といった債務問題に関わる専門職や機関とも、嗜癖問題としてのギャンブルという理解を共有する必要がある。しかし、こうした治療者と支援者をつなぐ回路は未整備というのが現状である[27]。

そしてアルコール依存のような身体管理が不要であるギャンブル依存の場合には、必ずしも入院治療が必要ではなく、職業生活と並行して夜間に参加できる集団療法の有用性が指摘されている[28]。ギャンブル依存については、AA（アルコホーリクス・アノニマス）の原理に基づくGA（ギャンブラーズ・アノニマス）が全国各地で活動を行なっている。だが、はじめから当事者が自分の行為を病いとして認知することの難しさや、「言いっぱなし、聞きっぱなし」というミーティングの在り方に親和性をもつことが困難であるという。その意味では、各都道府県あるいは政令指定都市に設置されている精神保健福祉センターや保健所など、公的相談窓口への電話相談といった敷居の低い経路が、当事者自身の否認を最も刺激しないものと考えられる。あるいはインターネットなどを使った情報提供や、専門の電話相談などで、早期に適切な介入を行なうことが必要である。実際に二〇〇六年から、全日本遊技事業協同組合連合会の支援を受けて、パチンコ依存問題相談「リカバリーサポート・ネットワーク」が専門的な相談活動を行なっている[29]。

女性のギャンブル嗜癖について独自の援助を実践しているのは、横浜に拠点を置く「ヌジュミ」である。「ヌジュミ」は当事者によって運営され、定期的に女性当事者のみ参加が可能なミーティングと呼ばれるグループワークを活動の中心とする任意団体である。自治体からの助成金や会員・支持者からの寄付金収入などで運営されている。入所機能はもたず通所型のみだが、これまでの活動実績にもかかわらず自治体からはギャンブル嗜癖を「病気」と認定しがたいと財政的援助を断られてきた経緯がある。しかし、二〇一〇年度になってようやく単年度助成金の対象となり、今後の安定的な援助の提供が期待されている。

私は二〇〇〇年から二〇〇九年までの一〇年間、札幌市内の精神科クリニックにおいて非常勤で相談業務を担当し、主訴を抑うつ感とする女性患者のうち、夫のギャンブル嗜癖に悩む事例三例、みずからがギャンブル嗜癖を抱える事例二例を受けもった。この二事例はいずれも主婦であり、数百万円におよぶ借金を夫が返済している。SHGへの参加には拒否的であり、数回の参加に留まった。その理由について「夫はあそこまでひどくない」「借金はするが給与のなかから返済できている」といった否認や、「知っている人に会ったら嫌だ」「アルコールなどに問題がないのに、社会の落伍者のようで不快」といった反応があった。逆に私のカウンセリングへの適応はよく、「安心して話せる」「ここでは自分の失敗を批判されない」という語りがあり、ギャンブル嗜癖につきまとうスティグマの大きさと、それに伴うSHGへの橋渡しの難しさを実感した。

最後に、摂食障害に関する日本における取り組みを見ていく。

摂食障害に関する国内の先行研究の蓄積は、アルコール・薬物依存と比較すれば相当な数に上る。二〇一〇年だけに限ってCiNiiで「摂食障害」のキーワードを検索しても、一〇〇を超える論文がヒットする。先述したように、患者数の性差は女性九に対して男性一であるから、圧倒的多数を占める女性の摂食障害者に対して、どのような研究が、どのような領域において行なわれているかを見ることが、実はそのままどのような取り組みが行なわれているかを知ることになる。

まずは学校である。発症の低年齢化が指摘されており、従来は青年期に好発とされていたものの、一四歳以下で発症する事例が増加しているという。傳田の調査では、これらの事例の多くにダイエットの既往がなく、また青年期の症例に特徴的な痩せ願望や性同一性をめぐる成熟葛藤なども見られない。むしろ不登校などの適応障害や抑うつ感があり、子どもは体脂肪の比率が低いこともあって、体重減少が急激な重篤状態を引き起こすなど注意が必要であり、早期治療の必要性と、学校における対応（特に教員）が重要性であると指摘している[30]。また作田たちは、摂食障害児の入院治療における心理士と小児科医の連携が重要であると述べる[31]。

摂食障害が最も顕在化するのは青年期前期であるが、大学生に関する研究では、摂食障害者の高い目標設置や完全主義志向、また女性の身体イメージに関する認知形成などについて言及されている[32]。

摂食障害には神経性無食欲症と神経性大食症の二極があるが、前者に関しては身体管理を必要とするため、医療機関がそれを担う。また抑うつ感、境界性パーソナリティ障害、あるいはアルコール・薬物依存といった他の精神疾患を伴うかどうか、またその重篤度、慢性期かどうかによって、対応は一般内科病院、心療内科（行動制限療法あり／なし）、精神科（開放処遇）、そして難治例に至っては精神科閉鎖病棟での治療という段階で進んでいく。

摂食障害者は児童期からすでに発症する事例が増加しているものの、はじめから精神科受診に至るわけではない。したがってさらにこの前に小児科、あるいは家庭医（かかりつけ医）といった医療機関を訪れることは想像に難くない。また切池は、みずからの臨床現場である大阪市立大学病院精神科受診事例二〇四五人（二〇〇二年時データ）の摂食障害者の調査から、患者層が前思春期の低年齢層から結婚後や妊娠後の高年齢層まで広がりを見せ、増加していると指摘する。またそのような流れのなかで、職場で働く女性においても、摂食障害が増加していると述べている[33]。このように従来の診療範囲を超えて連携（たとえば産科）が必要になる事態が予見され、ますます注意を払う必要がある。

また、研究分野も医学や看護学をはじめ、教育学、心理学、栄養学、社会学など多方面にわたっている。このことは、さまざまな角度から多面的な研究成果が積み重ねられていることを意味する。しかし西園は、摂食障害者の変化に対応した治療を提供できるよう、地域にさまざまな治療の選択肢があり、相互に紹介できるネットワークが構築されているわけではないという。また、初期段階での治療が機関によって標準化されていないことや、症状改善に伴う社会参加に関する専門支援の不足など、日本における摂食障害の治療には研究成果が反映されていないと述べている[34]。

こうした研究のなかで「嗜癖としての摂食障害」という見立て、あるいはアプローチを実践しようとする者は少数である。鈴木は、神経性無食欲症も神経性大食症も「食べ物へのとらわれ」という点においては同様であり、つまりは嗜癖問題におけるコントロール喪失と、その状態に対する深い敗北感という点において共通しているという。また摂食障害を嗜癖と捉えることによって、アルコール・薬物依存との併発をうまく説明できると述べている。ただし、すべての摂食障害を嗜癖モデルで捉えることには限界もあるという。身体状況が重篤なケースなどには、まず身体的治療が優先される。また嗜癖モデルでは集団療法を多用し、強迫的反復行動やコントロール喪失からの行動修正を図るが、そうでない場合には個人療法を基礎とした認知行動モデルなどが使われる。また嗜癖モデルでは、女性嗜癖者のアイデンティティの回復という課題に対しては無力であると述べている[35]。

私が研究対象としている女性嗜癖者は、そのほとんどが摂食障害だけでなく他の嗜癖対象をもち、同時に精神疾患を併発する、最も支援が困難とされる事例ばかりである。彼女たちの抱える嗜癖問題のなかでも、摂食障害の発症が最も早い。しかし西園が述べていたように、初期の段階で適切に介入されることがなく、その後アルコール・薬物・買い物・恋愛へと嗜癖対象は拡大し、生活全般に支障を来たして重篤化していく。したがって医療のなかで彼女たちが、嗜癖問題というカテゴリーにせよ、家族システムの機能不全というカテゴリーにせよ、「食べ物へのとらわれ」について十分に理解され援助されてはいなかったという点を指摘しておきたい。

2　治療共同体

永野によれば、治療共同体の考え方は、二〇世紀初頭にサイコドラマの理論を打ち立てたヤコブ・モレノによって発見されたという。モレノは、病者間相互に潜在する治療的エネルギーを引き出すには、ある程度病気から回復した者（Ex-patient）が治療者（Co-therapist）として重要な役割を演じるとしている。そして専門家の役割は、治療過程の触媒作用と調整にあるとして、病者相互の関係性に治療者が介入することで治療効果が生まれることを見出した。永野はモレノの発見に、その後の当事者の相互援助による治療共同体理論の萌芽を見ることができるとしている〔36〕。

引土は、治療共同体の歴史的展開と独自性について、次のように整理している。まず治療共同体は基本的にセルフヘルプ機能を基盤としたアプローチで、医学、心理学、精神医学といったそれまでの嗜癖援助の主流学問領域に対するオルタナティヴとして発生した。イギリスではマックスウェル・ジョーンズが精神科病院内で行なった、患者と医療職たちの民主的な相互関係に宿るダイナミックスを治療共同体として展開していく潮流が生まれた。アメリカではＡＡのメンバーであるチャック・ディードリックが入所型共同体としての「シナノン」を創設し、治療共同体と呼ばれるようになる。その後、アメリカ型の治療共同体モデルは世界に広がり、現在は世界六六カ国で導入されている。また引土はＷＦＴＣ（World Federation of Therapeutic Communities）の資料から、その定義の一部を次のように紹介している――治療共同体とは、物質乱用行動を止め、個人の成長を促進することを目的とする、薬物から解放されたセルフヘルププログラムである。治療共同体モデルは九つの要素をもち、これらの要素は行動と態度の変化に共同体を活用するという社会的学習理論に基づいている。その九つの要素とは、①積極的な参加、②仲間からのフィードバック、③役割のモデリング、④個人の変化のための総合的な形式、⑤共有された基準と価値、⑥構造とシステム、⑦開かれたコミュニケーション、⑧個人間またはグループでの関係、⑨独自の言葉の使い方、である。そして、日本では治療共同体の効果やプログラムが先行して、その基本的な概念や実践モデルが共有されておらず、本来的な治療共同体の実現には至っていないという〔37〕。

①ＭＡＣとＤＡＲＣの実践

私は、先述の引土による定義の前半部分が、すでに日本で実践されている当事者主体の相互援助組織である「メリノール・アルコール・センター（ＭＡＣ）」と、「ドラッグ・リハビリテーション・センター（ＤＡＲＣ）」の援助に反映されていると考える。しかしアメリカ型治療共同体が提示する九つの要素すべてを一定の基準において実施しているかというと、そうとは言えない。具体的には、構造とシステムに関しては一律にするのが困難であり、各地域の独自性（医療や行政との連携の実態）を反映したものにならざるをえない。一方、個人の変化のための総合的な形式に関しても、アメリカ型治療共同体でよく使われる手法こそ一般的ではないが、従来のような体験談に終始するグループワークのほかに、就労に関する支援や、感情をマネジメントするためのプログラム導入など、多様化の兆しは見えている。ＷＦＴＣの規定するフォーマットには沿わないかもしれないが、私は本書で日本の実情を反映した当事者主体による社会復帰施設であるＭＡＣおよびＤＡＲＣを「治療共同体」として捉える。

ＭＡＣは一九七四年に埼玉県大宮市（現在のさいたま市）で始まり、ＤＡＲＣは一九八五年に東京で開設されている。日本においては嗜癖問題の援助に欠かせない存在として活動を続けており、二〇一九年五月現在、ＭＡＣは全国で一七カ所、ＤＡＲＣは七三カ所にまでその数を増やしている[iv]。

ＭＡＣおよびＤＡＲＣのスタッフは、施設長をはじめ、そのほとんどがアルコール・薬物の嗜癖当事者である。当事者でありながら援助者でもあるという立場は、欧米では recovered staff（回復過程にあるスタッフ）と呼ばれるが、彼らは同時にソーシャルワークの修士号や博士号、臨床心理学の修士号などの学位をもつ場合が多い。しかし日本では教育システムの違いから、ＰＳＷなどの国家資格を有するものが増えてはいるが、当事者スタッフの多くがソーシャルワーカーとしての訓練は受けておらず、「みずからの嗜癖当事者としての体験」をベースとした援助を行なっている。

またMACやDARCとは異なるが、次項で紹介するAAの回復原理に基づいて生まれた治療共同体として、寿アルク（対象はアルコール依存が中心／横浜市）、ワンデーポート（対象はギャンブル依存／横浜市）、サマリヤ館（対象はアルコール依存が中心／札幌市）、そして女性嗜癖者を対象としたアロー萌木（仙台市）、ホームカミング（横浜市）などが活動している。

こうした施設では、ミーティングと呼ばれる言語による集団療法を活動の中心に置いている。いずれも最終的な目標は「しらふの生き方」を実践することであり、AA、NA、GAといったSHGに通いつづけながら嗜癖問題に対してみずからの無力を認めることをつねにスタッフから助言される。これまで多くの回復者を輩出し、社会へと戻った元メンバーが今度は施設でスタッフとしてビギナーの援助にあたるという循環こそ、MACやDARCの神髄であったと言ってよい。しかし先述したように、一九九〇年代に入って患者層が戦後世代中心となり、価値観の多様化によって以前のような集団の凝集性が生まれづらくなり、集団的処遇の利点を生かしにくくなった。こうした医療機関における変化は、そのままMACやDARCにも影響を与えた。また松本と小林が指摘するように、わが国では五〇年にも及ぶ覚せい剤乱用がありながら、未だにこうした薬物依存に関しては司法による処罰と取り締まりを優先させている。精神医療は彼らを忌避するのに加え、かろうじて覚せい剤依存者の中毒性精神病の治療を引き受けるごく少数の医療機関でさえ、その後はほぼ「DARCへの丸投げ」とでも言うべき状況にある［38］。

一九七四年、大宮市に開設されたMACは、一九七八年により多くの依存症者を受け入れるべく、東京都荒川区に移転して「みのわマック」と改称した。さらに一九九三年には現在の北区に移転している。大矢と後藤は、みのわマックの三〇年以上にわたる実践を整理しながら、一九九〇年代以降の変化とそれへの対応について次のように整理している［39］。それによれば、開設当初は中年男性を援助対象としていたが、現在は女性、若年者、アルコール以外のアディクションの合併や発達障害との重複など対象が多様化している。そのため、ミーティングを主体とした従来のプログラムと、スタッフの経験的知識による手法を適用できない事例が出てきた。またAAの回復原理が十分に伝達できていないことや、福祉政策の変化に伴うスタッフ業務の過重から、スタッフ自身がバーンアウトする（燃え尽きる）事態が起こっている。したがってこうした変化に対応する手段として、連携するアメリカの著名な治療共同体（ヘイゼルデン、セレニティパーク、ドーンセンターなど）のワークブックや援助手法を取り入れた、新しいプログラムを構築しているという。なかでも利用者の自己表現を助ける手法としてのドラマセラピーに期待していると述べている。また、みのわマックには、女性専用の住居とデイケア部門がそれぞれあり、同じような理念のもとで活動をしている。

一方、DARCはこの数年、芸能人による薬物スキャンダルが相次ぐなかで、その存在がしばしば紹介されるようになった。この背景について重田は、近藤たちとの対談を振り返って次のように言う。

薬物だけでなく広い意味での「依存」への社会的な対処が、処罰なのか治療なのか、回復支援なのか、それらの間での線引きが本当はそれほど簡単ではないのに、恣意的かつ厳格に行なわれているために生じる問題がある。その実態は多様であり、一人の人間のなかでも複数のものが結びつく場合も多い薬物依存を、合法薬物→治療、非合法薬物→処罰と線引きした。そもそも依存は司法による処罰や、医者－患者関係における治療だけでフォローできない。だからこそDARCの重要性が際立ち、DARCがやっているのは処罰でも治療でもなく「回復のプロセスにつきあい続ける」ことである［40］。

しかしDARCは嗜癖問題について語る場合に必ず引き合いに出されるなど、その存在感を次第に大きくしながらも、同時に課題を抱えている。近藤は、大矢と後藤が指摘したように、日本ではAAが回復原理としてきた12ステップの実践を、ミーティングを通じて手渡すだけでは不十分だと述べる。なぜならSHGからクスリを止めつづける特効薬を「与えてもらおう」とする〝お客さん〟が多く、グループのメンバーとなって役割を担うことで生き方を変えていくような体験を好まない人が増えたからだという。近藤はDARCには本部−支部のような縦関係を持ち込まず、徹底して横関係のなかで応分の責任をお互いが分け持つシステムこそ、DARCの原点だと述べている。また法律家としてDARCを長く支援してきた石塚は、DARCの危機をNPO法人化したことにみる。つまり法人化は財政的安定をDARCにもたらし（障害者自立支援法に基づく運営には法人格が必須——筆者註）、当事者スタッフの就労条件を向上させた反面、組織の維持自体が目的化し、組織に個人（スタッフと利用者）が依存・従属する、という状況が生まれつつあるという。また、これまで当事者スタッフ主体で運営されてきたDARCだが、法人格を取得するに伴い、理事などという立場で運営に関わる専門職が多くなっていることも特徴である。さらに医療だけでなく、大学などの研究機関や保護観察所などの法務省管轄機関との連携によって、研究も行なうようになっている。

近藤と和田はDARC退所者の一年予後調査を行ない、予後を困難にする要因としてアルコールの常用期間の長さを指摘している[41]。梅野たちは、二〇〇八年に全国のDARC入所者・通所者五一六名を対象とした大規模調査を行ない、特に心的外傷体験との関連を考察している。欧米では虐待体験や暴力被害体験と女性の薬物乱用の相関について多くの知見が蓄積されているが、日本でこのような観点から調査が行なわれたのは画期的である。梅野たちの調査によれば、DARC利用者の男性の実に七二・六％。女性に至っては八八・九％に外傷体験があると報告されている。また外傷体験をもつ利用者は、DARC職員との関係性に対する満足度が、外傷体験のない利用者と比べて有意に低いとされている。この結果について、他者への信頼感を形成することの困難が外傷体験をもつ利用者に高いこと、それゆえにDARCプログラムと連続した形での社会技能向上に向けた支援が必要であると報告は結論づけている［42］。

②治療共同体における女性の支援

次に、こうした治療共同体において女性はどのように援助されているのだろう。

先にMACが入所者の多様化に対応し、そのプログラム内容に変化を加えていることを紹介した。そして、MACでは女性専用の入所施設を運営していることについても述べた。東京のほかにも、札幌、京都などに女性専用の入所施設がある。いずれも女性スタッフを配置し、プログラムとしては手芸や絵画といった非言語によるグループワークを実施し、札幌マックでは、子育て支援に関する独自のプログラムを行なっている。

こうした女性のみを対象とした治療共同体はどのような現状にあるのだろうか。ここでは本書が研究対象としているダルク女性ハウスが、二〇一〇年に、厚生労働省からの助成金を受けて、全国にある女性嗜癖者の社会復帰施設一〇施設（NPO法人リカバリーも調査対象だが、残る九施設はすべて当事者主体の治療共同体である）を対象とした質問紙調査および聞き取り調査を行ない、その報告をまとめているので、ここではその結果を紹介する。

まず報告書では、施設の抱える深刻なマンパワー不足と財政難という二つの事実を描きだしている。それによれば、今回の調査対象施設のほとんどは常勤スタッフ一－二名で多くの利用者を援助している。職員の拡充はしたいが資金が不足して対応できないとも回答している。財源は障害者自立支援法によるサービス請求費のほかに、各種単年度助成金や個人の寄付金などが充てられている。しかし、法人格をもたず任意団体のままで運営している施設が半数以上で、利用者から徴収する利用料が、そのままスタッフの給与となるような場合も散見される。施設利用者の多くは医療機関や福祉事務所などの関係機関から紹介されている。どの施設も利用者が抱える困難が次第に深刻となっているど述べる。具体的には、施設利用中のアルコールや薬物の再使用がある、他の精神疾患の症状が再燃する、自傷行為や自殺企図、他の入居者に対する暴言・暴力があるなど、どの質問項目にも「あり」と答えた施設が大半を占める結果になっている。

また報告書では、こうした施設が障害者自立支援法に基づく施設へと移行するうえでの課題についてもまとめている。それによれば、関係機関から紹介されてきた当事者や家族が電話や来所で相談して、多くの時間を割かれるにもかかわらず、このサービスには対価が支払われない。障害者自立支援法のサービスを利用するには、「障害福祉サービス受給者証」の申請が必要だが、「障害者」という文言に違和感を覚える利用者や、まだ医療機関につながっていない人は申請ができない。しかし、やむをえず支援を行なった場合には、すべて施設側の持ちだしとなってしまう。そして提出すべき申請書や報告書が多いだけでなく、電子システムによる請求事務など一－二名の常勤スタッフ体制ではすべての事務処理は不可能であることなどが挙げられている。加えて当事者スタッフが、みずからの経験に基づいた支援を行なう限界についても報告書では触れている。ＰＴＳＤなど特別なケアを必要としている利用者への対応や、統合失調症や発達障害などの疾病および障害理解と、嗜癖問題の回復支援を行なうこと、子どもを抱える利用者へのサポートなどは、さまざまな社会資源と協働で支援していく必要があるが、その連携がうまく機能しないことも課題であるとしている[43]。

女性嗜癖者を受け入れる施設が生まれているとはいえ、その数はまだ圧倒的に不足している。しかもすでに運営している施設であっても、不安定な財源と少人数で水際の支援を続けている様子が報告書からは窺われる。

治療共同体としてのＭＡＣやＤＡＲＣは、それぞれに地域の関係機関と連携をもつとされる。そして各施設には、従来から嗜癖問題に取り組む医療機関との関係性を育んできた経緯がある。しかしそのような背景がない地域で、新たに立ち上がっていくＭＡＣやＤＡＲＣの実態を見ていると、医療や行政から嗜癖当事者を十分な動機づけもないまま「丸投げ」され、医療と行政に都合良く利用されている側面がある。この傾向は次に述べるSHGにも見受けられる。当事者スタッフには対応が難しい事例であっても、行き場がないということだけで彼らに押しつけることは、当事者スタッフの「苦しんでいるビギナーを手助けすることが自身の回復」という考えに甘えることであり、専門職にあるまじき行為と言えよう。

当事者スタッフを中心とした施設は、複雑かつ多様化する嗜癖当事者の援助を、どこまで引き受けられるのか。そして治療共同体の回復過程における役割とは何か。その問いかけは翻って、専門職の役割を問うことでもある。欧米では医療機関にも治療共同体にも recovered staff と non-recovered staff の両方が働いていることが多い。日本において嗜癖当事者が専門職として認知され、そうでないものと同等に働く環境が整うには、教育や資格取得に関してまだ多くの障壁を乗り越える必要がある。しかし、それが可能になるときこそ、あらためて non-recovered staff としての専門職は、みずからの援助の〝専門性〟を問われるはずである。

3　自助グループ（SHG）

久保によればSHGの起源は、一八〇〇年代初頭のイギリスに遡る。特定領域では、次に述べるAAの原型となった六人の飲酒者によって始められたグループがある。何らかの理由で社会から拒否されている「スティグマを負った人たち」が自分を受け入れてくれるグループのなかで、人間的ニーズに出会うグループという定義が一般的である。またSHGの定義としてはアルフレッド・カッツのものがよく知られており、以下は久保による訳である――「SHGは、自発的に結成された相互援助と特定の目的の達成を狙った小グループである」〔44〕。日本では嗜癖問題のSHGとして断酒会とAAの存在が最もよく知られている。

①断酒会とＡＡ

断酒会は一九五八年、高知県にて始まったとされるが、アメリカでＡＡの活動を知った山室武甫が日本にそのエッセンスを持ち帰り、日本版ＡＡをつくろうとしたのがそのきっかけであったという。しかし文化や習慣性の違いからＡＡの原則（組織化せずミーティングと呼ばれる〝今、ここ〟の集まりを活動の中心にする、匿名であることを貫く、メンバーの献金によって運営し完全に自立する）には依れないと判断し、組織化・非匿名・会費制という原則をもった「断酒会」を結成した。

全日本断酒連盟（以下、全断連）のＨＰ（http://www.dansyu-renmei.or.jp/index.html［二〇一九年五月六日閲覧］）によれば、二〇一一年三月に同団体は公益社団法人として認証されており、北海道から沖縄まで九ブロック、加盟断酒会／都道府県連合会は六五〇団体にのぼる。組織化の原則にあるように、ブロック評議員会と全国評議員会が会員たちの意見を反映するシステムとして機能し、同時に教宣部会、組織強化部会などの部会も理事会に進言できる組織体制となっている。また全断連は、さまざまなアルコール依存症に関する啓蒙活動、社会貢献事業にも力を注いでいる。二〇一三年に成立した「アルコール健康障害対策基本法」は、アルコール問題に対する国や地方自治体の責務を定めており、この法律の制定に向け、当事者団体という立場で全団連は積極的な発言を行なった。

また全断連は近年問題となっている自殺予防とアルコール問題の関係を明らかにするための調査に協力しており、その結果からは、全断連が抱える課題も浮かび上がる。断酒会員を対象にした自殺関連事象に関する実態調査は、全断連に加盟する全国五八六カ所の地域断酒会の会員を対象に行なわれた。五四二二部が配布され、四六二九部（八五・四％）が回収されている。この回収率の高さにこそ、断酒会という組織体制が反映されていると考えられよう。有効回答四六一六部のうち女性が五一八名で、同居家族のいる回答者が全体の八割、有職者がおよそ五割である。回答者の半数が断酒五年以上であり、一年未満と答えた者は一六％にすぎない。また親がアルコール問題をもっていたと答えた対象者は三五・九％であった。なお調査対象者の平均年齢は六〇・二歳である。これらの属性を見るかぎり、断酒会は中年の男性と、職業生活からリタイアした男性会員を中心に組織されており、私の実践感覚とも一致する。調査結果では、断酒会につながる前に自殺念慮の経験をもつ者は男性で二割強、女性で三割強と、先行研究より低い結果となった。これまでの先行研究では自殺のハイリスク集団としてアルコール・薬物依存症者が想定されてきたが、調査ではそれよりも低い結果が出た背景には、断酒会への定期的な参加が確立されていることや、断酒期間が影響していると指摘されている[45]。

断酒会は会員全体の高齢化が確実に進み、北海道では都市部と比較して地方において特にその傾向が著しい。私が関与する北海道におけるアルコール関連問題に関する関係機関調査でも、地域断酒会が会員の高齢化を理由に休会に追い込まれたと返答するケースが目立った。

断酒会には「アメシスト」と呼ばれる女性会員のみの例会がある。二〇〇九年度の事業報告では、アメシスト例会の位置づけを強化し、連盟の重点的な活動として推進するとしている。私はかねてより、断酒会に男性会員とその妻が夫婦で参加し、同じ例会に女性会員が同席して話をすることに違和感を抱いてきた。女性嗜癖者の多くが家庭内にさまざまな葛藤を抱え、そのなかでアルコールに耽溺し病的な状態に陥ったのだが、一方で、男性会員の妻は、夫のアルコール嗜癖に苦しみ家族の崩壊を避けるべく必死で夫を支える。家庭内での葛藤にさらされているという意味で女性たちは体験を分かち合えるはずだが、女性会員は家族に迷惑をかけたと詫びる立場、男性会員の妻は夫のアルコール嗜癖に苦しめられた被害者の立場にいる。だとすれば、そこで女性嗜癖者はどこまで自分の苦しさを率直に話すことができるのだろうか。「アメシスト」は女性嗜癖者にとって、通常の例会では話すことのできないそうした苦しさを吐露できる場所として機能していると思われる。

次にＡＡについて見ていく。

ＡＡは一九三五年、アメリカ・オハイオ州アクロンにおいて、株式仲買人であったビルと外科医のボブの二人によって始められた。しかしウィリアム・ホワイトは、ＡＡ誕生の背景にはそれ以前から活動していたオックスフォードグループをはじめとする数多くの相互援助グループの存在が大きな影響を与えたという。そして、アルコール依存症に対する偏見をできるだけ取り除こうとする社会的な動きが存在していたこと、禁酒法と経済不況のなかで当事者は本当に行き場を失っていたために、彼らが集まれるような場を必要としていたと指摘する。やがてＡＡは自分たちの体験を互いに語り聴くということを通じて、しらふの状態を継続するというスタイルで各地においてメンバーを増やし、一九三九年には回復原理と会の運営について定めた『アルコホーリクス・アノニマス』（通称ビックブック）を刊行したのである［46］。

回復原理と言われる12ステップとは、コントロール喪失に陥ったアルコールに対して自分が無力であると完全に降伏することを受け入れる第一ステップに始まり、アルコールから解放され新しい生き方を実践していく回復のプロセスを、まだアルコールに苦しんでいる人へ伝える第一二ステップで終わる。そして12ステップは一度たどりついて終わるのでなく、再帰的に自己点検のツールとして、嗜癖者の生活と細部にわたり照らし合わせるものである。

またＡＡには会の運営について定めた12の伝統がある。これはＡＡという共同体があるべき方向性を示すとともに、グループの目的と方向性が逸れないための禁止事項である。野口はそれをメンバー個人、グループ、外部という三つの次元に分けて考えるとわかりやすいという。ＡＡの最大の特徴である無名性は、その三つの次元を貫く原理である。個人の力（Power）を封じ、グループとの一体性を重んじ、自分たちの信じるところの〝神〟＝ハイヤーパワーに権威を集中させるのである［47］。

この12ステップと12の伝統（省略して12＆12と呼ばれている）が、ＡＡの誕生以降、その他の嗜癖対象のＳＨＧ

にも回復原理として使われるようになっていく。また先述した日本の治療共同体においては、入居者にこの12&12のSHGへの参加を義務づけるほど、嗜癖問題からの回復にあたって必須と位置づけられている。私の実践においても、12&12のSHGへ女性嗜癖者をつなげている。

ポール・エンメルカンプとエレン・ヴェデルによれば、AAは依存症の本質に関するいくつかの教義に基づいているという[48]。

- アルコール症は身体的・精神的・そして霊的な病である。
- この病は進行性で、生物学的あるいは遺伝的な背景をもっている。
- 心理的な問題は飲酒の結果として生じるものであって、飲酒の原因ではない。
- アルコール症者は自己中心的である。
- アルコール症の根本的な原因は、霊性の喪失にある。

こうした教義は、その後、薬物依存(NA)やギャンブル依存(GA)といった他の嗜癖問題のSHGにも同じように取り入れられ、拡大していった。日本では先述した断酒会がAAの回復原理を範として活動をスタートしようとしたものの、文化や風習の違いから日本独自の歩みを始めることになった。AAのミーティングが日本で始まるのは断酒会の結成から一七年後、大宮で立ち上がる治療共同体としてのMAC、その後の「みのわマック」へとつながる施設の誕生と前後する時期(一九七五年)である。

AAでは三年に一度、全国のAAメンバーを対象とした調査(AAメンバーシップサーベイ)を行なっている。調査は公開されており、誰でも閲覧・活用可能である。ここでは二〇一六年の調査をもとに、メンバーの属性を概観する。まず二〇一六年のサーベイで回答を寄せたのは二〇六四名、うち女性が二三・七％であった。また年齢分布を見ると、四〇代（男性二三・七％、女性二六・三％）と五〇代（男性三一・七％、女性三〇・七％）で五割を超えるが、男性は六〇代が二二％と全体的に高齢化している。また平均年齢は五三歳である。既婚者は三六％、別居と離婚が三一％、未婚が二七・五％であり、独り暮らしの割合も三八・八％と少なくない。また六・五％が「施設入所中」と答えており、治療共同体が入所者のＳＨＧへの参加を義務づけていることを反映している。また調査に答えたメンバーの断酒期間について見ると、一年未満が九・三％と最も高く、次に三年未満が二一・七％であり、三年未満の総計が三一％と全体の三分の一を占める。一方で断酒期間が一〇年以上の者は三六・一％となっている。また無職の割合は三二・七％であった。このほかにアルコール以外の依存問題として、薬物依存が九・三％、摂食障害が六・八％、ギャンブル依存が七・七％という結果であった［v］。

エンメルカンプとヴェデルは、ＡＡの12ステップモデルが世界中の物質使用障害に対する治療哲学のなかでも、最も幅広く知られているもののひとつであり、特にアメリカでは支配的であるという。またアメリカの国立アルコール症研究所が行なった、治療モデルに関する大規模な他施設臨床調査（頭文字をとって〝ＭＡＴＣＨ〟）を引用しながら、動機づけ面接法、ＣＢＴとの比較において、12ステップモデルはほぼ同等の成果が報告されていると述べる。ＡＡの12ステッププログラムの限界については、メンバーに直接行なうものではない、アルコール嗜癖の回復に関してのみに関わるものである、女性に対しては先行研究から益するものが少ない、という三点を挙げている。そして女性に対しては、むしろフェミニスト理論と嗜癖問題からの回復を目指すＳＨＧ（たとえば“Women for Sobriety”）など、他の選択肢を提示することも検討すべきだと述べている［49］。

この点についてはすでにアレックス・ベレンソンが、12ステップに関するフェミニストからの批判――特に第一ステップの〝無力〟とは家父長制社会における女性抑圧の源であるという批判――に応える形で、多くのＡＡ

メンバーが男性であり、嗜癖問題からの回復とはみずからが絡めとられていた「権力からの回復」にほかならず、その意味において〝無力〟という概念は対抗概念として有効であったと説明する。そして、男性と異なり権威に従うことを強要され無力化されてきた女性にとって、「権力からの回復」という男性と同じ階段を踏むことは意味がないと述べている。そして、実際に12ステップを実践する女性たちは自分に合うように内容を変えて利用しているという[50]。つまり、12＆12に基づくＳＨＧが内包するジェンダー不平等に対して無自覚なまま女性嗜癖者をそこへつなげてはならないのである。

②ＡＡにおける女性当事者

では日本のＡＡのなかで、女性はどのような状況にあるのだろうか。

日本でも徐々に女性メンバーの数が増えているとはいえ、多数派である男性メンバーのなかで自分の正直な話をすることが、逆に男性からの偏見に曝されることに結びつきかねない（たとえば酩酊時の性的逸脱行為に関する語り、子どもを施設に預け養育放棄をした語りなどは、男性が話し手なら「自分の過ちに対して率直で正直」と評価されるが、女性が話し手なら「性的にだらしがない、母性を喪失した」と受けとめられる）。また暴力被害などを背景に、他者との境界線が壊されている女性メンバーのなかには、男性メンバーから親切にされたことを愛情と勘違いしてその関係に依存し、プログラムから脱落してしまうことがある。また、ＳＨＧのなかで補助的な役割を担うことに腐心するあまり、自分の回復が二の次になるなど、関係性の嗜癖へと問題がスライドしてしまうといった限界がある。

また女性の場合には、摂食障害や不安障害など他の精神疾患を併存する割合が多いため、アルコールからの回復のみに関わるという点がネックとなる。加えて12ステップモデルの明確な教義は、女性にとって持てる力をさらに奪う可能性がある。たとえば「無力（第一ステップ）」という概念は、男性が嗜癖行動のコントロール喪失＝自己コントロールの喪失を怖れるからこそ、逆に嗜癖問題へのしがみつきが悪化するため、そのしがみつきを手放すべく「無力」を唱えている。ビルもボブもアメリカにおける中年白人男性として自分が所有していたものを、位置を喪失する怖れや不安からアルコールの酔いにしがみつけばつくほど、逆に喪失していた。そのような現実を受け入れるために「底をつき」、さらにみずからの力によるコントロールを「諦め」、自分を超えた大きな力＝ハイヤーパワーに自分自身を「ゆだねる」必要があった。それが第一ステップとしての「無力」なのである。

しかし女性は、はじめから力を付与されない周縁的な存在として、社会のなかにある。主体的に振る舞うことは歓迎されず、つねに他者の要請に応える受動性を強いられてきた女性は、アルコールの酔いに所有や地位の喪失に対する怖れの緩和を求めたのではない。むしろ女性の酔いは、関係性の破綻や喪失といった「痛みの緩和」や、内側に巣食う「空虚感を埋めるもの」として作用してきた。したがって、はじめから無力である者に〝力を手放せ〟ということは現実にそぐわない要請ではないだろうか。先述した〝女性嗜癖者にとってAAは、男性と比べて益するところが少ない〟というアメリカでの大規模な施設臨床調査に対して、日本では未だに「嗜癖問題に性差はない。回復原理は同じである」という〝信仰〟が主流である。

もうひとつ、女性の抱える困難にスポンサーシップ制度がある。スポンサーとは自分よりも先に回復過程を歩く仲間のことであり、ミーティングと呼ばれる通常のグループでは話せないこと、個人的な困難などについて個別に相談に乗ってもらう関係をスポンサーシップという。またスポンサーに相談する後輩メンバーをスポンシーと呼ぶ。AAではスポンサーシップを勧められる。スポンサーにとって相談は無償の行動だが、先行くメンバーにとっても、自分の回復の点検になるため引き受けることが奨励される。しかし「AAメンバーシップサーベイ二〇〇七」によれば、半数のメンバーしかスポンサーがいないという結果となっている。葛西は、AAメンバーへの聞き取り調査から、その理由について、スポンサーとの対立、親分−子分のような支配的関係を嫌う、仲良くなりすぎてアドバイスを受ける関係ではなくなる、女性の場合には同性メンバーがいない、などを挙げている[51]。このような対人関係の距離や他者との境界そのものが、スポンサーシップを採るときに女性嗜癖者にとって大きな障壁となる。

女性嗜癖者の場合には、発症経過において距離や境界を壊され、侵害される体験を積み重ねてきている。そのため初対面にもかかわらず自分のトラウマ体験を開示する、あるいは挨拶に相手が気づかずに返事を返さずにいると「嫌われた」と関係を切ろうとするなど、健康な自我境界をもつ人にとっては想像のつかない反応をしがちである。上岡は、こうした境界が破壊されるなかで生きていると、人との距離がわからなくなるという。そして対人関係をめぐる距離の混乱について「ふたりでひとり＝ニコイチ」と呼んだ[52]。スポンサーシップは支配関係ではなく、あくまでスポンサーがスポンシーに対して嗜癖行動の再燃を食い止める手立てを示し、必要な情報を手渡し、共に行動することを目的とする。ミーティングと呼ばれるグループワークではあくまで個々の体験が語られるため、「持ち帰りたいものを持ち帰り、そうでないものはこの場（ミーティング会場）へ置いていく」よう促される。言い換えれば、何を持ち帰り、何を置いていくのかは個人に任されている。これに対してスポンサーシップでは、スポンサーから具体的な「提案」が出される。スポンシーは自分が不安に感じていることや疑問を、いつでもスポンサーに尋ねることができるのだが、その代わりにスポンサーから返ってきた答え（スポンサー自身の体験をもとに考えられたり、SHGの文献からであったりする）と、それに続く提案を受け入れ実践するよう指示される。この指示がスポンシーにとって、しばしば「命令」となり、「従う」ものと捉えられやすい。

しかし、スポンサーは専門職ではない。自身も嗜癖問題からの「回復途上」にあって、明日再発するかもしれない人である。スポンシーの特性を理解し、相手に届くような言葉を探すトレーニングを受けているわけでもない。よりどころはただひとつ、自分の体験（SHGにおける教義や経験を含む）だけなのである。しかしスポンシーにとって、スポンサーも援助者も「自分を助けてくれる人」である。したがって「わかってもらえる」と期待する。スポンサーはしかも自分と同じ体験を有するという意味において、主治医より嗜癖問題のことをよく知っている。その人が自分に何かを指示するのだから、相手は自分のことを「わかったうえで」提案してくれている。だから「言うことを聞かないわけにはいかない」のである。また、「それは自分の考えとは違う」とは言いづらい。それ以前にSHGでは「自分の考えを使わない」と言われる。つまり、飲んで使っていたときの考え方や行動は、すぐに修正することが難しい。そのため、自分の考えで行動せずにスポンサーの提案に従うことが奨励されるのである。また、スポンサーだけは自分をわかってくれる、という気持ちにもなりやすい。夜中でも必要ならスポンサーが電話で相談を受けてくれることで、スポンシーは自分が受け入れてもらえる安心を得る。これも「わかってもらえる」という期待へとつながる。しかし、スポンサーが「今日は遅いから、明後日時間を取る」などと返事をすると、「わかってもらえる」は一転して「裏切られた」になる。境界を壊されて生きてきた女性嗜癖者の多くは、スポンサーをもつように勧められるが、今までの人間関係をここでも再演してしまうことになり、逆に混乱を来たす場合もある。なぜ彼女たちがこうした事態に陥ってしまうのか、支援者はその背景を捉えておく必要がある。

4　生活支援共同体

最後に日本における嗜癖問題への取り組みとして、第四の立場である「生活支援共同体」を提唱し、その実践であるNPO法人リカバリーの援助モデル（以下、それいゆモデル）について概観していく（図1）。

「生活支援共同体」とは私の造語だが、次のように定義する――「生活支援共同体とは、具体的で専門的な生活

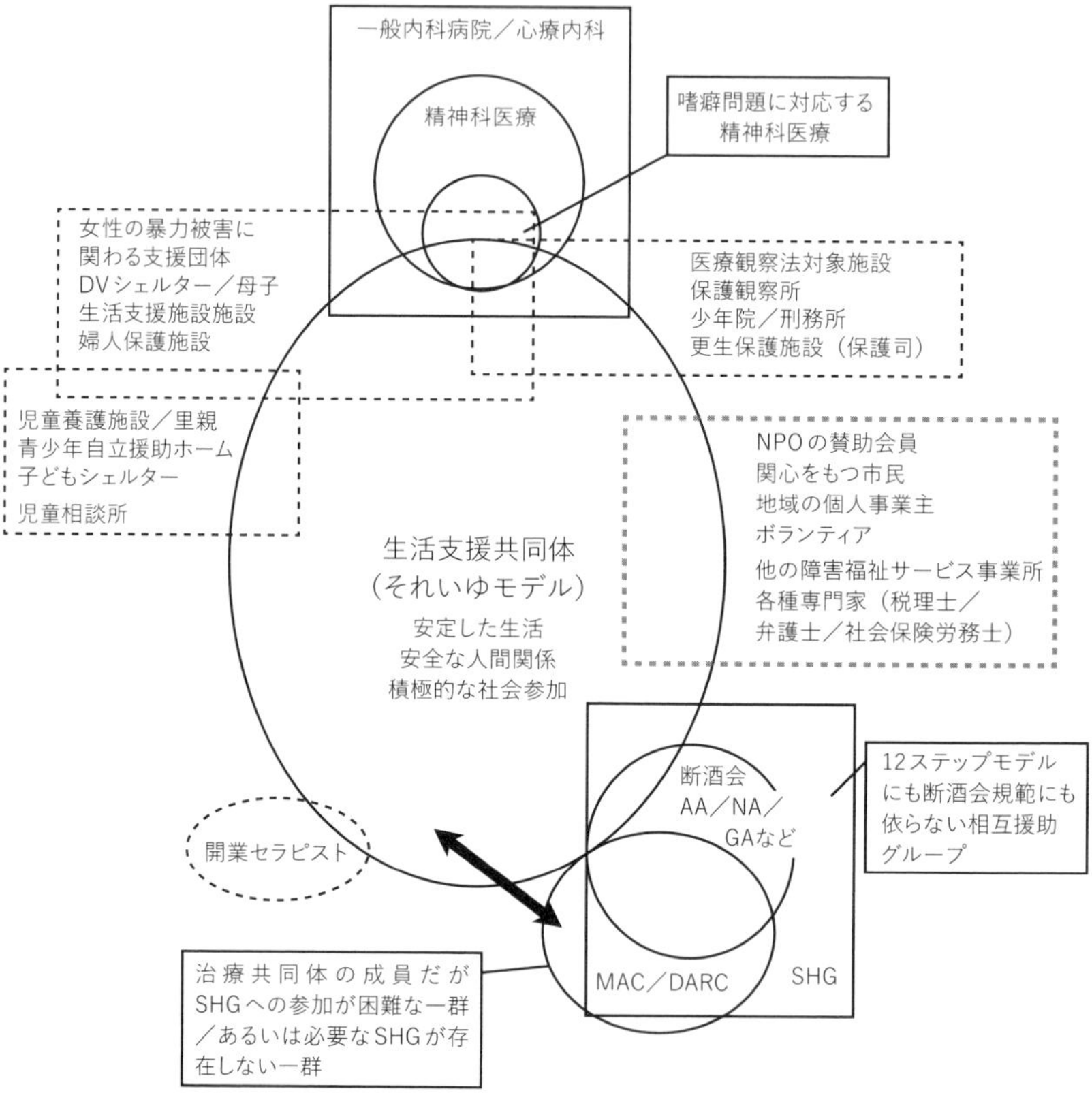

図1
日本における嗜癖問題の取り組みと「生活支援共同体（それいゆモデル）」の位置

支援を媒介にして、嗜癖問題からの回復を目指していく共同体である」。共同体（community）であるから、同じ地域に居住して利害を共にし、政治・経済・文化などにおいて深く結びついている。また共同体のメンバーは生活支援を受ける目的で、かつ嗜癖問題からの回復を目指して集まったという意味において、組織（association）という側面をもつ。はじめに私がＮＰＯ法人リカバリーを立ち上げる経緯を、精神障害者の生活支援研究や実践との関連において述べる。次に私の命名した「生活支援共同体」の理念や実践のコンセプトを示したうえで、従来の嗜癖問題における取り組みとどう異なるのかについて述べたい。

①生活支援共同体の創設

私は勤務していた精神科病院を退職後、札幌マックにて女性専用の通所施設および共同住居（現在のグループホーム）を開設する準備を進めた。当時の施設の方針で、増加傾向にあった女性メンバーに特化した昼間のデイケア部門（通所施設）とナイトケア部門（共同住居）を新たに開設することになり、ＭＡＣとしては、はじめて外部から非当事者で専門職である私を職員として招いたのである。いわば病院から治療共同体へ当事者を〝送りだす〟立場であった私は、今度は自分が地域社会に根ざした援助を組み立てたい、そしてそこにジェンダーの視点を反映させたいと考えた。しかし、適切なモデルを見つけることができずにいた。

生活支援の理念としては、谷中の「ごく当たり前の生活」という考えからも影響を受けた。つまり、対象者を病者ではなく一人の生活者としてみる。そして責任主体としてつきあう。それは普通の暮らしが普通に送れるような援助であるが、同時に〝普通〟とはその対象者の独自性によるものであって一般化すべきでないという、谷中の「社団法人やどかりの里」（埼玉県）における実践から抽出された生活支援の理念である[53]。しかしそれは統合失調症者で、かつ社会的入院を経て地域生活へと移行する人を想定していた。私が当時援助対象としたのは女性嗜癖者で、長期入院で生活スキルを喪失する、あるいは薬物療法の影響下にあって自発性が乏しいといった困難はなかった。むしろ摂食障害を抱えた対象者の個別処遇に関する情報として必要であった。そして、解離性障害からくるフラッシュバックへの対応といった女性嗜癖者に特有の困難を、生活という場面でどのように支えるかについて知りたかったのである。ソーシャルワーカーは「生活を支える」専門職である。しかしこのような観点で、しかもジェンダーに配慮した具体的な援助技法を見つけだすことができなかった。したがって、統合失調症者を中心とした谷中の論考のほか、藤井、結城、そして浦河べてるの家の実践などを参照し、独自の援助モデルを試行錯誤する日々であった[54]。また、ダルク女性ハウスの上岡による先駆的な実践は、「それいゆモデル」に大きな影響を与えた。

NPOを立ち上げるにあたり、これまで女性嗜癖者が医療機関でも治療共同体でも、そしてSHGでも十分に援助を受けられなかったことを意識し、それらを包括的に援助できる場を創設することが必要であると考えた。また私は精神科病院での実践において、嗜癖問題ではないが発症の背景に家族をはじめとする親密な関係にある人からの暴力被害が少なからずあることを知っており、こうした女性たちも行き場を失い、包括的な援助を求めていることが気になっていた。そこで援助対象を嗜癖問題に限定せず、「精神疾患の発症背景に何らかの被害体験がある女性」とした。

次に援助の構造としては、札幌マックでの実践をもとに、住居と日中活動の場、そしてSHGへの参加を三つの柱とした。谷中によれば生活の支えの柱は、頼れる人の存在と安心できる場の確保であるという。また長崎は、自身が二〇〇一年に実施した精神障害者（統合失調症中心）の生活ニーズ調査の結果について、当事者のニーズがきちんと把握されておらず、したがってニーズと用意されているサービスには大きなギャップが見られたと指摘している。また長崎は精神保健福祉サービスについて、専門的なものではあるが、あくまで仕事として行なわれるものであり、地域生活で同じ生活者として身近に接し支え合う関係や支援システムはほとんどないと指摘する[55]。当時の私はまだ十分自覚していなかったが、谷中の言う〝安心できる場〟であることを目指し、長崎の言う〝当事者のニーズに対応する専門的援助〟を提供すること、そして〝援助者も同じ一人の女性としてこの社会に生きる〟困難を抱えるからこそ、〝三六五日、二四時間必要なときに〟援助を求められるというコンセプトを、NPO法人リカバリーの援助理念にしようと決めた。それは、私が見る限り、ありそうでどこにもなかった場所だった。「それいゆモデル」はこうした経過のなかで形となっていく。

②生活支援共同体の理念と実践

「生活支援共同体」は、医療のような治療（解毒や身体管理を伴う医療行為、薬物療法）を行なわない。しかし同じ地域社会に居住することから、共同体のメンバーは互いに影響を与え合う存在である。具体的には、他のメンバーの言動が鏡のような働きをして、自分自身の困難を映しだすことがある。あるいはメンバーの脆弱性が、他のメンバーの脆弱性と共鳴して巻き込まれることで、互いが抱える課題を認識しやすくする。またあるメンバーの行動がモデルとなって模倣することができる、あるいは逆に、メンバーからのプレッシャーが行動の変容を促す効果があるなど、きわめて〝治療的〟にグループ力動が働く。また集団は共有する時間の経過に伴い、その時々に特有の政治（どのメンバーに権力や発言権が集中するか、メンバー間で自分の要求を通す場合にどのような回路で支持者を募るかなど）、経済（共同体内部における処遇水準の確保、他の共同体との格差が最小になる配慮など）、文化（共同体で般化される生活様式、余暇活動など）を醸成する。

医療（精神科病院）では、入院すると病棟で一時的な共同体を形成する。しかしそこでの規範や生活様式はきわめて独特で、その場から現実の共同体に帰還した場合に援用できるものではない。また治療関係はつねに治療者と患者という固定的な役割を必要とする。これに対して「生活支援共同体」はメンバーだけでなくスタッフ（援助者）を配置するが、スタッフは触媒としての役割を果たす。つまりメンバー間に先のグループ力動が起こりやすいような媒介を行なう。また別の共同体に対して必要があればメンバーの代理人を務め、あるときにはメンバーと一緒に余暇を過ごす。関係は場面によって流動的であり、利用期間が有限であることから濃淡がある。ただし共同体から離れることが援助関係の終結ではなく、地域社会で新しいつながりを形成することで、かつてのメンバーとは濃い関わりから薄い関わりへと徐々に移行する。

「生活支援共同体」は次のような基本原則において医療と連携する。医療に求められるのは免責性の担保に必要な医学的診断（生活保護、障害福祉サービスなどの申請に必須）である。そして、薬物療法は回復過程にとって必要条件だが十分条件ではない。また医療は生活障害の改善には直接効果を及ぼさないが間接的に最大の効果を引きだすため、医療機関に対して必要な情報を提供する。さらにやむをえず生活支援共同体以外の環境において静養が必要な場合に、入院を検討する。ただし入院は期間、頻度ともに必要最低限とし、生活そのものからメンバーをできるだけ遠ざけない。最後に地域資源としての医療（質と水準）を吟味し、メンバーの選択をできる限り広げる。

「生活支援共同体」は、治療共同体のようにスタッフがメンバーと同じ体験を有していることを必須としない。そこでスタッフとして機能するために必要なものは、メンバーと同質の体験ではなく、メンバー各自の体験を位置づけ、アセスメントすることのできる学問的基盤である。そしてメンバーの行動変容を促す技法であり、メンバーがいずれより広い地域社会で生きるために必要な、生活者としてのスキル（技能）である。

また精神疾患という切り口だけで、メンバーの問題行動や共同体ルールからの逸脱を捉えない。社会的文脈、特に女性が置かれた環境とメンバー個人の、あるいはその家族の価値や文化が、どのような相互関係にあるのかを構造的に捉える必要がある。したがって「生活支援共同体」におけるスタッフには、単にジェネラリストとしての力が求められるだけでなく、特にジェンダーに配慮した切り口でメンバーの困難を捉える力が必要となる。

先述した治療共同体としてのMACやDARCには、メンバーであってもSHGへの参加が他の精神疾患／障害との関係で困難な一群（たとえば覚せい剤精神病、広汎性発達障害）、あるいは必要なSHGが存在しないためにつながる場所がない一群が存在する。場の共同性が重要であるMACやDARCでは画一的処遇が困難な場合に、専門職援助がある「生活支援共同体」との連携が有効となり、そのように関係機関から認識される場として機能する。

「生活支援共同体」とは、メンバーにとって〝自分が現実に暮らすこと〟を通じて変容を目指す場である。したがって嗜癖だけでなく、その背景に幾重にも絡み合う他の問題群に関する支援までを射程に収めている。また就労や学業への復帰、さまざまな活動といった地域社会への参加および橋渡しといった支援も行なう。

このほかにも女性や子どもに向けられる暴力被害から対象者を保護し、生活支援を行なう施設との連携が重要となる。暴力被害を受けていると同時に対象者が嗜癖問題をもつ場合には、医療機関などから援助を断られる場合があり、そうしたときに「それいゆモデル」への紹介が行なわれる。また、非合法薬物依存などの事例で、矯正施設から退所した者の地域における受け皿としても機能する。さらに保健診療外で治療を行なう開業セラピストから紹介され、セラピーを続けるために生活基盤の確保を必要とするような事例がある。あるいは逆に、医療の枠組みでは扱えない心的外傷に対応するセラピーの実施を、生活支援共同体のほうから依頼する事例もある。女性の嗜癖問題にはこうした暴力被害、子どもの養育をめぐる連携が欠かせない。機関同士は互いの役割を担いながら、相補的関係を築く必要がある。

このように医療、治療共同体、SHGのどれでも掬いきれないものを支えるのが「生活支援共同体」である。嗜癖問題に良心的に関わる医療者の多くが「包括的な支援施設」の存在を訴えるが、その限界を知りつつも、「MA

CやDARC、またはSHGに丸投げ」という状況が続いている。NPO法人リカバリーはこうした従来の嗜癖問題に関わる機関がとりこぼしてきた隙間を埋めながら、同時に独自の存在として運営を続けてきた。アメリカではこうした生活支援共同体がNPOないしNGOによって数多く運営されているが、日本ではまだ圧倒的少数である。

アメリカの場合には、州または群のAddiction Treatment Centerをインターネットで検索し、女性専用の入所型(Residential)と絞り込むと、多くの施設が出てくる。ただしこれらの施設はそれぞれgrantと呼ばれる州または群の予算削減により、しばしばプログラムの縮小や閉鎖に追い込まれることがある。したがって、どのNPOやNGOも次年度以降のgrantを確保すべく、プログラムの特徴や効果などを公開するなどしてその独自性を競う。治療共同体との違いは、これらの施設はSHGとの連携を強調するが、12&12によるSHGを絶対的な回復原理とはしておらず、他のSHGとの併用をむしろ勧める点にある。

これに対してカナダのバンクーバー市にあるWomen's Hospital and Health Centerは、Women-Centered Careで有名な施設である。サラ・ペインによれば、一九九三年に物質嗜癖のある女性の妊婦をケアするために、地域生活に根ざした包括的支援を行なう、病院と隣接した特別なユニットである。コカインなどの断薬をゴールとせず、より毒性の低い薬物への、いわゆる置換療法（ハームリダクション）を推進しながら、ソーシャルワーカーや心理士、助産師や親業（parenting）のインストラクターなどがケアチームを組み、出産から育児、家探しや就労支援など、まさに包括的な援助を行なう。財政的には州政府からの予算と、多くの市民による寄付によって運営されているという。また地元住民から多くのボランティアスタッフを施設に引き入れて、女性の個別ニーズへの対応を行なっているのが特徴である。こうした実践は生活支援共同体の特徴である「場の共同性」自体にフォーカスしたものではないが、ユニット（一一名定員）は全個室であり、入所者一人ひとりが生活技能の習得ができるように独立したキッチンなども完備されている。また先述したアメリカのNPOないしNGO運営の生活支援共同体も多くが民家を改造しており、「生活の場」であることを意識した構造になっている[56]。

いずれにしてもアメリカやカナダでは、女性が嗜癖問題だけでなく学業への復帰や就労、そして出産や育児といった、さまざまなライフイベントを乗り越えていくための援助を組み立てている。それに対して私たちの実践する「それいゆモデル」は、ようやく女性嗜癖者の特徴を生かした援助の枠組みづくりに着手したばかりだが、それでも二〇〇二年の設立から一七年が経過した。私が目指す包括的支援とは、狭義の治療と連携しながら、それでは解決しない生活問題について、女性のライフイベントに照準を合わせつつ、かつその生活問題を社会のジェンダー構造による構築物として捉え理解する。さらにその問題解決が女性嗜癖者自身を主体として進むように、みずからが変化を引き起こす力を内包していると気づいていくよう働きかける。その具体的な展開はつねに生活の場において行なわれる。なぜならそこには同じ課題を抱える者が集うがゆえに、個々の課題は他者を鏡として共鳴し、共振するというダイナミズムを生みだすからである。そしてこのダイナミズムこそ「場の共同性」そのものであり、当事者に力（パワー）を感じさせる。

包括的支援はそこに留まらない。みずからが内包する力に気づいた当事者が変化に向けて行動するとき、その行動を支える経済的、心理的、制度的擁護（アドボケイト）を行なうソーシャルワークも欠かせない。当事者の変化希求は具体的な後押しがあってはじめて結実する。時にソーシャルワーカーはひとりの生活者でもある自身の体験を開示しながら、必要に応じてモデリングを行なう。当事者は嗜癖問題を抱えながら、みずからの生の過程において、それでも生きていけることを、生活共同体における具体的事実の積み重ねと、そこに自身が内包される体験を通じて、身体にその記憶を留めるのである。そしてこの事実を共同体内部で完結させず、生活の場で何が行なわれ当事者がどのように変化するのかを社会に知らせ、共通する不正についてはその問題性を実証的に述べる。こうした広義の援助が、次に生活支援共同体を訪れる女性嗜癖者たちの共同体へのアクセスをより容易にして実際的なものへと変える。そして最終的に、社会における女性嗜癖者への認知をよりスティグマの少ないものに変えていくために活動する。

以上のように「生活支援共同体」の援助射程は広く、また深い。私は、女性嗜癖者への援助は生活の場に根ざしたものであるべきだと考える。それは、女性嗜癖者の抱える複雑で多様な課題の数々に翻弄されて、その本質を捉え損ねないようにするためである。女性が抱え込まされる課題をつねにその生活の全容と社会の構造そのものとの相互関係で捉えようと心がけるとき、ソーシャルワーカーが最もフォーカスすべきは、生活そのものなのである。

註

[i]二〇一八年六月、WHOは三〇年ぶりとなる改訂版のICD－11を公表した。本稿執筆時、加盟国が各分類の翻訳および自国における適用に向けた準備期間であることから、ICD－10を使用する。

[ii]ICD－10では、ギャンブル嗜癖は「習慣および衝動の障害（F63）」として規定され、ギャンブルのほかに窃盗癖、抜毛癖、放火癖などが含まれる（小野和哉・中山和彦（二〇〇九）「疾患別診断の進め方7――衝動制御の障害」、岡崎祐士・神庭重信・小山司ほか＝編『精神科専門医のためのプラクティカル精神医学』中山書店、二六二－二六七頁）。

[iii]二〇一八年のICD－11改訂に伴い、ゲーム依存に焦点を当てた診断基準が作成されつつある（三原聡子（二〇一九）「ゲーム依存／ネット依存」、信田さよ子＝編著『実践アディクションアプローチ』金剛出版、二四五－二五三頁）。買い物依存に関しては、衿野未矢（二〇〇三）『ひとりになれない女たち――買い物依存、電話、恋愛にのめりこむ心理』（文春文庫）、性行動または恋愛に関しては、岩崎正人（一九九九）『ラブ・アディクション――恋愛依存症』（五月書房）、自傷については、Turner, V.J. (2002) Secret Scars. Hazelden Foundation.（松本俊彦＝監修・小国綾子＝訳（二〇〇九）『自傷からの回復』みすず書房）が、それぞれ臨床および研究の成果を報告している。

[iv]これらの情報は「全国マック協議会」のホームページ

(http://www7b.biglobe.ne.jp/~zen-mac/［二〇一九年五月五日閲覧］)と、厚生労働省の「全国のダルク等」(https://www.mhlw.go.jp/seisakunitsuite/bunya/kenkou_iryou/iyakuhin/yakubutsuranyou_taisaku/darc/index.html［二〇一九年五月五日閲覧］)によるものである。

［v］AAメンバーシップサーベイ二〇一六(http://aajapan.org/wp/wp-content/uploads/2017/01/2016MSS.pdf［二〇一九年五月六日閲覧］)を参照した。

［1］心光世津子(二〇〇六)「アルコール依存症と医療化」、森田洋司＝監修『医療化のポリティクス——近代医療の地平を問う』学文社、一一五－一二八頁

［2］加藤元一郎・吉野相英(二〇〇二)「精神作用物質使用による精神・行動の障害」、白倉克之・樋口 進・和田 清＝共同編集『アルコール・薬物関連障害の診断・治療ガイドライン』じほう、三－二四頁

［3］樋口 進・齋藤利和・湯本洋介＝編(二〇一八)『新アルコール・薬物使用障害の診断治療ガイドライン』新興医学出版社

［4］樋口 進・齋藤利和・湯本洋介＝編(二〇一八)『新アルコール・薬物使用障害の診断治療ガイドライン』新興医学出版社、四頁

［5］進藤雄三(二〇〇六)「医療化のポリティクス——責任と主体化をめぐって」、森田洋司＝監修『医療化のポリティクス——近代医療の地平を問う』学文社、二九－四六頁

［6］山本奈生(二〇一〇)「主体なき責任の帰属——ドラッグ政策と診断室のカルテ」『現代思想』三八－一四、一八八－一九九頁

［7］Schaef, A.W.(1989)When Society Becomes an Addict. The Lazear Agency Inc.(斎藤 学＝監訳(一九九三)『嗜癖する社会』誠信書房)

［8］宮川朋大(二〇一〇)「アルコール依存症の心理社会的治療」『精神科治療学』増刊号(今日の精神科治療ガイドライン)、六二－六五頁

［9］宮川朋大・樋口 進(二〇一〇)「さまざまな難治性精神障害とその取り組みの実際2——アルコール・薬物依存」、中込和幸＝責任編集『難治性精神障害へのストラテジー』中山書店、三四－四八頁

［10］森田展彰(二〇一〇)「重複障害患者の治療」『精神科治療学』増刊号(今日の精神科治療ガイドライン)、八〇頁

［11］長 徹二(二〇一〇)「アルコール依存症の薬物療法」『精神科治療学』増刊号(今日の精神科治療ガイドライン)、五九－六一頁

［12］妹尾栄一(二〇一〇)「多剤乱用者の病理と治療」『精神科治療学』増刊号(今日の精神科治療ガイドライン)、七八－七九頁

［13］斎藤 学・波田あい子＝編(一九八六)『女らしさの病い』誠信書房

［14］藤田さかえ(二〇〇二)「研究ノート 女性アルコール依存症者の社会復帰援助——フェミニズム・アプローチを援助概念の枠組みとして」『社会福祉学』二六、六五－九六頁／藤田さかえ(二〇〇九)「アルコール関連問題に対するソーシャルワーク実践の課題——生活支援の取り組みを中心とした事例経過の分

析から」『ソーシャルワーク研究』三五－三、二四六－二五一頁

[15] 後藤 恵（二〇〇七）「男性に依存する女性依存症者の治療と回復」『日本アルコール・薬物医学会雑誌』四二－二、四一〇－四一一頁／後藤 恵（二〇〇八a）「女性アルコール薬物依存症者の回復――共依存からの回復とその方法について」『病院・地域精神医学』五〇－三、二九一－二九二頁／後藤 恵（二〇〇八b）「摂食障害を併発した女性アルコール依存症者の回復――女性ハウス「ロイス」で回復した例と退寮した例の比較検討」『日本アルコール・薬物医学会雑誌』四三－四、三六二－三六三頁／後藤 恵（二〇〇九a）「ウィメンズアディクションサポートセンター『オハナ』とナイトケアハウス『ロイス』――その現状と展望」『日本アルコール精神医学雑誌』一六、三七－四三頁／後藤 恵（二〇〇九b）「若年アルコール依存症者の治療と回復――社会復帰のために自己表現を学ぶ：集団療法と認知行動療法によるコミュニケーション能力の獲得」『日本アルコール・薬物医学会誌』四四－五、五七九－六〇三頁

[16] 岩倉信之・世良守行・米沢 宏（二〇〇七）「女性のアルコール依存症者の増加と特徴」『病院・地域精神医学』四九－三、二四六－二四七頁／鈴木健二（二〇〇六）「若い女性のアルコール・薬物依存の特徴と依存」『日本アルコール・薬物医学会雑誌』四一－三、三〇八－三〇九頁／小川隆一・樋口 進・丸山勝也（二〇〇八）「摂食障害を併発した女性アルコール依存症に対して行動制限療法が有効であった一例」『日本アルコール・薬物医学会雑誌』四三－四、三五六－三五七頁

[17] 新井えり・久保田幹子・甲斐すみ子（二〇〇九）「身体症状の訴えと依存の問題を持った中年期女性例への森田療法的アプローチ」『日本森田療法学会雑誌』二〇、二二七－二三三頁

[18] 吉野相英（二〇〇七）「老年期のアルコール問題――女性・高齢者と飲酒」『医学のあゆみ』二二二－九、七一二－七一六頁

[19] 本間美知子（二〇〇四）「アルコール依存症女性患者への音楽療法――回復過程における表現と対人関係の変化」『日本芸術療法学会誌』三四－二、六三－七四頁

[20] 松下幸生（二〇一一）「飲酒運転を起こすドライバーの特徴について」『日本アルコール・薬物医学会雑誌』四六－一、二九－四〇頁

[21] 赤澤正人・松本俊彦・立森久照ほか（二〇一〇）「アルコール関連問題を抱えた人の自殺関連事象の実態と精神的健康への関連要因」『精神神経学雑誌』一一二－八、七二〇－七三三頁

[22] 成瀬暢也（二〇一〇）「覚せい剤精神病の治療」『精神科治療学』増刊号（今日の精神科治療ガイドライン）、六六－六七頁

[23] 和田 清・尾崎 茂・近藤あゆみ（二〇〇八）「薬物乱用・依存の今日的状況と政策的課題」『日本アルコール・薬物医学会雑誌』四三－二、一二〇－一三一頁

[24] 松本俊彦（二〇〇九）「薬物依存症の治療――覚せい剤依存に対する統合的外来治療プログラムの試み」『日本アルコール精神医学雑誌』一六－一、一一－一八頁

[25] 松本俊彦・今井扶美・小林桜児ほか（二〇〇九）「少年鑑別所における薬物再乱用防止教育ツールの開発とその効果――若年者用自習ワークブック『SMARPP-Jr.』」『日本アルコール・薬物医学会雑誌』四四－三、一二一－一二八頁

[26] 岩野 卓・益山桂太郎・大嶋栄子ほか（二〇一〇）「薬物依

存症に対する外来集団療法の有効性に関する検討――SMARPPテキストの導入による参加者及びスタッフへの影響」『アルコール関連問題学会誌』一三、一四三―一四七頁
[27]佐藤 拓・宮岡 等（二〇一〇）「病的ギャンブリング（いわゆるギャンブル依存）の回復支援」『精神科治療学』増刊号（今日の精神科治療ガイドライン）、二四〇―二四一頁
[28]田辺 等（二〇〇九）「病的賭博（ギャンブル依存症）の集団療法と自助グループ」『精神科治療学』二四、三〇二―三〇三頁／星島一太・榎本 稔・渡辺 卓（二〇〇八）「精神科が依頼に置けるギャンブル依存症グループの取り組み（第三報）」『アディクションと家族』二七―一、二七―三一頁
[29]西村直之（二〇一一）「発達障害を意識したプロブレムギャンブラー回復支援」、NPO法人ワンデーポート＝編『二〇一〇年度 若者のギャンブラー自立支援普及事業報告書』、二八―三六頁
[30]傳田健三（二〇一〇）「学校における摂食障害の対応――子どもの摂食障害」、西園マーハ文＝編『専門医のための精神科臨床リュミエール二八 摂食障害の治療』中山書店、一三〇―一三八頁
[31]作田亮一・金谷梨恵・田副真美（二〇一〇）「小児心身医療における心理士と小児科医の連携の重要性について」『心身医学』五〇―二、一〇九―一一四頁
[32]矢澤美香子・金築 優・根建金男（二〇一〇）「青年期女子における完全主義認知とダイエット行動」『日本女性心身医学会雑誌』一五―一、一五四―一六一頁
[33]切池信夫（二〇一〇）「働く女性と摂食障害」、岡崎祐士・神庭重信・小山 司ほか＝編『精神科専門医のためのプラクティカル精神医学』中山書店、一〇七頁
[34]西園マーハ文＝編（二〇一〇）『専門医のための精神科臨床リュミエール二八 摂食障害の治療』中山書店
[35]鈴木健二（二〇〇四）「摂食障害の仮説―嗜癖モデル」、石郷岡純＝編『精神疾患100の仮説改訂版』星和書店
[36]永野 潔（一九九七）「治療共同体の歴史と薬物依存症治療施設ダルクの現状とその役割」、ダルク編集委員会＝編『なぜわたしたちはダルクにいるのか』ダルク―薬物依存リハビリテーションセンター
[37]引土絵未（二〇一〇）「治療共同体Amityの援助システムについての質的分析――共同体内の多様な役割間のグループ・ダイナミクスに着目して」『社会福祉学』五〇―四、六九―八一頁
[38]松本俊彦・小林桜児（二〇〇八）「薬物依存者の社会復帰のために精神保健機関は何をすべきか――Matrix ModelとSerigaya Methamphetamine Relapse Prevention Program (SMARPP)」『日本アルコール・薬物医学会雑誌』四三―三、一七二―一八七頁
[39]大矢照美・後藤 恵（二〇〇九）「ソーシャルモデル みのわマック実践報告――アルコール作業所の新しい方向性」『日本アルコール精神医学雑誌』一六―一、四五―五一頁
[40]近藤恒夫・石塚伸一・重田園江（二〇一〇）「討議 回復につきあいつづける」『現代思想』三八―一四、五六―七九頁
[41]近藤あゆみ・和田 清（二〇〇九）「薬物依存症民間リハビリテーション施設入所者の退所一年予後とその関連要因」『日本アルコール・薬物医学会雑誌』四五―三、一七五―一八一頁

[42]梅野充・森田展彰・池田朋広ほか（二〇〇九）「薬物依存症回復支援施設利用者からみた薬物乱用と心的外傷との関連」『日本アルコール・薬物医学会雑誌』四四－六、六二三－六三五頁
[43]ダルク女性ハウス（二〇一一a）「女性薬物依存症者の社会復帰支援についての社会的ニーズ等に関する調査」（女性薬物等依存症者に対する相談支援に関する実態調査委託報告書）／ダルク女性ハウス（二〇一一b）「依存症者に対する地域支援、家庭支援のあり方についての調査とサービス類型の提示――依存症に関わる回復支援施設の現状、家族問題、ジェンダーに注目して」（女性薬物等依存症者に対する相談支援に関する実態調査委託報告書）
[44]久保紘章（二〇〇四）『セルフ・ヘルプ・グループ――当事者へのまなざし』相川書房
[45]赤澤正人・松本俊彦・立森久照ほか（二〇一〇）「アルコール関連問題を抱えた人の自殺関連事象の実態と精神的健康への関連要因」『精神神経学雑誌』一一二－八、七二〇－七三三頁
[46]White, W.L.（1998）Slaying the Dragon. Chestnut Health Systems/Lighthouse Institute.（鈴木美保子・山本幸枝・麻生克朗・岡崎直人＝訳（二〇〇七）『米国アディクション列伝――アメリカにおけるアディクション治療と回復の歴史』ＮＰＯ法人ジャパンマック）
[47]野口裕二（一九九六）『アルコホリズムの社会学――アディクションと近代』日本評論社
[48]Emmelkamp, P.M.G. & Vedel, E.（2006）Evidence-Based Treatment for Alcohol and Drug Abuse : A Practitioner's Guide to Theory, Methods, and Practice. Taylor and Francis Group, LLC.（小林桜児・松本俊彦＝訳（二〇一〇）『アルコール・薬物依存臨床ガイド――エビデンスにもとづく理論と治療』金剛出版）
[49]Emmelkamp, P.M.G. & Vedel, E.（2006）op.cit.
[50]Bepko, C.（Ed.）（1991）Feminism and Addiction. The Haworth Press.（斎藤学＝訳（一九九七）『フェミニズムとアディクション――共依存セラピーを見直す』日本評論社）
[51]葛西賢太（二〇〇七）『断酒が作り出す共同性――アルコール依存からの回復を信じる人々』世界思想社
[52]上岡陽江・大嶋栄子（二〇一〇）『その後の不自由――「嵐」のあとを生きる人たち』医学書院
[53]谷中輝雄（一九九六）『生活支援――精神障害者生活支援の理念と方法』やどかり出版／谷中輝雄（二〇〇二）「精神障害者生活支援の枠組み」、社会福祉法人全国精神障害者社会復帰施設協会＝編『精神障害者の生活支援の体系と方法』中央法規出版、九－二九頁
[54]藤井達也（一九九九）「『生活支援』論の形成過程と今後の課題――谷中輝雄の生活支援論の可能性」、谷中輝雄ほか『生活支援Ⅱ――生活支援活動を創り上げていく過程』やどかり出版、二五七－二七八頁／結城俊哉（一九九八）『生活理解の方法――食卓から社会福祉援助実践への展開』ドメス出版／浦河べてるの家（二〇〇五）『べてるの家の「当事者研究」』医学書院
[55]長崎和則（二〇一〇）『精神障害者へのソーシャルサポート活用――当事者の「語り」からの分析』ミネルヴァ書房
[56]Payne, S.（2007）In-hospital stabilization of pregnant

women who use drugs. In : N. Poole & L. Greaves（Eds.）High & Lows Canadian Perspectives an Women and Substance Use. CAMH, pp.249-255.

第2章

複雑な「彼女たち」の複雑な回復論

四つのタイプと三つのプロセス

本章では女性嗜癖者の「類型化」と「回復過程」について明らかにする。第1章で整理したように、これまで男性を援助対象としてきた嗜癖問題への取り組みを女性に援用することは有効ではなく、むしろ多くの弊害が生まれさえする。しかし、これまで主流であった男性中心の援助モデルも、当事者の多様性に対応できていないという課題を抱えている。このような経過を見る限り、女性嗜癖者も多様であって決して〝ひとくくり〟に同じ援助を展開できない。本章はその具体的な援助モデルの構築に先立ち、まずはその多様性を整理し、同時に「よくなるということ」、すなわち回復概念の検証とそのプロセスを明らかにするのが狙いである。

まず第1節では、女性嗜癖者の多様性を類型化して捉える。私は自験例の発症経過分析において、「母娘関係」という内側からの抑圧と「女性をめぐる表象」という外側からの抑圧からなる二軸の重要性を指摘した[1]。私はその二軸の強弱による四類型を、援助を組み立てるうえで枠組みのひとつとして使用している。これを踏まえて類型化の必要性とその手順について述べるとともに、四類型がそれぞれどのような特徴をもつのかを提示する。

手順については二軸の強弱を量る指標を作成した。またここでは女性嗜癖者のアセスメントについてもふれる。まず女性嗜癖者に共通するアセスメント項目を紹介し、さらに類型によって着目すべき点を整理していきたい。

第2節では女性嗜癖者の回復過程について取り上げる。まずこれまで嗜癖問題からの回復はどのように捉えられてきたのか先行研究レビューを行なう。私の研究では、女性嗜癖者にとっての回復には「身体」と「親密圏」という二つのカテゴリーが影響を与えると指摘した[2]。「身体」については、第1節で指摘した発症経過における外側からの抑圧、すなわち「女性をめぐる表象」と深く結びつくものである。また「親密圏」は狭義の家族あるいは性愛を仲立ちとする二者関係ではなく、本書では家族に代わって人々の基礎的な生やアイデンティティを支えるオルタナティヴな社会関係と捉える[3]。そして回復における「親密圏」は発症経過における内側からの抑圧、すなわち「母娘関係」と関係が深い。第2節では、この二つのカテゴリーがどのように変化していくことが回復であるのかを描いていく。そしてその過程が「安全の構築」、「主体性の獲得」、そして「親密圏の創造」という三期に分節され、それぞれの時期に先の「身体」と「親密圏」がどのように現れるのかを整理する。

ここまで、女性嗜癖者がこれまで少数派として援助場面で周縁化されてきたことについてふれてきた。しかし私は、嗜癖問題はもはや人々の社会生活のあらゆる場面で無視することができないものだと考えている。特に女性は社会的不利益を幾重にも抱えるがゆえに、その特徴を適切に捉えること、回復についての具体的なイメージを描くことは、援助にとって重要である。本章を通じて、女性嗜癖者の全体像を類型と回復という点からミクロに描きだしていく[1]。

1　女性嗜癖者の類型化――四つのタイプ

1　類型の意義

女性嗜癖者の類型化にはどのような意義があるのだろうか。一般にどのような援助にも普遍的価値や共通の技法があり、それらはある問題状況に対する援助の「基本形」としてひとつの体系をつくる。しかし「基本形」から外れる事例が出てくると、通常それらは「事例の個別性」として位置づけられる。そして「基本形」の一部は個別の事情を汲み取ったうえでカスタマイズされ、変更されて援助に反映される。ところが多くの「個別性」を集めて互いに比べてみると、その「個別性」そのものに類似点が見出されることがある。生物学のカテゴリーからの類推で、同じ女性嗜癖者という種であっても、異なる属、科と呼べるものがある。本書ではそれを女性嗜癖者の類型として示そうとする。

類型化は援助にとって以下のような意義をもつと考えている。まず、これまでの嗜癖問題に対する援助の基本形は、先述したアルコール依存症の中年男性であった。嗜癖問題の多様化あるいは嗜癖当事者の多様化と言われて久しいが、「応用形」が未だに出てこないために、従来の援助にフィットしない事例が多く、援助から脱落する傾向にある。同じように女性嗜癖者といっても、これをひとつの種としてしか捉えないことは、同様の誤謬に陥る危険がある。言い換えれば類型化によって、はじめてその特徴に配慮した援助が可能になる。次に、個別性として見えていたことが類型化によってまとめられることで、その人が特別だと片づけられることなく、適切な援助を受けることにつながる。さらに女性嗜癖者の抱える困難がいくつかのまとまりになり、それが名づけられれば、類型に応じたアプローチの選択の精度が上がり、また援助方法を開発することに貢献するだろう。

本書ではこの類型化について、臺による精神疾患の診断の三つの水準――「症状論的診断」「疾患論的診断」「病因論的診断」――を手がかりにして以下のように捉え、その目的を設定した［4］。

まず類型化によって、どのような生活上の困難性が表出されるかを整理し、かつその困難性のレベルをまとめることを目指す。生活とは非常に幅の広い概念だが、嗜癖問題は生活を細部にわたって破壊すると言われる。類型によって特に困難の表出が異なる部分を明らかにすることで、アセスメントの留意点を示せるようにする。

次に類型化によって、発症の経過や女性嗜癖者の治療への反応についてまとめることを目指す。発症の経過を整理することは、嗜癖問題の再発リスクの推定に役立つ。また、援助に対する応答性やアウトリーチの必要性などをアセスメントすることができる。

最後に類型化によって、発症に最も大きな影響を与えたものや事柄、あるいは事象を整理する。そして類型を命名することにより、発症の要因をある程度特定できるようにする。さらに名づけることにより、嗜癖問題を外在化することを目指す。そして外在化することで、「個人の問題」から「社会的文脈における事象」へと、嗜癖行動の意味を捉え直していきたい。

2 類型化の先行研究

女性嗜癖者の類型化にジェンダーの視点を持ち込んだのは、精神科医の斎藤学である。斎藤は、女性嗜癖者の治療／援助に対して重要な指摘を行なった。それは、習慣飲酒を背景に発症するとされていたアルコール依存症だが、女性の場合にはそうではないと述べたことである［5］。斎藤は女性のアルコール問題を、「状況反応としての飲酒、とくに女性性の問い直しへの直面」と捉え直し、女性のライフサイクルに着目している。そのなかで、ライフサイクルの節目で女性が抱えるジェンダー役割への葛藤、あるいは破綻といった危機の大きさが嗜癖問題とリンクしていると指摘した。さらに、その葛藤や破綻が生じる時期をライルサイクル上に示しながら、それらを自立葛藤型、非婚型、内縁関係型、育児ノイローゼ型、家族内ストレス型、目標喪失型、空の巣型、老化ストレス型と名づけて八つに分類した[6]。

同じく女性のライフサイクルに着目して類型化を試みたのは、やはり精神科医の比嘉千賀である。比嘉は現代における男女のライフサイクルには大きな違いがあり、女性の場合、青年期から若い成人期までをひとくくりとして、この時期にはアイデンティティの確立と親密性の獲得が同時に課題になるとして、従来の男性をモデルとしたライフサイクル理論を、ジェンダーの視点から読み替えようと試みた。そのうえで女性嗜癖者を、若年女性タイプ（摂食障害合併）、子育てママ・生き甲斐喪失タイプ、中年団塊世代（空の巣）タイプ、キャリアウーマン・老年女性タイプの四つに分類した[7]。斎藤と比嘉は女性嗜癖者が発症する契機に着目し、それをライフサイクルにおけるジェンダー役割との関連で捉え、そこから見える特徴に沿って類型化を行なったところに共通点がある。

私は両氏の類型化が臨床場面から生まれたことを重要だと考えている。それまで臨床例として少数であると周縁化されてきた女性嗜癖者は、従来の嗜癖当事者を代表する中年男性と異なる発症契機をもつことが、臨床例を通じて述べられたことの意味は大きい。またその違いを説明するものとしてジェンダー役割を用いることは、従来の研究には見られなかった。両氏の研究は男性以上に「個人の問題」とされ罪悪感がつきまとう女性の嗜癖問題を、「女性が飲むには訳があり、そこには女性に求められてきたジェンダー役割が影を落としている」として、社会的文脈における事象という視点から捉え直す必要があると指摘したのである。しかしその後、私は臨床や実践を続けるなかで、両氏の類型化が抱える課題と限界も感じてきた。それは次の理由からである。

斎藤と比嘉による類型化は主に女性のアルコール依存症者を想定している。しかし女性は嗜癖対象を複数抱える人が多数で、類型化をどの時期に行なうべきかが示されていない。次にライフサイクル理論では、人間を社会的存在として、死に向けた発達を遂げていく存在として捉える。しかし私が臨床の場で対峙する女性嗜癖者の多くは、発達がある時点（たとえば思春期）に留まったままであることが少なくない。時間はたしかに流れているが、彼女たちは自分の生物学的年齢とは異なる場にいるのである。そのため、ライフサイクル理論で言う発達段階の課題をほとんど体験しないまま、しかも年齢とは無関係にある時期に留まるため、ジェンダー役割の葛藤も破綻も起こらないところに布置する群が生じて類型化が困難になる。そして女性嗜癖者の抱える困難は単一であることが稀で、多くは複合的である。したがって単純に育児ノイローゼや家族ストレスという型にあてはめにくい。最後に、ライフサイクル上のどこでジェンダー役割の葛藤や破綻を生じたかということよりも、葛藤や破綻の生じ方が課題だと私は考えている。また「子育てママ」といった類型の命名は、女性が子育てをするものといった、安易なジェンダー役割の無自覚な再生産に加担する危険があるではないかと考えるようになった。

3　新たな類型化①――二〇〇四年版

私はこのような課題を乗り越える、そしてアルコール嗜癖にとどまらない女性嗜癖者の類型化を試みることにした。以下にそのプロセスと結果を要約する［8］。

まず私と援助関係にあった事例のうち、嗜癖行動が止まって一年以上が経過している一一例を類型化の対象とした。混乱状態から抜けだし、嗜癖行動へと駆り立てていたものを検証できる状態にあるかどうかで対象者を判断した。類型化の方法としては、今まで聞き取られ記録されることのなかった女性嗜癖者のライフストーリーに着目している。一一例の個人記録および集団療法の記録をもとにライフストーリーを再構成し、そのなかで斎藤や比賀の先行研究において重要な視点であった、ジェンダー役割が形成される背景としてのジェンダー・バイアス（ジェンダーに基づく偏見および偏向）に注目した。なぜなら社会の価値観が男性中心主義に囚われていると捉え、人々の価値観のなかに埋め込まれた認識およびその再生産過程を問題化するときに、ジェンダー・バイアスが折出されるからである[9]。

次いで、ライフストーリーのなかに嗜癖行動へと当事者を駆り立てたジェンダー・バイアスを見つけだし、一例ごとにライフストーリーとジェンダー・バイアスの関連図を作成した。そして一一例の関連図のなかに共通するコードを探索する作業を繰り返した結果、ジェンダー・バイアスが二つの異なる抑圧によって構成されていると結論づけた。それは、(a)「母娘関係」、すなわち、みずからの内側に存在して抑圧の源となるジェンダー・バイアスと、(b)「女性の身体と性をめぐる表象」、すなわち、みずからを外側から抑圧するジェンダー・バイアスである。

(a)は祖母から母、母から娘、あるいは祖母から孫である娘へ、いわば「女性から女性へと受け継がれていく抑圧」である。女性のライフコースはさまざまな要因によって規定されるが、女性嗜癖者の場合には、身近で親密な存在である同性がそのモデルであると同時に、抑圧の源として大きな意味をもつことが浮かび上がってきた。母と娘の関係について見ていくと、そこにはさまざまな形の虐待(abuse)がある。ここで言う虐待とは、身体的な暴力というよりもっとソフトで、巧妙な体裁を帯びながら娘の生きるエネルギーを奪うようなものが多い。イヴァン・バソフは母親の仕事には相反する二つの側面があり、ひとつは子どもとの間に強い絆を結ぶことであり、もうひとつはその後にその絆を少しずつ解いていくことだという[10]。しかし一一例について見ると、子どもへの無関心や精神的な遺棄で絆を結ばない、あるいは「〜できるお前であるなら」という条件つきで絆を結んでいた。または母親自身が自分の不安から娘の存在を必要として、表面的には絆を結ぶかのようでありながら、実は娘の人生に侵入し支配するなど、絆の結び方に大きな課題が見られた。そしてイヴリン・バソフが指摘するように、いったん結ばれた絆は娘の成長とともに解かれていくのだが、これがうまくできない、あるいはそれを望まない母親が多いこともわかってきた。こうした関係に母と娘の双方は無自覚なままある時期（その多くは思春期）までを何とかやり過ごしていくが、最初に関係の苦しさに意義を唱えるのは娘である。その異議申し立ての形こそが嗜癖問題である。

ここで大切なのは、娘を嗜癖へと駆り立てた犯人探しではない。母親が一人で担わされる子育てに対する葛藤や苦悩、そこには不在の父親、そして母親もまたみずからの母との関係において十分に慈しまれ、かつその絆を適切に解かれてきたかを問う「もうひとつのストーリー」を読み取ることである。ただし、類型化の対象とした一例が特別な親子関係にあったのではない。母娘関係そのものが多くの困難を孕むことは、フェミニズムがこれまで繰り返しテーマとしてきた事象である。たとえば水田は次のようにその相克を整理する。

> 娘にとっての母は、男たちが語るような郷愁としての母物語ではあり得ない。娘にとっての母は、**父の制度の代行者としての強い母**への依存と恐怖と、**父の制度の犠牲者としての弱い母**への同情と嫌悪を抜きにしては語ることができない存在であった。（中略）こうして〈近代の娘〉は母を否定せざるをえず、その〈母殺し〉は、母への愛憎のアンビバレンツに引き裂かれながら、みずからの成長や女としての幸福をかけて行なわれた。母と娘はお互いに依存し合いながら、愛情や献身や憐憫や、嫉妬や敵意や嫌悪や恐怖が入り交じる癒着と離反を繰り返して葛藤し、その葛藤を通じて父と密着する。〈父の娘〉もまた、娘の成長物語のパターンのひとつである。（中略）近代における〈父の娘〉は、母に反発し、母を否定する娘と同じように母性を獲得できない。なぜなら父に可愛がられたこと、娘として父のようになりたいと願望したことは、とりもなおさず母への拒否の現れであり、それは自分自身のうちなる母との矛盾に他ならないからである[11]（強調筆者）。

またキャロリーヌ・エリアシェフとナタリー・エニックは、母親との関係がいかに世代を超えて困難を生みだしていくのかについて次のように述べる。

> 母親との「困難な関係」に苦しんだ女性が、次の世代では過ちを繰り返さないようにと願って、自分と娘の「良好な関係」を築こうとするのはよくあることだ。だが結果はたいてい期待はずれで逆効果なことさえある。自分は「よい母親」になろうとする母親は、自分が母親に与えられなかったものを娘に与えようとするため、逆に行き過ぎになることが多く、かえって母娘関係に障碍をもたらす。とりわけ〈母よりも女〉型や〈母でも女でもない〉型の母親をもった女性に見られるケースで、愛されなかったために苦しんだために、自分の母親とは逆の〈女よりも母〉型の母親になることが多い。こうした母親は、**自分に必要なものを娘に与えているだけで、それは娘自身が必要とするものではない**ことが理解できない［12］（強調筆者）。

女性嗜癖者の多くは母への複雑な想いを表現できないままに抱え込み、それが嗜癖という表現で現れてくる様子が、発症エピソードに共通するものとして見られた。

次に、(b)「女性の身体と性をめぐる表象」については、学校、職場、地域社会で強制（矯正）されるほか、マスメディアによるジェンダー・バイアスの形成が女性に対する大きな抑圧として作用していることがわかった。その代表が「女性の身体と性」をめぐる言説である。雑誌やテレビといった媒体を通じて刷り込まれる「女性としての美しさ」は、自己イメージを規定する規範として女性を抑圧する。その結果、規範への過剰適応として生みだされたのがさまざまな嗜癖である。それは直接的に摂食行動への嗜癖として破綻を見せる場合もあれば、直接は向かわず学業や社会的性向、あるいは幸せな結婚生活という形で補償しようとし、その保持に伴う緊張から別の嗜癖へと逃避して破綻する場合もある。

また女性の場合、身体は性に関する抑圧の象徴でもある。女性はこの社会においてつねに性的欲望の対象であって主体ではないという、男性との非対称な力関係によって抑圧されている。先述の刷り込まれる美しさの規範も、見方を換えれば「商品としての身体」に付与された価値である。女性は第二次成長期における身体の変化とともに、否応なくみずからが「性的欲望の対象」としてしか規定されないと感じつつそれに適応し、しかもその規範をあたかも自分のものであるかのように内面化してしまうといった複雑な構造に苦しむという経過が、共通ものとして浮かび上がった。

一方、抑圧はどの事例にもありながら、強弱があることもわかった。次にその強弱が何を表すのか事例をさらに読み込んだところ、（a）「母娘関係」の場合には、愛着形成や自尊感情といった、人間が自分の存在を肯定するのに不可欠な土台とも言える部分の破壊程度を表しており、（b）「女性の身体と性をめぐる表象」による抑圧は、社会への適応に向けられた強迫の程度を表していることがわかった。そこで、類型ごとに導きだされた特徴的な抑圧の形、抑圧と嗜癖の関係を意識して命名したのが表1である。

①性役割葛藤型

「稼ぎ手としての男、ケアの担い手としての女」といった従来のジェンダー役割が浸透している家庭にあって、妻・母・嫁という役割を果たしてきたが、その役割期待の大きさが抑圧に転じて嗜癖行動へと逃避するタイプである。しかし本人は、ジェンダー役割への懐疑があるものの、それを強く主張はしない。周りの同世代の女性と自分を比較し類似性を確認することで、自分の主張が突出することを避ける。実際の役割の重さにもかかわらず、

表1　女性嗜癖者の四類型

類　　型	女性をめぐる表象による抑圧	母娘関係による抑圧
①性役割葛藤型	弱	弱
②他者承認希求型	弱	強
③ライフモデル選択困難型	強	弱
④セクシュアリティ混乱型	強	強

それを達成できるだけの力も備えている。生活への適応力は高く、嗜癖行動によって一時的な逃避で済むうちは家族に気づかれないことも多い。しかし内科疾患の発症や酩酊時の事故、あるいは多額の借金などの破綻により嗜癖問題が表面化するため、援助開始は中年期以降であることが多い。また役割の喪失に直面することで発症に至る事例がある。本人がジェンダー役割そのものを否定することは少ない。逆に妻・母・嫁といった複数の役割を周囲から十分に認められること、特に夫や子どもなど家族からの評価を重視する傾向がある。自分の内面を臆せず言語化するようになれば嗜癖行動は止まることが多く、女性嗜癖者のなかでも予後は比較的良好である。嗜癖から離れた後は年少者の仲間の面倒をみる、ケア労働に就くなど、社会参加も積極的に行なう場合が多い。

②他者承認希求型

嗜癖行動に付随する自傷行為や逸脱行動などの派手なパフォーマンスの背景に、他者からの承認を求める欲求が高いタイプである。生育歴において自己の存在を肯定的に受けとめられないまま経過し、その不全感は自己否定につながり、ひいては破壊衝動に結びつきやすく、嗜癖問題はそのひとつである。自分がいつも他者に承認してもらえないのではないかと不安になり、他者の言動に過敏である。関係性は相手への服従、もしくは服従に見せかけた相手の支配という極端な形を取りやすい。特別かつ親密な関係を強く望むが、それが叶わないと嗜癖行動への逃避が致命的なものになりやすい。こうした行動は、後述する「④セクシュアリティ混乱型」と似ているが、表面的、演技的、操作的なことから精神科医療においては境界性パーソナリティ障害といった疾患名で治療を受けることが多い。援助者巻き込み型であるのが特徴で、多分に作為、操作が見られる。グループワークには不適応であるため、一対一の援助関係を基盤にするが、援助者に対する評価が絶対視または拒絶あるいは攻撃と極端であり、基本的な援助関係の確立にエネルギーを要するタイプである。社会生活には早い時期で破綻を見せる。能力的には多くの可能性をもちながら、人間関係に難が多いために、学業不振あるいは就業経験に乏しいのが特徴と言える。

③ライフモデル選択困難型

女性の生き方が多様化するなかで、キャリア形成や結婚、出産といったライフイベントは選択可能であるかのような言説に、強い違和感を覚えるタイプである。学業生活では見えなかった男女のジェンダー・トラックの違いに職業生活のなかで直面する。みずからのどのような選択にもジェンダー・バイアスが張り巡らされていると知って、働きつづけることにも、パートナーとの親密な関係を築くことにも希望を見出せなくなってしまう。「①性役割葛藤型」のように、疑問を明確にせずに成り行きに任せることも、自分の選択に自信をもつこともできない。次第に目標を喪失し嗜癖行動に束の間の休息を求める。あるいは人生の選択の留保や、漠然とした不安をやわらげるものとして嗜癖行動を利用する。青年期に発症するが、多くは職業生活において高い能力を発揮する。その能力の高さを背景に、女性を評価する規範の多様化すべてに適応しようとする完全主義志向、強迫観念の強さを特徴とする。キャリア志向があり、社会的地位などにも敏感で、嗜癖問題が発覚するまでには長い時間を要する。また援助関係においては、特に同性の援助者に対して懐疑的で打ち解けない雰囲気が強い。言い換えれば権威主義的であるために、医師との治療関係が基軸になることが多い。

④セクシュアリティ混乱型

性暴力被害体験や性同一性障害、あるいはセクシュアル・マイノリティであることなどを背景に、みずからの身体とセクシュアリティに混乱を抱えるタイプである。性暴力被害体験を伴う場合、身体に対する嫌悪感や不浄感があり、その感覚を払拭するために嗜癖行動が選ばれる。あるいは性における欲望が同性に向かう、自分の身体の性別と心のあり方としての性別にずれがあるという気づきが自分を揺るがし、みずからの立つ足下が崩れるような不安を抱える場合に、嗜癖による酔いが救いとなる。このように自分の存在は他者から受け容れられないと認識する背景には、性暴力被害における被害者非難の言説や、セクシュアル・マイノリティに対する異端のまなざしがある。また女性嗜癖者にとって最も親密で庇護されることを願う母親との関係では、配慮よりも服従や支配、あるいは心理的な遺棄などの体験があり、孤立したまま放置されてきた。このため他のどの型よりも自己否定、虚無感が強く、しばしば嗜癖行動が無意識に自己破壊衝動と結びつくと、死亡など致命的な結果を迎えることから、援助者の緊張を高めるタイプでもある。解離症状をもつ場合があり、表面的な適応力だけで生活適応力を判断することは不適切である。医療機関では統合失調症、ＰＴＳＤ、抑うつ状態などさまざまな診断名で治療を受けているが、嗜癖問題に気づかれずに放置される場合がある。女性嗜癖者のなかでは最も対応が難しく、しかも嗜癖が止まると、これまでの生活における悲惨な出来事を生々しく回想するため、医療的管理が必要となる。薬物療法を受けることもあるが、逆に処方薬依存を呈し、異性関係にのめり込むなど、救済者願望の強さもあって援助からの脱落が最も懸念されるタイプである。身体的にも生理周期の乱れや甲状腺異常、極端な筋肉の硬直など、さまざまな不定愁訴を抱えるのも特徴である。

以上の類型化によって、抑圧がどのように嗜癖と結びつき、女性嗜癖者の生活困難としてはどのような形で現れるかを整理することができた。それによって援助者は、解決すべき問題状況に優先順位をつけ、解決方法の選択を簡便に行なうことができる。また問題状況の難易度を示すことにも貢献したと思われる。特に「④セクシュアリティ混乱型」では、解離症状や自己破壊衝動性の高さなど、援助者側に細心の注意深さと配慮、危機介入の技術が求められる。総じて類型化によって、ソーシャルワーカーがどこに主眼を置いて、何から始めればよいかを示したことになるだろう。

しかし一方で、二つの課題が残された。ひとつは、抑圧の強弱という指標を用いたものの、何をもって強弱を規定するかについての考察を示せなかったことである。もうひとつは、二つの抑圧を女性嗜癖者が認識するという場合、それがいつなのか、つまり時間という軸をもたない類型化であるため、女性嗜癖者の困難性を平面的にある時点で切り取った類型化となっていることである。むしろジェンダー・バイアスが再生産過程によって強化されることに着目するのであれば、その二方向の抑圧の関係性や、抑圧自体が変化しつづけるという動的視点が必要ではないかと考えられる。そこで私は、さらに課題を解決すべく類型を見直していくことにした。

4　新たな類型化②——二〇一〇年版

まず類型化の対象は、二〇〇四年以降に「NPO法人リカバリー」と援助関係を結んだ四一例のうち、その援助期間が一年以上の女性とした。なお、嗜癖が止まっているかどうかは問題とせず、援助関係の継続に着目している。

次に二〇〇四年版の類型化の課題を踏まえて、類型化を試みる時期について検討した。インテーク面接時には本人の嗜癖問題に対する自覚や、治療歴と経過、そして簡単な生活歴を聴き取る。援助関係を結ぶかどうかを決めるうえでアセスメントを行なう際には、暫定的ながら先述した四類型のどれかに分類することは援助の方向性にも関わるため必要と考えた。

しかし時間の経過とともに立ち上がる事実に変化があることを考慮した。そして暫定的な類型化を見直す時期を、援助開始後三カ月とした。その理由として、より詳細な生育歴、親密な他者との関係、社会生活上の特記すべきエピソードが、個人面接やグループワークのなかで語られる、あるいは生活支援の場でこれまでの慣習という形で表出されることが挙げられる。援助開始後三カ月目に、インテーク時の類型を再度確認したうえで本人と最終的なゴールを設定し、その実現に向けた支援方法を検討する。一方、三カ月を過ぎてこのプロセスを逃すと、援助関係は焦点を定められないまま終結を迎えることも経験できた。

しかしながら本書で類型化に使用したサンプルには偏りがあることにもふれておく必要がある。NPO法人リカバリーは、被害体験を背景にもつ女性の精神障害者を支援対象としている。そのため、医療機関をはじめとする関係機関ですでに数年の治療・援助期間を経ており、かつ予後不良もしくは治療関係の破綻を契機に紹介されてくる事例が多い。したがって、一般の医療機関や精神科病院でサンプルを収集する場合と異なり、特定の類型（②他者承認希求型、④セクシュアリティ混乱型）に偏る傾向は否めない。こうしたNPO法人リカバリーのもつ特殊性が分析対象に反映し、類型化に制約を与えている可能性も考えられる。

なお章末付表1に、四一例の嗜癖対象、特記事項および転帰についてまとめた。

①インテーク時に実施する類型化の手順

インテーク時に暫定的に、四類型のいずれに合致するかを評価するにあたって、五点にわたり情報の収集を行なう。なお、母娘関係の抑圧関係と女性をめぐる表象に関する抑圧については、明らかにその強さを表すと思われる情報が出てきた場合に、表1（前出）を参照して類型化の材料とした。しかしここでは暫定的な類型化が目的であるため、当事者から自発的に話されるエピソードと、文書などで確認できるものにとどめ、情報を「掘り起こさない」対応が必要である。

（a）嗜癖問題が表面化する時期（当事者の年齢）――表面化するまでに時間が経過している場合には、治療の協力者がいないか、協力が得られにくいことを意味する。年齢は社会化の程度を推測する情報となるが、就業との関連も考慮する。治療歴の長短やその経過は、援助関係に関する情報となる。転医や他機関での援助歴といった経過には、関わるうえで注意すべき情報が織り込まれている。類型の特徴として、性役割葛藤型は葛藤が生じる中年期以降に見られることが大半である。「セクシュアリティ混乱型」は、一〇代後半から非行による保護など他機関が関わる形で、他の類型と比べ表面化する時期が早い。

（b）本人の言語能力――援助者の質問を理解し、言葉で自分の状況を説明する力はどの程度かを判断する。精神障害者保健福祉手帳や診療情報提供書の内容と照合し、表現される内容と客観的な障害の認定との落差がないか注意する。言語表現力に困難がある場合には、非言語による表現機会をできるだけ早期に確保し、他の疾患や障害との関連を把握する必要がある。類型の特徴として、「性役割葛藤型」は自分を主語とした表現の欠如、「ライフサイクル選択困難型」は状況分析的表現、「他者承認希求型」は感情先行、「セクシュアリティ混乱型」は言語表現そのものの困難が見られる。

（c）服装や所有物（アピアレンス）に関する情報――女性性の過度な誇張や、逆に不自然な否定はセクシュアリティへの侵襲体験を予見させることがある[13]。化粧や洋服は女性性の表象でもあるため、自分を主張する場合には女性としての注目を求めている場合が多い。また服装や所有物における統一感の欠如は、他の疾患、障害との関連でも捉える必要がある。類型別では、「セクシュアリティ混乱型」における露出度の高い衣服や男性のような衣服、「ライフサイクル選択困難型」におけるいつも決まったデザインや地味な化粧といった自分を埋没させるような外観が、特徴として挙げられる。

（d）就業・結婚・出産の経験――一般的な年齢とライフイベントの不一致は、早すぎる独立や未熟な子育て、親からの過剰な期待や自立への怖れなどさまざまな抑圧を表現する。また同棲といった不安定で流動的な人間関係も、関係性の築き方に関する情報となり、その背景に母娘関係の抑圧が隠されていることが多い。なお就業体験は、社会生活への適応能力の高さを見ると同時に、女性をめぐる表象という外側からの抑圧を受けやすい。業種もジェンダー・バイアスをはかるうえで重要な情報となる。

（e）精神疾患、障害、独特な困難の有無――表面的で情感の込もらない話し方、落ち着きのない切迫した行動などが観察によって見出された場合には、診療情報提供書の確認を行なう。所見がない場合には「ない理由」を検討する必要がある。また感情障害（うつ病、気分変調性障害など）による治療歴などがある場合、他の精神疾患に嗜癖行動が与えるプラス効果について、嗜癖の表面化との関連で捉えることが必要である[14]。

インテーク面接時の類型化は、その後三カ月を支援機関で安全に過ごしてもらうためのものである。そのため、精度が要求されるというより、援助を行なううえで大まかに本人像を把握することに主眼が置かれる。三カ月間中断がなかった場合には、個別面接やグループワークの記録、その他の生活場面での観察を中心に、主治医からの意見も集約したうえで、再度類型化を行なう。

②三カ月経過時に実施する類型化の手順

ここでは先述した二〇〇四年版の類型化における、（a）「母娘関係」、すなわち、みずからの内側に存在して抑圧の源となるジェンダー・バイアスと、（b）「女性の身体と性をめぐる表象」、すなわち、みずからを外側から抑圧するジェンダー・バイアスの強弱について、先行研究をもとに指標化した資料（章末付表5・6）を用いて類型化を行なう。

（a）「母子関係」の類型化

まず「母娘関係」について、援助開始から三カ月の間に、彼女たちがさまざまな方法で母について語る場面を用意する。私はこれまで多くの女性嗜癖者を支援してきたが、母との関係が暖かく安定したものであった人を知らない。指標は資料として記したが、なぜ「母娘関係」がこれほどまでに抑圧となり、娘がそれを振りほどくのが難しいのかを見ていこう。本書ではその手がかりを、精神科医の斎藤環と、心理カウンセラーの信田さよ子の二人による論考に求めて検証した[15]。

まず斎藤は、母殺しの難しさについて述べている。なぜなら、母の存在は女性である娘の内側に深く浸透しているため、母を殺す（母を他者化しみずからに対する影響を排除する）ことは娘にとって自傷行為となるからである。斎藤はしたがって母親の肉体を滅ぼすことはできても、象徴としての〝母〟を殺害することは決してできないと断言する。そして近代化以降の社会は、「女性」であることや「母親」であることに対する抑圧が弱くなってきているため、従来の母娘関係の葛藤がより問題化されやすくなったのではないかという仮説を立てている。さまざまな小説や映画、漫画といった形で表現される母娘関係を紹介しつつ、それらに共通したものとして「密着」を挙げる。この密着した親子関係を理解するうえで、斎藤は、メラニー・クラインの対象関係理論を紹介している。そのひとつ「妄想－分裂態勢」とは、欲求に応答する母親＝良いおっぱいが出てきたときには良い自分を表出し、欲求に応答しない母親＝悪いおっぱいが出てきたときには悪い自分を表出する状態をいう。良いか悪いかという両極端の判断によって、相手も自分も分裂してしまいやすく、時には被害妄想的となる。もうひとつは「投影」である。自分のなかにあるマイナスなものを自分以外の対象に押しつけて、それは相手のものであると主張することを指す。こうした「分裂」と「投影」は相互に強め合う循環関係にあり、密着した親子関係においてこそ、このメカニズムが発生しやすいという。

成人の母娘関係をさらに難しくするのが、母娘関係以外のさまざまな関係性が投影のメカニズムを通じて反映されることだと斎藤は言う。たとえば母が夫婦関係や嫁姑関係にストレスを感じるときに、子ども（特に娘）を相談役にすることがある。このときに愚痴をこぼすだけでなく、娘のなかに夫や姑と似た部分を見つけて批判する（＝投影）とき、娘は母にとって援助者であると同時に攻撃の対象にもなる。このような場合には、娘は混乱しつつも母から距離を取るのが難しくなる。このように密着した母娘関係は嫌悪、反撥、支配、親密さといったさまざまな関係性に帰着するが、時に摂食障害や引きこもりといった病理性にもつながる。そこに至るには多くの外的要因が作用するが、内部要因として基本的に重要なことは、そこにおいて作用するさまざまな投影と分裂のメカニズムである。

また精神分析的な意味で「身体をもっている」と言いうるのはこの世界で女性だけであり、女性は独特の身体感覚を共有することで、女性の身体をもっているということだけで連帯できるのだと斎藤は言う。特に母親のもつ価値規範が娘に与える影響については、父親に比べるとずっと直接的で、娘に「こうあってほしい」というイメージを帯びる。価値観であれば論理的に否定したりできるが、イメージの否定は難しい。そして価値観に重みをもたらすのが、価値観を裏づける理屈ではなく価値観を取得する際に生じた感情であるとすれば、母の呪縛の力が最も長く強力に作用するという。なぜなら母娘関係とは、身体的な同一化を基本として深い絆のもとで交わされる情緒的コミュニケーションであり、時に理不尽なまでの支配力を娘に及ぼしてしまうからである。

さらに斎藤は、多くの摂食障害者の事例から、彼女たちの母娘関係の激しさを説明する理由のひとつとして、強い女性嫌悪とも言うべき基本感情を挙げている。彼女たちが否定しようとしているのは、しばしば生殖に基づく「家族主義」である。妊娠から出産、そして子育ての過程において過剰な責任感を母親が引き受けていくのは、多分に政治的な状況からもたらされるものである。にもかかわらず多くの母親は自分をまったくの無力と感じ、傍からは全能と思われるといった矛盾のなかにいるため、いかに不合理だと頭ではわかっていても、自分がつねに結果をコントロールしているという考えに引きずられるのだという。こうした母親の過剰な責任感を「母性」として周囲があおってきた。この「無限の有責性」は、父－息子関係と最も異なるところであり、母が娘を支配するのは、単なる権力欲ゆえではなく、その出発点には娘の問題に関する無限の責任感がある。ただしこの責任感は、子どもが成長するにつれ期待へと変化することが多く、支配的な母の意識の背後には度を超した責任感と期待があるのではないかとしている。また、母親が娘を支配し身体的な同一化を促すのは、「母の言葉」を娘の身体へインストールすることによってだと斎藤は言う。どれほど娘が母親を否定しても、娘たちはすでに与えられた母親の言葉を生きるしかない。

これに対して信田は、見合い結婚から恋愛結婚へと多数が移行した団塊世代の母親を想定し、その娘との関係を築く様式について、母と娘それぞれのフィルターから関係性の抑圧について描いている。信田は、子どもが親を相対化することは難しいとしながらも、娘にとってまず必要なことは、自分の母を多種多様に類型化されたタイプのひとつと認知し、閉ざされた関係性から解き放つことだという。そして、あくまで娘の立場から見たものだと前置きしながら、信田は母－娘の抑圧関係を六つに分類し説明している。

第一に、独裁者としての母／従者としての娘である。この母は強権や暴力に訴えるのではなく、むしろ自分の思う通りに動いてくれないと不安定になるといった「非力という力の行使」によって周りを意のままに動かす。第二に、殉教者としての母／永遠の罪悪感にさいなまれる娘である。「娘のため」という言葉で娘の意図とは関係なく奉仕し、娘にそれが自分のために行なわれたと長い時間をかけて信じ込ませる。第三に、同志としての母／絆から離脱不能な娘である。学業をはじめ就職後も、娘と同じ戦列に加わり無数の選抜を勝ち抜くことに母親は生活のすべてを賭ける。したがって娘は格差社会における社会的立場と収入を獲得するために、母との絆から簡単に離脱できなくなる。第四に、騎手としての母／代理走者としての娘である。母は隠蔽された無自覚な欲望を、娘という代理走者によって満たそうとする。第五に、嫉妬する母／芽を摘まれる娘である。セクシュアルな存在として成長し美しさを備えた娘、社会的達成をなしえた娘への母親の嫉妬が、冷水を浴びせかけるような言葉による否定になる。そして第六はスポンサーとしての母／自立を奪われる娘である。娘よりも豊かな経済力をもとに、娘をつなぎとめるために、本来は娘自身が埋めるべき欠如や不足を埋めていく。

こうした母－娘の抑圧関係が生まれた背景として、信田は母性を挙げている。母性はしばしば自己犠牲を伴う態度として評価されるが、同時に自己犠牲は子どもと母親の境界を曖昧にし、一体化の幻想を相互に抱かせやすい。そしてそうした自己犠牲を伴う態度を現代社会は愛情と名づけている。そのため、母と子どもは別々の人格であるにもかかわらず、母性は正義とされ、自己犠牲と相俟って母性信仰を構築する。この母性信仰を母が疑いなく発露する姿に、娘は抵抗する術を失い、無力感に苛まれるのだという。

斎藤と信田の論考に共通するのは、母娘関係は同じ性と身体をもつがゆえに浸透性があり他者化が困難であるという視点である。女性という性と身体が、歴史的かつ社会的に意味づけられて母から娘へと伝播する様子は、精神分析理論とカウンセリング実践をもとに例示されている。論考の後半では、母－娘の抑圧関係を解き放つ処方箋として、両氏とも「第三者」の存在を挙げている。言い換えれば（主に娘に期待されているが）閉じられた関係に苦しさを感じるという「自覚」は、「第三者」の存在なしには生まれない。その「第三者」は母と娘の差異化を促す役割を果たす。斎藤は具体的に娘が社会生活上で知り合う友人や知人を挙げ、信田は同じ体験を有する「仲間」や母の他者化を手伝うカウンセラーなどを挙げている。

したがって母－娘の抑圧関係における強弱とは、密着や同一視の強弱を具体的エピソードから拾い上げていくことによって査定する。信田が指摘したように、母による支配とは必ずしも腕力に訴えるといった身体的暴力によってではなく、「非力という力の行使」や、あるいは娘を自分の保護者に仕立て上げるような、「絡めとる愛」という体裁を取ることが多い〔16〕。したがって女性嗜癖者の類型化を行なう場合、母娘関係について語られるエピソードのなかに、密着や同一視を見出す力がソーシャルワーカーには必要である。また女性嗜癖者にとって両氏の言う「第三者」が存在したかどうかも、密着や同一視の強弱をはかるうえで重要な情報となる。

しかし上野は信田との対談において、母と娘の関係を精神分析理論により超歴史的関係に還元することを批判的に捉える〔17〕。上野によれば家族関係とはきわめて歴史的なものであり、母娘関係を再考するそれぞれの結果が、近年の晩婚化・非婚化・少子化という形で現れたと指摘する。その理由のひとつに、近年の家族関係の変化が娘を結婚というシステムで母から離し、他者化させなくなり、むしろ結婚後の家族に原家族システムを持ち込みながら、母－娘の密着と同一視の時間が長くなったことに言及している。こうした指摘からも、団塊世代の母－

娘という世代では表面化しないまま経過した抑圧の遺産は、娘世代において嗜癖問題となって表出する場合がある。したがって、当事者の年齢によっては祖母－母－娘の三世代にわたる密着と同一視のエピソードに着目する必要が出てくることになる。

また信田は別の論考で、嗜癖当事者とその子は生存戦略であった酔いという力の行使、自己否定という生き延び方を自覚し変化していくが、妻（母）の生存戦略である自己犠牲によるケアは、社会では賞賛に値するものであり自覚される必要性が少ない（唯一の例外は子どもからの異議申し立てである）と指摘する[18]。共依存という生存戦略は、日本の家族をめぐるドミナントな価値観との融合によって、新しい支配と力に変貌する。信田は母が重いという娘たちの絶望と共依存パワーの不滅は通底していると述べる。このように見ていくと、母－娘の抑圧関係は歴史的文脈におけるジェンダー・バイアスの再生産であることがわかる。嗜癖問題はこうした再生産に対する不適応であり、逆に再生産への無意識の抵抗とも捉えられる。

（b）「女性の身体と性をめぐる表象」の類型化

次に「女性の身体と性をめぐる表象」について検討する。嗜癖行動と直接的に結びつく女性をめぐる表象とは何か。それは性的対象である身体を含んだ「美しさ」であり、具体的には「やせ」と直結している。類型を決めるうえで重要なのは、この美しさ＝やせへの病的執着である。もうひとつは「女の幸せ」をめぐる表象であり、具体的には「守ってくれる夫とカワイイ子どもがいる＝勝ち犬になる」ことである[19]。類型を決める際には、「女の幸せ」願望の存在と同時にとらわれの強さに注目する。また前者は摂食障害（やせの実現）、覚せい剤などの薬物嗜癖（覚醒作用による空腹感の封印）、美容への嗜癖（エステ、整形などによる変身）という形で、後者は不安を逃すためのアルコール嗜癖・睡眠薬などの薬物嗜癖（抑制系の酔いによる現実逃避）、買い物嗜癖（所有欲望のすり替え）という形で表出される。

では「美しさ」をめぐる表象、「女の幸せ」をめぐる表象は、どのような形で張り巡らされ、女性嗜癖者のジェンダー・アイデンティティの形成に影響を与えているのか。それをマスメディア、学校、職場という三点から見ていく。

（1）マスメディア

ジェンダーとマスメディアの関係を研究する諸橋は、映像と文字メディアのジェンダー表象に共通するのは、女性と男性とで異なる基準、つまりダブルスタンダード表現が用いられていることだと指摘している[20]。女性の登場は男性を下回り、男性があたかも「人」一般を代表するものとして用いられ、男性は職業をもつが女性は無職として描かれる。そして職種は性別に応じて固定化され、「奥さん」といった従属者の表現が横行し、また年齢分布ではどの番組や作品においても女性の「若さ」に価値を置く表現が見られ、ひいては女性を性的対象として取り扱う表現の多さにつながると分析している。

相良、斎藤、国広は、テレビ番組におけるジェンダーを分析している。相良は、現代社会がインターネットやゲームをはじめとする多様な情報ツールに囲まれた時代であっても、子どもにとってテレビが魅力的な媒体であるとして、そのなかでジェンダーがどのように描かれるのかを分析している。それによれば、子ども向け番組における女の主人公の描かれ方には変化が見られるが、大人は依然として、伝統的な性別分業で描かれているという。また相良は、テレビが子どものジェンダー認識にどのような影響を与えるかについて、職業選択と性別役割の二つの点から論じている。まずテレビの職業描写が子どもの職業知識にとって重要な情報源となっており、テレビで描かれる職業がステレオタイプ（女性は看護師、男性はスポーツ選手など）であれば、それを反映するという。

また自身の調査から、子どもの性役割観に両親、友人、テレビ、雑誌などの要因のうちいずれが影響するかについては、男の子の場合には好んで視聴するテレビ番組が多いほど伝統的な職業観が強く、女の子の場合には親の影響が強いという異なる結果を得られたとしている。

このように女性主人公の描かれ方に変化が見られる一方で、それ以外の子どもをもつ女性はほとんど主婦として描かれるなど、相良はそこに女性に対する矛盾したメッセージがあると指摘する。つまり「育児は母親が担うもの」という価値観と、女性がキャリアを継続することが両立しにくい社会状況を、テレビは映しだしているというのである。それによって女の子の多くは結婚後、あるいは母親になった後の職業イメージをもちにくいのではないかと指摘する。そしてテレビの女性描写が独立した因子として子どものジェンダー認識に影響を与えるものではないため、親や教師がこれを取り上げ、メッセージの捉え方について教え、伝えることの重要性を述べている〔21〕。

斎藤は、一九六三－一九六六年に放映された初めての国内製作アニメである「鉄腕アトム」から現代まで、おびただしい数のアニメーションを発表した日本を「アニメの国」と呼び、そこには「男の子向け」と「女の子向け」という二つの文化圏が存在するという。「アニメの国」は「大人の国」の模倣とみなすことができるとして、二つの文化圏の特徴を次のように述べている。まず軍事大国としての「男の子の国」は、未来に向けた異質なものの排除を目的とする戦争の国であり、またセクハラ天国であるという。これに対して「女の子の国」は恋愛立国である。夢と星と愛の世界における女の子はファッションショーで変身し、王子様に依存し恋愛の成就を至上命題とする。卑近な学生生活や家庭生活とシンデレラ的なおとぎの国が同居し、錯綜するのが女の子の国である。つまり男の子の国は、戦後を支配してきた滅私奉公という企業社会と相似形（公的領域）をなしており、女の子の国は、ファッションと恋愛（その延長にある結婚や家庭）が価値をもつ私的領域であり、そこに異性愛への執着が見られるという[22]。

これに対して国広は、ドラマ制作過程における主婦の描き方について、参与観察をもとに考察している。国広によれば、ステレオタイプ的な主婦像（エプロン姿、夫の着替えの手伝い、スカート着用）が描かれる要因として、製作の決定権をもつのが男性だけという製作スタッフのジェンダー構成と、出演者に内面化されたジェンダー規範（製作プロデューサーである男性に対して、自己主張を控えることが女性として望ましいといった態度）が影響を与えているという。そして主婦像をテレビ画面に実体化する過程に、表現する主体としての「主婦」が不在であり、そのことがステレオタイプの主婦像の再生産の根本的要因であると指摘する。それを変えるためには制作現場に女性が増えることが必要なのではなく、ジェンダー視点の共有によって女性が主婦を他者カテゴリーとしない状況を創出していく過程と、ジェンダー構造を揺るがすシステム変換、メディアにおけるジェンダー・ステレオタイプの脱構築が、相互に関連する過程として切り離せないと結論づけている[23]。

（2）学　校

個人がジェンダー認識を育てていく場として、学校は家庭生活と同様に重要な役割を果たす。教育とジェンダーの関係については、木村が学校における隠れたカリキュラムについて分析している[24]。堀内は、中学生のジェンダー意識調査を行ない、スポーツが得意、たくましい、クラスのまとめ役、やさしいといった九項目の性格、役割のうち「男女どちらに当てはまるか」を答えてもらったところ、女子はおしゃれで、男子はスポーツが得意で、喧嘩が強く、たくましいというステレオタイプな男女像が中学生に内面化されていると指摘している[25]。

学校とは同年代で均質性の高い集団を形成する場である。そのため、集団に帰属できるかどうか、好ましい対象として同質集団から認知されるかどうかが重要になる。女性嗜癖者の場合、この帰属と集団からの承認において葛藤を抱えたという語りが多く聞かれる。したがって、学校でどのようなジェンダー認識が多数派であるかを感知し、その認識から離れずにいることも重要である。調査対象のなかには学校時代の陰湿ないじめ体験を有する者がいる。特に同性から「美しさをめぐるからかい」の対象となり、それが排除へとエスカレートすることが嗜癖行動の引き金となる場合がある。また中学、高校の女子にとって外見の可愛らしさ（そこにおいて「やせ」という体型に関する基準は必須であると、女子の多くは思い込まされる）だけでなく、仕草や持ち物の可愛らしさまで、すべてにおいて同性による「可愛らしさ」の査定が張り巡らされる。均質であるからこそ微細な差異に対して過剰に反応することは、時に賞賛という評価にも、貶すという評価にもなる。こうした極端な評価にさらされるという緊張が、学校という場におけるジェンダー認識をさらに強固にしていく。

このほか学校におけるジェンダー認識を構成する表象にランドセルの色や制服がある。森永はこのほかにも朝礼の時の並び方、教室の席順、体育の授業など、女性と男性を区別する実践について述べ、それによって「女と男は違う」「女と男は区別するもの」というメッセージが生徒たちに伝わっていると指摘する［26］。

私が大学にて「ジェンダー・スタディーズ」という講義を二〇〇八年から二〇一五年まで担当した折、男女混合名簿が浸透した世代として、とりたててジェンダー格差を感じないという学生が多かった。しかし講義が中盤を過ぎた頃から、自分がこれまで意識しなかった学校におけるジェンダー認識が、実は自明のものでなく、社会のそれを反映し認識させられていたことに気づいていく場面に毎年遭遇した。たとえば制服についてである。入学式での正装において、スカート着用で「あるべき」という「明文化されてはいないが暗黙のルール」を親や教師に強要されたという学生の体験も語られた。またある学生は、自分は水色のランドセルが欲しかったが、同じく水色のランドセルを背負って登校した女の子を男の子がからかう姿を見て、自分は無難なピンクを選んでよかったと回想した。そのあとの討論で学生は、自分はジェンダーにこだわりがないと思っていたが、実は多数派のジェンダー認識をいつの間にか内面化していたと驚いていた。

古矢野も大学における「日本語とジェンダー」という講義を通じ、社会において男女の異なる評価基準がどのような言葉で構築されるのかを、広告や新聞の日本語から見ていく教育実践における学生の感想を紹介している。学生は、自分のなかにも知らず知らずのうちに固定観念が植えつけられていたことに気づかされた。そして、頭ではわかっていても、その固定観念をすぐに変えるのは困難であることを実感しているという[27]。

ここまで学校という場におけるジェンダー認識を構成する表象を検証してきたが、学校は同時に職業生活への入口として、そこでの成果が問われる場でもある。そのため進学や専攻の選択にもジェンダーが関わっている。堀内は男女で教育への期待が異なること、学年が高くなるに従い高等教育を希望する女子の割合が低下することについて、その傾向は進路に関する相談相手である両親の学歴期待を反映したものであろうと分析する。また大学の専攻分野について堀内は、女子と男子に顕著なジェンダー・バイアスが見られるという。実際に人文科学系専攻に占める女子の割合、工学に占める男子の割合などから見ても、女子は文系、男子は理系というステレオタイプが現れた結果になっているという。しかし、近年はさらに大学院を経て研究者を志向する女子も着実に増加している。研究を続けるにあたり過去・現在において必要とする支援について、女性研究者は、保育施設、職住接近の宿舎の整備、病児保育などを挙げ、将来は介護者の派遣や介護サービスの充実を挙げているが、男性研究者はあまり必要性を感じていない。堀内はこれらの支援が充実されることはもちろんだが、見直されなければならないのは、女性研究者のみに育児・介護の担い手が期待され、女性研究者自身がそれを内面化している事実だと述べている[28]。

（3）職　場

女性嗜癖者のなかには、まったく就労経験をもたない者と、非正規を含め就労経験のある者がいる。何とか就労にたどりついた女性は、職場という環境においても多くの「美しさ」をめぐる表象、「女の幸せ」をめぐる表像に曝される。

前者について加藤は、ニクラス・ルーマンの認知的予期（予期に反する状況に対しそれまでの予期を捨てる）／規範的予期（予期に反する状況に対し予期が堅持され、現実との食い違いを相手の責めに帰す）を引用しながら、これを職場における女性秘書を例に説明する。新任の女性秘書は若くて美人という男性の予期＝期待＝願望は、ルーマンの分類では認知的予期となる。実際の新任女性秘書が若くも美人でもなかった場合は、予期に反するものとして受け入れなければならない。それに対して新任女性秘書が仕事をこなすことは規範的予期であり、力不足があれば予期の変更ではなく彼女を責めることになる。つまり本来は仕事上の能力が決定的要素とされるべき場面で、女性に限っては容姿という別の要素が要求される。このように、能力というジェンダー中立的な文脈と、容姿／セクシュアリティというジェンダーに関連する文脈が混同されることは、女性が働くことに関連して被る差別構造のひとつであるという[29]。

本研究の分析対象のなかには高校卒業後、同じ会社で一〇年以上事務職に就いていた対象者がいる。彼女は三〇歳を過ぎた頃から男性社員に執拗に「女は若さと顔だ」と言われつづけたという。別の対象者は、女性社員同士、あるいは派遣社員と女性社員との間で、仕事そのものではなく、具体的個人の化粧や髪型がうわさ話のネタになることに耐えられず、昼食を一人でとるようになったために、今度はそのことにより同僚から避けられる結果になったと述べた。

女性の容姿＝美しさをめぐる表象に浸透したジェンダー・バイアスは、職場におけるセクシュアル・ハラスメントのような問題を必然的に生じさせる。宗方は、一九九九年の改正男女雇用機会均等法ではセクハラを対価型と環境型に分け、人事院の調査結果などから、女性ということで酌を強制する、容姿・年齢・結婚を話題にするといったジェンダー・ハラスメントに属する言動をセクハラとみなす認識が定着しつつあると指摘する[30]。性的な関係の誘いや手紙・電話といった深刻なセクハラを職場で体験した女性は、仕事への意欲低下、自信の喪失、精神症状の出現など深刻な影響を受ける。このようなセクハラについて、仕事に関係のない不適切な行為が女性職員に要請される背景に、ジェンダー役割の逸脱仮説を用いて説明する。職場における女性に対して「仕事をする人」である前に「女性」として扱い、女性としての振る舞いをまず予期するという説明は、先述の加藤がルーマンを用いて記述した認知的予期と規範的予期の擦り替えと一致する。

深刻なセクハラの事実があるにもかかわらず、当事者は自分が被害に遭ったことを自分の落ち度と認識しやすい。ここでも犠牲者非難の論理が働くからだが、職場でセクハラを個人的なこととみなさずに容認しない雰囲気があるかどうかが重要である。分析対象のなかには、セクハラの体験を本人の仕事上の落ち度として擦り替えられ、退職に追い込まれた事例がある。しかし彼女はそれを長い間、自分の側に責任があったからだと認識しており、その後、長い抑うつ状態に入る。過呼吸をはじめパニック発作を頻繁に起こすことから処方薬を常時手放せず、晴れない気持をギャンブルや買い物で解消するといった形で嗜癖問題を抱えるに至った。

また職場は「女の幸せ」に関する表象が溢れる場でもある。

服部は総務省「就業構造基本調査」をもとに、日本の女性が就業を中断する理由は結婚と育児であると指摘する[31]。これが女性の年齢階級別労働力率の変化を現在もM字型にしている。しかしパートを除く女性労働者の勤続年数は長期化し、M字の底上げをもたらしている。「寿退社」という言葉は未だに健在であるし、「選ばれた人」が「特権意識をもった」専業主婦になることは、今や女性にとってステイタスですらある。

妙木は、一九八〇年代以降の主婦論争を分析しながら、二〇〇三－二〇〇五年を「負け犬論争」と命名し、その特徴が逆説的な自己肯定にあると述べる。それまでの「専業主婦」対「未婚キャリア女性」という対決構造を取らずに、負け犬がありのままでいられるような女性のライフコースの細分化は、結婚がもはや「するべきもの」ではなく「してもいいもの」という時代に突入したことを呈示している[32]。しかし既婚子ありの「勝ち犬」のうちフルタイムで働く女性は、子育てと家事育児の両立、あるいは介護との両立を「困難なもの」と感じている。小泉は、多重役割を果たす女性のスピルオーバー（仕事と家庭の一方での役割状況が他方の役割に持ち込まれることを指し、二つの役割が正の相関を示す場合）について分析している。しかし仕事と家庭のスピルオーバー研究の多くはネガティヴ・スピルオーバーを扱ったものがほとんどであり、多くの研究が欠乏仮説に立つという。働く母親において仕事から家庭へのネガティヴ・スピルオーバーが多くなると（仕事ストレッサーと労働時間によって規定される）、抑うつと不安が増加し、飲酒量と喫煙量が増加することが実証されている。ネガティヴ・スピルオーバーが減少するだけでなく、ポジティヴ・スピルオーバーが多くなければ健康的な仕事と家庭のインターフェイスは望めない。そのためには家事と育児を担うパートナーの現実的な行動が重要になり、男性正規労働者の労働時間の短縮など、個人の取り組みを超えた社会変化の必要性があると述べる[33]。

本書の支援対象のなかには結婚、子育てを経験した事例もいる。いずれも結婚と同時に退職し、子どもの小学校入学など、少し手がかからなくなったときに非正規雇用で就労している。復帰の理由は学費や住宅ローン返済に充てるためだが、夫は家事・育児を本人の役割とみなし、非協力的で、一人でこなしてきている。途中からは義父母の介護なども加わるが、夫や周囲からは労いや感謝の言葉がなく、次第に虚しさをアルコールなどで紛らわすうちに嗜癖問題が生じるというエピソードは、ある意味で「①性役割葛藤型」に典型的である。

二〇〇四年版の類型化では踏み込めなかった二つの抑圧を、ここで指標化することによって、より適切に分類していくことが可能となったと思われる。分析の対象とした四一例を類型化した結果、①性役割葛藤型三例、②他者承認希求型二二名、③ライフモデル選択困難型六例、そして④セクシュアリティ混乱型一〇例、という結果だった。また二〇〇四年版で命名した各類型における特徴に違いは見られなかった。

では次に、女性嗜癖者の各類型に特化したアセスメントについて検討することにしよう。

5　類型別アセスメント

二〇一〇年版の類型化では、インテーク時に聞き取ることとして、(a) 嗜癖問題が表面化する時期、(b) 本人の言語能力、(c) 服装や所有物（アピアレンス）に関する情報、(d) 就業・結婚・出産の経験、(e) 精神疾患、障害、独自な困難の有無、を挙げた。さらに、(f) 母娘関係における抑圧の強弱、(g) 女性表象による抑圧の強弱、がこれに加わる。一般的なソーシャルワークにおけるアセスメントと同様に、これらのアセスメント項目はシートに情報を埋めるためのものではなく、本人と支援同盟を結んでいくための関係構築に主眼が置かれる。質問項目のアレンジや質問の順番などは、本人の語りにおけるまとまりや流れに配慮しながら行なうのがよい。

では四つの類型それぞれに特化したアセスメントは必要だろうか。特に「セクシュアリティ混乱型」については、従来のソーシャルワークにおけるアセスメントでは取り扱わない精神医学的（精神分析的とも言える）知識とアセスメント技術が必要になる。性被害体験を背景に、ＰＴＳＤからの回復と嗜癖問題からの二重な回復過程を想定していく。その意味ではケイティ・エヴァンズとマイケル・サリヴァンによる虐待経験と嗜癖問題をあわせもつクライエントに対する治療論には学ぶべき点が多い（表2）[34]。彼らはこうした二重の困難を生きるサバイバー（生き延びた人）には一〇の中核的課題があるとしており、援助者がそれを知っておくことは有益である。

表2　PTSDと嗜癖問題をあわせもつクライエントの中核症状

1. 問題を前にして否認や解離を頻繁に使う。
2. 支配欲が強い。
3. 神経過敏で、物事を自分中心に考える。
4. 他人を信用できない。
5. 責任感の歪み。過剰に責任を取りすぎたり、無責任だったりする。
6. 適切な自己主張や怒りの処理が難しい。
7. 異様な思考や行動があり、精神に異常を来たしたように見えることがある。
8. 自己敗北的な行為を再上演または反復する傾向がある。
9. 性の問題や身体の不調。
10. 自己および他者からの疎外感。

（出典：Evans & Sullivan 1995=2007：39／一部改変）

これらの症状は「他者承認希求型」のクライエントにも共通して散見されるが、その深さと強さにおいて「セクシュアリティ混乱型」のクライエントは特別と言わざるをえない。多くの機関と援助者を渡り歩いてくるのには、相応の理由がある。

欧米では、こうした二重の回復過程を描くクライエントたちで嗜癖問題の治療施設が溢れていると聞く[35]。しかし日本では受け入れる機関がきわめて少なく、またその援助に関しても緒に就いたばかりと言わざるをえない。児童虐待、DVといった事象への理解と援助はようやくその知見を重ねつつあるが、当然そこに嗜癖問題は見え隠れしているにもかかわらず、取り上げられないか、援助関係それ自体が忌避されてしまうのは、あまりにソーシャルワークが貧困であることを物語っている。また日本では、支援の構造が課題別に分断されているなどの弊害も大きい。

以上のような先行研究をもとに、四類型に特化したアセスメント項目を整理し資料として掲載した（章末付表7）。こちらも本人をより深く理解していくためのツールとして利用してほしい。

2 女性嗜癖者の回復過程——三つのプロセス

1 回復をめぐる論争史

嗜癖問題における回復は、どのように定義され、議論されてきたのだろうか。これまで嗜癖は、〝不可逆的〟であると考えられてきた。つまり、しばらく嗜癖が止まっていた状態にあったとしても、再使用あるいは行為の再開によりほどなくして再びコントロール喪失の状態に戻ってしまい、その意味で嗜癖に治癒はないとされてきた。しかし嗜癖をコントロールする自由は失っても、それ以外の自由は手にすることができる。嗜癖の専門治療ではよくブレーキの壊れた車に喩えて次のように本人および家族に話す。

「あなたの状態は○○という嗜癖によってブレーキが壊れてしまった車のようなものです。走りだすとどこかにぶつかって止まるか、燃料が切れるまで自分で制御できないのです。残念ながら今の医学には壊れたブレーキを直す技術はありません。またブレーキを作ることもできません。しかし再び車を運転することはできなくても、車に乗らなくてもすむように社会生活を送ることは可能です」。

このように嗜癖は〝治らない〟のだが、通常の社会生活を送っていけるようになるからこそ〝回復する〟という言葉を使う。しかし従来この回復に、はっきりとした定義があったわけではない。なぜなら回復とはいわゆる到達点を指していないからである。一番わかりやすいのは、アルコール嗜癖者による自助組織であるＡＡで使われている「今日1日（Just for Today）」というスローガンである。このスローガンは、「明日のことはわからないが、少なくとも今日一日をしらふで生きよう」というものである。これまでは「この一杯の酒を最後の酒にしよう」と思いながら、一杯飲んでしまってどうでもよくなり、最終的にはいつものようにコントロールを失うところにまで行き着いてしまってきた。しかしその発想を逆転させて、「明日は飲んでしまうかもしれないが、少なくとも今日だけ止めよう」と行動する。単純なようだがこの発想の転換は、当事者たちにとって決して簡単ではない。

こう考えると、次のような問いが生まれる。すなわち、今日この時点で酒や薬が「止まっている」という事実は、明日も同じであることを意味するのか——答えはノーである。そのため、止めているかどうかという事実をもってただちに回復とは定義できない。それは止めているという事実が、「今日一日」というきわめて限定的なものにすぎないからだ。したがって回復を考える場合、「止めつづけている」かどうかを問題にしていく。しかも一〇年止めつづけていたとしても、それはあくまで「明日しらふであるかどうかはわからない」という条件付きであり、それが嗜癖問題の特殊性である。

治療者はこれまで、患者の嗜癖行動そのものが止まっていることを最優先にしてきた。専門治療を受けたアルコール依存症患者の退院後一年の断酒率が二〇－四〇%という結果から見ても、いかに断酒継続が困難であるかがわかる[36]。外来通院、抗酒剤の服用、ＳＨＧへの参加がアルコール依存症治療の「三本柱」と言われるのも、この継続性を外来でフォローしていこうとする試みだからである。覚せい剤をはじめとする非合法薬物の場合も同様である。中枢神経系薬物依存に対する統合的集中外来治療アプローチ法の「Matrixプログラム」を日本で実施する松本は、一定期間だけでその効果が維持される治療法など存在しないのだから、時間経過にしたがって効果が減退したとしても、**「治療離脱率が低く、治療期間中の断薬率が高い」**プログラムを使い、それをブースターセッションや治療期間の延長で補うことが必要だと述べる[37]（強調筆者）。

次に嗜癖行動が止まって一年ほど継続すると、社会関係の復活、そして最終的には患者が就労し経済的自立を果たすことが回復の定説とされるようになってきた。未婚女性の場合も同じだが、既婚女性の場合には家庭内役割への復帰が就労に代わるものになる。

こうした回復をめぐる議論の中心となっているのは物質嗜癖であり、ギャンブルや買い物は治療機関がきわめて限られるなど治療環境的な課題が大きい。また同じプロセス嗜癖でも摂食障害の場合、「嗜癖行動を止めることから回復を始める」ことはできない。食べることは生存に必須でありながら、当事者は同時にコントロール喪失に陥るという〝引き裂かれ状態〟を余儀なくされるからである。この点においても、摂食障害は回復の定義が難しい疾患と言える。水島は摂食障害者の抱える「不安」に着目し、対人関係療法によるアプローチを提唱している。水島によれば摂食障害とは、「子ども」から「大人」への役割変化において感情抑制が強すぎたり、感情の認知が難しいなど、感情が機能していない症状である。したがって摂食障害の治療とは単なる病気の治療ではなく、その病いこそ「人生に起こる有意義な変化」と位置づけて、「不安」をはじめとする感情を見ていくのである。さらに水島は回復について次のように述べている。

病気がよくなってくるということは、**症状の助けがなくても自分の気持がわかり、状況の意味づけがわかるようになる**、ということだと言える。症状の助けがなくても自分の気持がわかれば、その時点で状況に対応することができるようになり、結果として症状は悪化しない。そうやって対処できたことが自尊心を高め、病気はだんだんとよくなっていく。**症状をなくすことに注目するのではなく、症状をフルに活用することに注目した方が、結果としては治りは早い**というのが私の臨床経験である[38]（強調筆者）。

このように嗜癖問題の援助でしばしば言われる「回復」とは、明確に定義できるものではない。また物質嗜癖に見られるように、止めることを継続すること自体が難しいために、どうしても「止めているかどうか」に治療者の関心が払われてしまうが、嗜癖行動が止まっていること＝回復ではないのもまた定説である。また実際には治療者が想像している以上に、嗜癖行動そのものが止まって当事者が生活を再構築することは難しい。では、ただ止めているだけでなく社会関係を徐々に復活していくとは、具体的にどのようなことを指すのだろうか。

ここで紹介したいのが、就労までを想定した生活バランスに着目し、生活因子を抽出したうえでその充実度を当事者が主観的にチェックしていく、スケールを使った回復度の評価である。

嗜癖問題への短期介入アプローチで著名なインスー・キム・バーグとノーマン・ロイスは、回復過程のチェックリストを作成し、社会生活の構成要素をⅠ～Ⅴにカテゴライズして、それぞれ4～10の項目について「まったくない（0）」から「いつもある（6）」までの七段階で評価できるようにした[39]。この指標の利点は、これまで結果重視であった回復過程を、何をどのように整えれば社会生活のバランスが取れるかという具体的な観点から示したことである。そして生活スタイルがどうであれ、当事者が自分の生活を〝機能している〟と感じられることを、回復の最終ゴールに置いている。言い換えれば、この回復過程は当事者の主観的評価に基づいている。しかしこの指標を女性嗜癖者の回復過程にそのまま使えるかというと疑問も残る。指標を作成したキム・バーグたち自身も述べているが、女性は他者の世話をする役割に適応するあまり、自分の人生を自分でコントロールできていないと感じやすく、また過剰に問題を自分の責任として引き受ける傾向がある。つまり女性がこうした主観的評価による指標を使うとき、低い自己評価がそのまま反映されてしまうことが予測され、女性のエンパワーメントにつながりにくい。またこうした指標は、女性嗜癖者の自己評価の低さゆえ、強迫的に完璧な回復を目指すことになりやすい。自分の生活が機能している感覚を確認するためのものに、逆に過剰適応して、〝機能不全〟を起こしかねない。

一方、嶋根は薬物依存症の「回復」について、ＤＡＲＣや薬物依存症者の自助組織であるＮＡでは、再使用を繰り返しながら進むものと捉えているが、司法領域では再使用を「回復に失敗した」と捉えるという相違点を問題視している。そこで「回復」を疫学研究によって検討し、DARCやNAの有効性を計るため、評価スケールDASH（Drug Addiction Self-Help Recovery Scale）を作成している［40］。まず嶋根はDARCスタッフに対して聞き取り調査を行ない、そのデータをもとに質問項目を作成し、次に全国のDARC入所者一六四名を対象に自記式質問紙調査を行なった。一九項目からなるDASHスケールの質問表に対して、被験者は「当てはまらない（1）」から「当てはまる（5）」までの五段階で評価する。また探索的因子分析によればDASHスケールは四つの因子から構成され、調査の結果、DASHスケールと既存尺度（ローゼンバーグの自尊感情尺度＝Purpose in Life）との間に優位な正相関が見られた。つまりDASHスケールのスコアが高いほど自尊心が高く、人生の目的や意味を見出している傾向がある。またDARCやNAへの参加期間が長いほど、スケールは高得点となったが、断薬期間では量的反応関係が見られなかったという。

このことから嶋根はDASHスケールで捉える「回復」について次のように述べている――すなわち、単純に薬物を使用しない期間が長ければ回復なのではなく、生活リズムが規則的で、NAのミーティングを通じて自分と向き合う、同じ問題に直面する仲間に共感しながら新しい生き方を始めるといった「**心理社会的な側面の回復を促進させること**」が重要である（強調筆者）。また断薬期間とスケールのスコアに関連がなかったことについて、嶋根は、刑務所や精神科病院のように物理的に薬物が使用できない場所での断薬では、心理社会的側面が回復しにくいことを意味しているのではないかと指摘する。

質問項目はDARCスタッフからの聞き取りデータをもとに作成されているため、たしかにDARCという治療共同体、もしくはNAにつながった薬物嗜癖者の生活実態を反映した内容になっている。だが、質問項目は次元の異なるもの（1と3の生活スタイルと仲間への共感、2と4の嗜癖の病理と回復に対する認識および理解）を計っており、当事者の自己評価だけで回復過程を捉えることが適切かどうかという疑問が残る。また先述のキム・バーグたちによるスケールと比べると、職業や経済的状況、また身体的健康に関する項目がなく、生活の規則性に高い関心を示すのと対照的である。このことは、薬物嗜癖者の生活が治療共同体とNAというきわめて限定された範囲で営まれていることを反映している。したがって、いわゆる社会との接点やつながりにおいて「回復」の指標となるものが皆無である（人との関係性について評価する質問はいずれも〝仲間〟についてのものである）。つまり、「回復」を治療共同体とNAという世界に完結させてしまう側面がある。

しかし現実には薬物嗜癖者のほとんどが社会で生きている。朝起きて夜に寝るといった「当たり前の暮らし」を取り戻すことの重要性は、私も痛感している。しかし、そうした暮らしを取り戻す過程において、実は多くの「嗜癖問題をもたない人たち」との接点や関係が重要になってくる。なぜなら「当たり前」とは、社会のなかにみずからを置いてみなければわからないからである。嗜癖当事者の社会とその外にある社会という二つの世界を当事者は生きることになり、このスケールはその片方における「落ち着きの度合い」を示すことに寄与したと言える。しかし、もう片方の世界とつながる形で当事者の回復はどのように評価され、また描かれるのか。この問いに答えがなければ、薬物嗜癖者は半ば永遠に治療共同体とNAという狭いループのなかで自己完結することを余儀なくされる。

また、このスケールでは嗜癖行動への気づきや内省が随所に散りばめられ、「男も女もない」といった同一評価が前提となっている。しかしながら私がベプコを引用して整理したように、女性嗜癖者の多くが性的虐待や親のアルコール依存症をはじめとする機能不全家族のなかで生きてきたこと、いわば自分ではどうしようもない状況で嗜癖問題を抱えるに至ったが、にもかかわらず強い恥辱を感じていること、そして女性嗜癖者への容認度が男性の場合よりも低いことは、何人もの研究者による調査で裏書きされている。したがって女性嗜癖者の回復は、自分の過ちを率直に認めることからではなく、自分に何が起こっていたのかを知ることから始まる。それなしに内省を促すことは、エヴァンズとサリヴァンが言うように、標準的な「ステップワーク」（ＡＡやＮＡにおける12ステップに沿った回復を実現すべく取り組むこと）が失敗し、逆効果になるだけだろう[41]。

ここまで見てきた「回復」に関する議論は、いずれも性別によって異なるものとして描かれたわけではない。しかし本書では繰り返し、女性嗜癖者に特有の困難を述べてきた。したがって、女性嗜癖者にとっての回復過程を示すことは本書の重要な目的である。詳細は後述するとして、ここでは上岡と私による回復の定義を二点述べる。第一に、回復とは変化の継続であること。嗜癖とは女性にとって痛みや哀しみを逃すものであり、時間を止めるものだが、実は変化しつづけることこそ「安定」を生む。したがって本人が生きる暮らしのなかで起こる変化に沿いながら、自身もまた変化しつづけることが回復である。そして第二に、変化自体を受け容れること。第一の変化の継続性を可能とするには、この〝受け容れ〟が欠かせない。変化していくことへの不安を感じている自分を認め、それでも変化していく自分を信じ、そして変化に自分をゆだねていく。つまり回復とは、何か最初から到達すべきゴールがあるわけではなく、〝当たり前の暮らし〟を取り戻そうとする紆余曲折の繰り返しのなかに、その人なりの希望を見つけることなのである[42]。

2　女性嗜癖者の回復論――親密圏と身体

私の二〇〇四年の研究では、自験例一一例と、当事者であり女性嗜癖者の援助を行なう三名の援助者（うち一名がダルク女性ハウスの上岡）への聞き取り調査をもとに、女性嗜癖者の回復過程を整理した。聞き取り調査のデータを分析した結果、回復過程に大きな影響を与えるものとして「親密圏」と「身体」の二つがカテゴリーとして生成された。女性嗜癖者の回復を象徴する概念としてこの二つを提示するが、本項ではまずそれぞれについて概説し、援助の場面においてそれらが具体的などのような現れとして認識されるのかについて述べる。

市野川が言うように、身体はむき出しのまま存在するのではなく、特定の人から向けられる特別な感情によって包み込まれ、またそれに翻弄される[43]。そしてその身体が今度は別の身体に特別の感情を向け、あるいは翻弄する。その感情は「愛」と呼ばれることが多いが、それはつねに両義的であって、解放に向かう可能性と同時に錯誤に陥る可能性を秘めている。私の提示する「親密圏」と「身体」も、「愛」を仲立ちとして互いに絡まりながら、互いの変容に応呼し合うような関係として回復を支えるものとして捉えることができる。そして皮肉ではあるが「親密圏」と「身体」こそ、女性嗜癖者の生と性を脅かしつづけてきたものでもある。

①「親密圏」について

親密圏については、明確な定義があるわけではない。桶川は、親密性・親密圏という用語にさまざまな定義が試みられていることの意義を検討している。その結果、親密性・親密圏に対して「親しく交際している」以上の意味づけが与えられる背景に、「生の拠りどころ」への期待、近代家族からの解放、オルタナティヴな関係性への期待、あるいは「私的領域の民主化」への期待などがあるという[44]。

親密圏については齋藤の定義が多く引用されている[45]。齋藤はユルゲン・ハーバーマスが親密圏を近代家族とほぼ同義のものと描いたのに対し、フェミニズムがその権力関係を明るみにし、男女の非対称性を批判的に検証してきた意義を認めつつ、性や血縁に依らない結びつきを親密圏のあり方として捉える必要を訴える。人がみずからに配慮や関心を寄せてくれる他者をもちうるかどうかは、雇用保険や社会保障の著しい後退を考えるときに、生死に関わる決定的な意味をもつという。その意味で親密圏は生の喜びや意味に関わるだけでなく、生活保障をめぐる政治とも不可分の関係にあるとしている。

そしてハンナ・アーレントが「社会的なもの」の権力に服さない価値が形成される領域として親密圏を捉えよ

うとしながらも、そこに政治的抵抗力を認めなかった点について、齋藤は立場を異にする。アーレントが言うように、公共圏の「光輝」のみが人々の言葉や行為における現れを可能にするのではなく、一定の翳りが逆に人々の現れを可能にする局面がある。親密圏は一人ひとりの他者の生／配慮を関係の媒体とする限り、社会的なものの介入をある程度遮り、社会には正常と承認されていない生のあり方や経験が肯定される余地を残す。そして斎藤は、親密圏における関係性は非対称であるとしている。つまり、最低限の相互性をもちながらも、場合によっては自分の必要や意志を表明できない他者との関係を含む場合がある。そして一般的なアソシエーションとの比較において、親密圏における関係性とは、相手との身体の接触、感情の応呼、会話などを通じて次第に形成されるために、退出の自由はありながらもそこでの被縛性を前提としている。そして親密圏はまた、共同体のような共通善や等質性を見出さない。たとえ共通の経験や価値が形成されたとしても、それは互いの違いを還元できるようなものではない。齋藤は、親密圏における関係性が、一方において差異とディレンマに貫かれることと、他方でそこにいる人々に一定の安全性（の感覚）を与えて生の依りどころになることとは、矛盾しないと述べる。

一方、妻鹿は、福祉国家における社会的連帯の問い直しの必要性という観点から齋藤の親密圏概念に着目する。そして家族の機能が失われている現在、生存の場所を奪われた人たちが同時に他に代えがたい関係性を失うことに対し、それを家族に限定しない親密圏の構想は、人と人との関係性における「近さ」を再編する考え方として優れ、人称的連帯の再編に関する思想的枠組みとして採用できるのではないかと述べている。しかし誰が親密圏を構成するのか、親密圏の他者をどのように規定するかは、今後の検討課題だという。妻鹿は、親密圏を具体的な人称的連帯にするにはその手法に関するコンセプトが必要となるが、人称的連帯の再編に関する妥当な選択肢のひとつだとしている[46]。

金井は哲学の立場から、恋愛・結婚・生殖の三位一体からなる家族制度自体への懐疑的な問いかけが、「性／

愛」には存在するとしながら、その「性／愛」の交叉する親密圏＝家族を解体しようとする。そして親密圏のオルタナティヴなありようは、「性愛抜きの親密性」「親密性領域の脱暴力化」「退出の自由」に求められるとしている。また親密圏の議論においては、政治学や政治思想史の軸、フェミニズムの軸、そして哲学や社会学の軸という三つのベクトルが浮かび上がるとしながら、親密圏の議論に「個的領域」の概念を引き入れ「自尊倫理」への視点を開いていくべきだという。そしてその具体的な現象・動きとして、暴力被害や深いトラウマ問題などを抱える当事者による諸種のSHGを挙げている。そこでは女性の生きにくさ、語られることのなかった政治性を通じて、親密圏のオルタナティヴなありようの原型が姿を現しつつあるという。そして男女の性愛軸と母子間のケア軸という二つの軸において働く暴力の問題、さらに親密圏の諸関係の被縛性、具体的な他者の生との関わりにおける不可避的な受動性・受容性といった問題こそ、フェミニズムが課題とすべき親密圏の議論であるという。そしてとりわけ親密圏の脱暴力化を考えるうえで、ケア関係に働く権力、すなわち「母」という存在の加害者性の側面に留意すべきだと述べる[47]。

この点に関して中筋は、男女の性愛を仲立ちとする親密性を「対面的親密性」、与えられたつながりにおいて受容されることをアイデンティティの基礎とする母子間のケア関係を「包摂的親密性」として、それぞれの始まり方／終わり方について検証している。「対面的親密性」がつねに一方的な関係終了というリスクを負うのに対して、「包摂的親密性」では通常、どちらかの決断で交流を立つことが認められない。つまり終わりにできないし立ち去れない関係なのである。したがって「対面的親密性」が終わることによって新しい親密性を始めるのに対し、「包摂的親密性」では終わることも立ち去ることもできないために新しい親密性を始めることができないと述べ、これを「新たなコミットメントの困難」と呼んでいる[48]。

以上、親密圏をめぐる議論を概観してきた。私は嗜癖からの回復におけるこの「親密圏」が、当事者にとっての居場所と適度な距離のある安全な関係性を意味するとして、回復を支援する施設やSHGなど共通の目的をもった「場の共同性」がそれに相当するのではないかと考察したことがある。退出可能な場の共同性には、〝関心を寄せる〟多くの他者のまなざしがある。人が死なないでいることへの肯定を、そのまなざしが支えるという構造が親密圏の強みである。そしてその強みは、回復過程に大きな影響をもたらしているのではないだろうか[49]。

ところで葛西は宗教学の観点から、AAのフィールドワークとメンバーへの聞き取り調査をもとに、AAの「断酒がつくりだす共同性」について、自己心理学者ハインツ・コフートを引用しながら、ただそばにいながら相手を承認し、模範を示すというサポートが、AAにおける**「断酒をつくりだす共同性」**であると述べる（強調筆者）。自分を映しだす鏡として、またあるべき理想の姿として、そして自分とよく似た「分身」に囲まれた〝環境〟として、当事者はAAと一体化していくという[50]。

親密圏は「場の共同性」に宿り、それは嗜癖当事者の回復、特にその初期にとって大きな役割を果たすという観点は、私と葛西に共通している。しかしSHGを無条件に親密圏とすることに問題はないだろうか。私はダルク女性ハウスの上岡への聞き取り調査から、SHGで女性メンバーが回復しようとするときに被る不利益について、次の三点を挙げた[51]。①女性の仲間が少なく、自分の回復モデルになるような人を見つけるのが難しいこと。嗜癖が止まっている人はいるが、絶えず男性メンバーの陰に隠れて庇護されるような存在を維持する女性が多く、SHGでも女性メンバーに対する期待される「あり方」というものがある。②当事者間でも男女は非対等であること。女性メンバーは男性にとって「かわいがる存在」であって、男性メンバーを慕っているうちはよいが、反撥し自分の意見を言うなどして男性メンバーを脅かすようになると、一転して疎まれることになる。そのためSHGで孤立しないためには男性メンバーを刺激しないことが必要になる。また男性メンバーで十分に自分の課題と向き合えていない者は、新しい女性メンバーに優しくし、甘い言葉をかけるなどして女性メンバーの気持ちを翻弄する（多くの女性嗜癖者は、男性メンバーのそうした態度が自分の空虚感や自己肯定感を満足させるための利己的行為であることに気づかない）。そして、③グループ内におけるセクシュアル・ハラスメントという現実。自分の話の棚卸しと称して、男性メンバーがミーティングで延々とセックスの話をする。女性メンバーに対してあからさまに性的な言葉を投げつけ、からかい、反応を楽しむ。女性嗜癖者はみなセックスに対して貪欲であるという思い込みが強く、ミーティングで性に関する話ばかりを繰り返すなど、明らかに女性が参加していて話を聞くだけで〝自分を汚される〟気持ちになる。男性メンバーが怖くなったりして、その結果、女性メンバーはミーティングから足が遠のく。上岡はそのような場面についてこう語っている。

> 男の子たちはすごくセックスの話が多くて、やっぱり女の人は止めていくときに自分に対して嫌悪を感じたりするでしょ。そのときにミーティングに行ってセックスの話を聞かされるのって**自分を汚されるっていう感じ**。行くたびに**不浄なものをぶつけられる感じ**がして、私も止めて四－七年は女クロ（女性だけのクローズドミーティング）しか行けなかった（強調筆者）。

嗜癖当事者にとって自分が参加することが必要な場所、あるいはそこにいるように（主に援助者から）求められる場所が、みずからの安全が脅かされ恐怖を感じる場になってしまえば、そこは使えない場所になる。また、「守ってもらう存在・かわいがられる存在＝女性に期待される性役割、ジェンダー・アイデンティティ」に順応する態度は、女性嗜癖者にとって嗜癖行動へとみずからを駆り立てたものをＳＨＧでも再演するように促されるも同然である。したがって嗜癖問題からの回復には親密圏が大きな役割を果たすと思われるが、そのひとつをＳＨＧのなかに見るということを無条件に肯定せず、そこに潜むジェンダーの非対称性にも目を向ける必要がある。このようなジェンダー不平等が存在することについては、これまで当事者からも援助者からもきちんと述べられてこなかった。「嗜癖行動そのものが止まっているかどうか」という事実が先に立ち、SHGへの参加が思うように進まない当事者に対して懸念を示すのは、当事者と援助者双方に共通した感覚である。しかし援助者が最も注意を払うべきは、SHGが当事者みずからの安全を守れるのか、断酒や断薬を生みだすような共同性をもつ親密圏の現れる場となっているのか、という点なのである。

SHGへの参加が、嗜癖問題からの回復に必須の行動であることに異論はないし、私の調査からもそれは明らかである。しかし、重要であると言うだけでは不十分であろう。回復過程において、この「親密圏」はどのように女性嗜癖者に認知されるのか。彼女たちはそれを無条件に受け入れるのでなく、どうやって安全なものとそうでないものを見分ける力をつけるのか。親密圏に潜むセクシズム、セクシズムに基づく被縛性などを喝破してこそ、SHGは「親密圏」の具体的現れとして回復過程において力を発揮するだろう。

また私は、NPO法人リカバリーが運営するグループホームという場で創造される親密圏についても論じたことがある[52]。グループホームとは、それまで私が精神科治療のグループワークで体験した〝今、ここ〟という限定に生まれる親密性とは異なり、生活の場であると同時にグループワークの場である。そこではメンバーたちの生活におけるこまごまとした所作のなかから多くの葛藤や軋轢が立ち現れるが、だからこそ他者への関心／配慮も生みだされる。関心／配慮を通じて互いを受け入れ、受け入れられるという関係も、齋藤の言う「親密圏」ではないかと考えている。

② 「身体」について

回復過程において女性嗜癖者がはじめに混乱し戸惑うのは、ジェンダー化された身体ではなく、〝セックスとしての身体〟、つまり〝なまみの身体〟である。嗜癖行動に没頭している間は忘れられてきた身体が、しらふになるとありありと感じられてしまう。したがって女性嗜癖者にとっての回復とは、忘れられていた（忘れようとしていた）「身体の存在を感じ、いたわる、慈しむ」作業の継続を意味する。

女性嗜癖者の発症背景には、性暴力の事実が隠されている場合が少なくないことはすでにふれた。こうした外傷記憶は忘却されたかに見えるが、実際には身体に深く刻印されている。そのため嗜癖行動が止まってしばらくすると、身体の記憶としてよみがえることがある。また嗜癖行動の渦中に、何度も記憶をなくすような酔いのなかで不特定の男性との性交渉をもったことが、しらふになって回想されることもある。私は聞き取り調査を通じて、こうした記憶の回想からくる「自分の身体への嫌悪感」は、嗜癖行動が止まって数年後に現れると述べた。一回目の嫌悪感は、具体的な出来事の内容に対するものだが、「とりあえず嗜癖行動を止めている」ことに気持ちが向いているために、深く掘り下げないまま何とか乗り切っていける。しかし二回目はより嫌悪感が強くなり、しかも長期間続く。嗜癖が止まって長い時間が経っているからこそ、自分に起こったこと、自分がしたことの意味を深く知る。そして深く知ることは「事実をなかったことにはできない」苦しさへとつながり、苦しみや哀しみ（時には強い怒り）を増すことになる。

また性に対する自責感や嫌悪感の背景に「母親の価値」がある。母親自身の性に対する嫌悪感や抑圧を娘が引き受け、それが〝酔い〟という形で逸脱に現れることを数多く見てきた上岡は、新しいメンバーのサポートをする場合に、母親の性規範、性行動に関心を払い、嗜癖当事者への影響をアセスメントするようになったという。嗜癖行動が止まった途端、母親から言われてきたこと、母親がしていたことが混乱のままよみがえってきて、身体への自責感や嫌悪感へとつながっていく。

特に性暴力被害の場合、身体は大きな影響を受ける。子ども時代の性的虐待のサバイバーに対するワークショップの開催や、支援専門職の養成で著名なエレン・バスとローラ・デイヴィスは、身体がどのように影響されるのかについて次のように述べる。

> 子どもはまず、**身体を通して自分自身と世界との関係を学び**ます。飢餓感、不安、愛情、受容、拒否、支え、いたわり、恐怖、誇り、支配、屈辱、怒りなど、いま感情として認識しているものはすべて、元来、身体レベルの感覚や動きとして始まったものです。子どもにとって身体は、信頼感、親密さ、守られること、慈しみなどを経験する媒体です。しかし性的侵害を経験することで、この世が自分のニーズを満たせる安全な場所ではない、と教わるのです。子どもが世の中を危険な場所と認識した場合、さまざまな適応の仕方があります。例をあげれば、解離、未感覚、依存症、自傷行為など、サバイバーが身をもって経験する**すべての問題は、元来、生き残るための試み**です。自分の意識を身体から切り離すには、もっともな理由があったわけですが、今となっては、この解離状態を癒す必要があります。**自分の身体を阻害することなく意識と統合し、身体への嫌悪と否定を、愛と受容へと変える必要がある**のです[53]（強調筆者）。

女性嗜癖者にしばしば見られる解離症状は、成長と変化、すなわち回復過程を止めてしまうことにつながる。したがって回復を支援するとは、当事者が解離症状を手放せるように働きかけることを意味するが、一方で〝なまみの身体〟を感じると、被害体験をありありと回想することになり、嗜癖行動の再燃にとって最大のリスクにもなる。女性嗜癖者と援助者が双方共に〝引き裂かれ状態〟に陥る、回復過程のなかでも最も大きな「難所」と言える。

また身体への嫌悪感は、外傷記憶をもたない当事者にとっても重要なカテゴリーである。外傷記憶と直結するようなエピソードがなくても、先の〝ジェンダー化された身体〟、つまり女性としての評価基準とされる身体に苦しめられるからである。評価基準の過剰なまでの取り込みから解放されることなしに、嗜癖という一時的逃避手段を手放すことは難しい。〝ジェンダー化された身体〟と〝なまみの身体〟の間で、彼女たちは混乱する。

まず最初に〝なまみの身体〟に何が起こるのか、そして次に〝ジェンダー化された身体〟には何が起こるのかを、女性嗜癖者による「当事者研究」という観点から見ていく。

前者については、ダルク女性ハウスによる当事者研究の二つの成果、「ローリエちゃんの一カ月――生理のあるからだとつき合う術」と『Don't you? ――わたしもだよ』[54]を参照する。前者は雑誌『精神看護』に掲載されたもの、後者はダルク女性ハウスが助成金を得て作成した冊子である。生理に関する当事者研究が始まったのは、メンバーが薬物を止めているにもかかわらず、自傷行為や過食、男性メンバーとの恋愛など、さまざまなトラブルを抱える周期と生理の時期には何か関連があるのではないかという直感がきっかけだったという。また頭痛や睡眠障害、腹痛や肩こりなど病院へ行くほどではない身体の多様な不調についても、何がどのように結びついているのかをＫＪ法を使いながら分析している。

生理については、特に生理の前に注意が必要であることが判明した。トラブルが発生して、気がつくと生理が来るといったパターンがメンバーに共通していたのである。また、しらふになるまで生理は「苦しく、辛いものでしかなく、嫌だが乗り越えなければならないもの」と認識されていた。しかし、心身の変化を反映する生理（生理の遅れ、経血量や状態の変化）は、そのことを知らせてくれるシグナルでもあるという認知へと変化した。

また多様な身体不調については、背景に社会生活や社会参加への不安が見え隠れすることがわかった。健康な人と比べて根本的な体力の違いに落ち込むが、それをうまく人に説明できなかったり、わかってもらえないもどかしさが、先述の頭痛や睡眠障害、腹痛や肩こりなどになって現れる。メンバーにとっても「身体の問題なのか、精神的問題なのかわからない」ために、しばしば自責へと向かい、逆に身体症状を放置してこじらせる結果につながりやすい。生理をはじめとする身体不調の研究を通じ、ダルク女性ハウスのメンバーたちは、「身体と出会う」、そして「身体とつきあう」しかないと研究の結果を結んでいる。

次に〝ジェンダー化された身体〟についてである。ここでは二名の当事者A（嗜癖対象＝アルコール、買い物、共依存／類型＝他者承認希求型）とB（嗜癖対象＝アルコール、摂食障害／類型＝ライフモデル選択困難型）に対する聞き取り調査および面接記録を参照する[55]。Aに対する聞き取り調査はインタビューガイドを作成して行なった。ただし通常の聞き取り調査と違い、私がガイドに沿ったAの語りを引き出すというより、質問から想起されたエピソードをAとともに振り返りながら、エピソードの意味づけが変わっていき、エピソードの背景と構造が明らかになった。その意味でAと私の二人による「母娘関係における抑圧の伝播に関する当事者研究」という要素が強い。またBに関しては、二〇〇九年七月から二〇一一年三までの一年六カ月、「食事日記」をつけてもらい、二週に一度それを見ながら面接を行なった。通常グループワークとして行なっている「当事者研究」では、症状のメカニズムを認知していくことが目的だった。摂食障害の症状と心理状態や生活リズムがどのように関連するのかを解明し、その意味を探りながら、症状との付き合い方を学ぶ。Bとも同様のプロセスを経ているという意味でやはり「当事者研究」と言える。

AおよびBともに、女性は「見た目の美しさ」と「痩せた身体」によって評価されると語る。Aは父親から繰り返し体型について否定的なメッセージを受け取っていた。また、母親はAに短く刈り込んだ髪型と兄のお下がりを着ることを強要し、女の子の表象を封じた。Aはその背景に、父親が母親以外の女性と恋愛し離婚に至って以来、一切化粧を止め、自分の女性性を否定したことが影響しているのではないかと述べた。Aは父親の葬儀ではじめて父親の再婚相手と挨拶を交わしたが、父親から聞いていたような美しい人ではなかったことに驚いた。しかし同時にAはその女性に、母親にはない「男性に寄りかかる女性らしさ」を感じた。美しさとは顔立ちだけでなく、全体のたたずまいや、男性に対する庇護を求める姿勢までを含んだものであり、Aは男性が女性に求めるそのような美しさをどこか軽蔑しながら、同時にそれを備えていない自分に自信がもてずにいた。その後のAは、その再婚相手とも離婚した父親と、六年ほど同居することになる。ところが再婚相手と父親との間に生まれた異母妹が、精神的不調から失職し生活に困窮すると、父親はAに自立を促し異母妹を自宅に住まわせる。この異母妹の容姿に対する父親の褒め言葉は、Aに対して投げかけられた否定的言葉との対比においてAの自尊心を深く傷つけ、女性にとって「見た目の美しさ」が、どれほどの武器になるのかを知らしめる。Aには買い物嗜癖もあるが、洋服は同じデザインと色でサイズ違いのものを買いそろえる（体型につねにジャストフィットするため）という徹底した凝りようである。また、レースやドレープといったデザインは皆無で、どれもシンプルだが、素材や縫製がブランド品の証ということであった。またAはエステへの嗜癖もあり、特に顔よりも身体への施術に多額の金銭を費やしていた。

Bの場合は専門学校への進学を機に、親元を離れすでに自活していた姉との同居を開始した。都会での生活で、痩せてかわいい姿で行き交う同世代の女の子たちを目の当たりにし、自分自身をみっともなく感じたという。慣れない通学や学校での勉強に加えて姉との生活リズムが異なることから、次第に食事を摂れなくなり一気に体重が減った。ところが痩せたBに対し、クラスメイトは「きれいになった」とか「かわいい」と声をかけた。Bは痩せた身体が女性にとって評価の対象になること、痩せた身体であれば友人づくりのきっかけになることを学ぶ。心配した姉はBに何度か忠告するが、優秀で美しい姉に引け目のあったBの耳に忠告は入ってこなかったという。拒食がひどくなる頃にはアルコールも大量に常飲しており、結果として親元に連れ戻されることになった。

Bは、これといって取り柄のない（と自分では思ってしまうという）自分は、せめて痩せているくらいしか人に評価してもらえるものがない、といった考えに長く取り憑かれていたと振り返る。それはおかしいと思いながら、一方で「痩せた身体は美しい」という基準を、世の中の人々が共有しているのも事実ではないかという気持ちが消えないという。Bは数年前にいったん私たちの支援を離れ、就労した。SHGに通いながら仕事と生活の両立に挑戦していたが、アルコールでの再発はなかったものの摂食障害の症状が悪化し、支援を再開した。Bは新しい職場での過度な緊張を食べ吐きでしのごうとして破綻した。身体が栄養を欲していること、それは生存のみならず、肌のつや、髪のこしといった、まさに「女性の美しさの象徴」ともいう部分に大きく関わることをBは十分に承知していた。しかしBは「太る」のが怖い。頭では自分の痩せた身体はむしろ美しさから遠ざかることだとわかりながら、長い間の過食嘔吐パターンをなかなか手放すことができなかった。現在は食事内容もさることながら、Bの〝不安〟に着目した面接を継続し、「痩せた身体」以外でBの自信が充足されることを目指している。

以上〝なまみの身体〟、〝ジェンダー化された身体〟がどのように回復にとって大きな影響をもつのかを概観した。これまで嗜癖問題を考える場合に、アルコール依存症などで肝臓や膵臓に合併症が現れる場合の治療という観点から身体が語られることはあったが、身体の不調和が嗜癖行動の引き金となる、あるいは嗜癖が止まった後で身体の不調和が出現することについて、当事者の体験は十分語られてこなかった。また女性の身体は、評価され、欲求の代償とされ、あるいは女性自身の武器として利用されもする。したがって身体とは女性嗜癖者にとっては自分に属するものでありながら、同時に制御がきわめて難しいものであることがわかる。また自分に属するものでありながら、他者の視線を排除し、「見られる身体」を否定することも難しい（しかしこれにも、一定の年齢までという〝ジェンダー化された〟基準があるのだが）。

嗜癖行動はこうした女性の身体をめぐる葛藤や不安を、一気に〝酔い〟という形で見えないもの、感じないものにさせてくれるが、その反面、嗜癖行動そのものが今度は身体を痛めつけて本来の美しさを曇らせてしまう。「美しさ」をテーマとした女性をめぐる表象は、どれほど強固に社会に張り巡らされているのだろう。それは女性嗜癖者の類型化プロセスのなかでも述べた通りである。

女性嗜癖者の回復を支える「親密圏」と「身体」を概観することで、あらためてこの二つは発症の経過に大きな影を落としていることも浮かび上がってくる。したがって、やはり「嗜癖行動そのものが止まること＝回復」というほど事は単純ではない。むしろ女性嗜癖者にとっての回復とは、社会が女性に押しつけているさまざまな性差に基づく不平等に対して、女性が渾身の力で〝否〟を突きつけるようなものになるだろう。しかし、その途方もない努力を女性嗜癖者にだけ課すのは正しいことだろうか。

次項では以上の整理をふまえ、女性嗜癖者の回復過程についても「親密圏」と「身体」の二つを軸に描いてみよう。

3　複雑な彼女たちの回復過程——三つのプロセス

私は女性嗜癖者の回復過程において、自分の身体を自分に帰属するものとして認知し付き合っていく作業が重要であるとしながら、従来の定説とされてきた回復過程を、女性嗜癖者の特徴を反映させる形で書き換え描きだした[56]。さらにその後、時期区分に回復のキーワードを表す命名を行ない、回復過程を次の三つのプロセスに整理した[ii]。

表3　安全の構築期における親密圏と身体

親密圏	身　体
•他者への／からの関心や配慮を認識する。 •「安全」とは何かを再認知する。 •愛着と依存を繰り返す。 •人間関係の構築に向けて活動を始めるが限定的である。	•痛覚の回復が見られる。 •身体への違和感や嫌悪感がある。 •栄養状態の改善が見られる。 •性エネルギーの抑圧／または性行動が過剰になる。 •身だしなみが改善される。

①安全の構築期

「安全の構築期」とは、限定的ではあるが「安全」感覚を再認知し、人間関係の構築に向けて活動を始める時期にあたる（表3）。栄養摂取の改善などから身体の健康度は上昇傾向にあり、痛覚など基本的な身体の感覚が戻りはじめる。嗜癖で麻痺させ逃避していた現実は、嗜癖が止まってすぐ、ありのままに見えるわけではない。それ以前に当事者が苦労するのは、緊張や不安の強さである。対面の場はもちろん、複数の人が集まる場面では、緊張のために視線をどこへ向けたらよいか戸惑うなど、居心地の悪さをやりすごさなくてはならない。治療共同体やＳＨＧは、嗜癖問題から遠ざかろうとする人たちが集う場であり、そこでは嗜癖がたとえ非合法行為であったとしても善悪の評価を下されることがない。このような「場の共同性」は、何らかの困難を抱えてきた人に対して、関心や配慮を向ける。

嗜癖が止まった直後は、そうした他者からの関心や配慮にすら過敏に反応する。しかし配慮や関心が自分を受け入れるサインであると認識し、その場に「居ること」ができるようになることが最初のハードルとなる。自分は何も提供しないが、ただそこにいるだけで歓待される体験を通じて、安全な場への滞在が可能になる。

やがて挨拶を交わせるようになると、会話の継続が次の障壁となる。

「原家族における暴力被害や嗜癖による入院歴といった自己開示を避けようとすると、途端に話すことがないと気づく」という当事者の話をよく聞く。また他者の話に相づちを打っていると、いつの間にか相手のライフストーリーを何時間も聞いてしまうなど、境界線を認識できないため、自分を守りながら場にとどまりつづけるのは、簡単なように見えるがそうではない。したがって、人間関係はエネルギーをかなり消耗するため、その範囲を限定するほうが、むしろ混乱から身を守ることになる。

上岡は、こうした境界線の課題を「ニコイチ」(相手と自分がぴったりと重なり合って〝二個で一つ〟となる関係)と呼ぶ[57]。回復初期は他者との適切な距離がわからないため、あらゆる人とニコイチの関係を望んでしまう。特に援助者には「自分を助けてくれる」という期待から、すべてを受け入れてほしいと願う。このときに相手を絶対的な存在として過度に依存し、またつねにその相手から承認されないと不安に陥る。健全な距離がわからないため、普通の人と付き合うと、健全な距離を寂しいと感じてしまう。自分が寂しいとわからない間は、薬物もアルコールも止めるのが難しい。回復初期はこの境界線について、侵入されない関係づくりを援助者や当事者スタッフなどとの間で体験する。

次に、安全の構築期の身体における重要な変化は、痛みをはじめとする「身体感覚」が復活することである。身体が熱をもつ、あるいは痛みがあるなどがわからず、病気の初期症状に気づけない当事者が多い。また「食べる」ことが生活のなかでおろそかにされ、生存するためのエサでしかないような食事を続けてきた人が多いため、噛む、飲み込むといった当たり前の動作が不得手である。安全が確保されていることがわかってくると、時間はかかるがしっかりと「食べる」ことができ、食物が栄養として身体に浸透し次第に身体の軸がしっかりとしてくる。身体に力が入れられるようになるためか、不自然な転倒などもぐっと減る。

当事者の身体イメージは、黒っぽい色の洋服しか着ない、極端に露出の多い服を着るなど、服装を通じて自分

表4　主体性の獲得期における親密圏と身体

親密圏	身　体
• 他者との境界を意識する。 • 自分を主語にした考えや行動を意識し、結果を自分で引き受ける練習ができる。 • 愛着関係の安定から一時的に脱愛着を試みることができる。 • 他者との差異を受け入れ、支配する／されるといった関係から、自分の欲求を表現し、差異を乗り越える関係性を模索する。	• 月経周期が安定する。 • 身体エネルギーが少しずつだが蓄積できるようになる。 • 身体についてオープンに話せるようになるが同時に嫌悪感が続く。 • 身体の変化に対してためらいや混乱が見られる。 • 性エネルギーの忌避が強まる／性エネルギーの解消に対しアンビヴァレントである。

の存在を目立たさずに隠すか逆に顕示することで自分の内面を見せまいとする。こうしたことから身体を否定的に捉えており、嫌悪感も強いことが窺われる。そして性的欲望や性エネルギーについてはその存在を拒絶するか、まったく性的話題に反応せずに抑圧する傾向が見られる。そして他者との境界線がわからず、相手に受け入れられるために過剰な性行動を見せる一群も存在する。

②主体性の獲得期

「主体性の獲得期」では、自分と他者の境界を意識するようになり、自他の差異を認めるようになる。同時に自分の身体をより深く認識することができるようになるが、変化への怖れや混乱も見られる（表4）。

集団や場のなかに日常的にとどまり、「居られる」ようになることで、少しずつ周りと自分の間に境界があると感じるようになる。たとえば他者が感じることと自分が感じることの間に差異があることを知る。それまでは自分の感覚を他者のそれに合わせて「自分をなくして」いたが、自分には固有の感じ方や考えがあり、それらは尊重されていいことに気づいていく。このように主体性の獲得期では他者との境界を認識するようになり、また自分が何を欲しているのかということに次第に目を向けられるようになる。そして、時にはそれを他者に伝えるようになる。

女性嗜癖者は他者に侵入したりされたりすることで疲弊するのを避けるために、援助者や当事者スタッフとの関係性を健康な境界線のモデルとしてきた。主体性の獲得期では、以前のようにニコイチの関係や過度な依存は少なくなる。距離があっても相手に対する信頼は変わらないといった、眼前にないものへの信頼が生まれる。寂しさを感じるが、耐え難いものではなくなってくる。こうした他者との関係性が育まれることで、親密圏について関心を高めるようになる。同時に、自分が抱えるこうした一連の親密圏に関する不自由さの起源にも目を向けていこうとする。そのため、嗜癖者自身の親密圏に関するこれまでの記憶に関して回想が始まる。しばしばそこには齋藤の言う「承認の剥奪」のエピソード[58]があり、親密圏をもつことが難しかったという事実が浮かび上がる。また安全の構築期には限定的であった人間関係は、多様な付き合い方を知ることで、援助職中心から部分的に社会生活上の知人が加わるなどして広がっていく。

次に、この時期の身体についてだが、月経周期の安定がもたらす変化は重要である。アルコールをはじめとする化学物質嗜癖の場合には、月経停止が頻繁に生じる。また摂食障害の急激な体重減少が、月経停止に結びつくこともよく知られている。このため不定期に訪れる月経は、ますます当事者にとってやっかいで不快なものとしか捉えられないことも少なくない。また月経前に精神的不調（気分の落ち込み、悲観的な思いに支配されるなど）や、月経中の体調不良（だるさ、鈍い痛みなど）を起こす場合が少なくないため、こうした変化をしらふで感じることに慣れていく必要がある。そのためには月経周期が安定し、その前後の時期を含めた回避方法を知り、それらを経験して蓄積する必要がある。

食事はこの時期、かなりの改善が見られる。他者とともに食事を摂ることにも慣れ、栄養のバランスにも配慮

表5　親密圏の創造期における親密圏と身体

親密圏	身　体
• 他者に自分から働きかける。 • 対等な関係性について理解する。 • 人間関係に広がりと濃淡が生まれる。 • 社会の状況に関心をもつ。 • 可能であれば社会に参加する。	• 身体の課題を自覚し必要なケアを行なう。 • 自分の身体をかけがえのないものとして深く受容する。 • 性エネルギーを消費する。

するようになっていくため、皮膚の状態が良好となり、年齢に相応な印象が戻ってくる時期でもある。結果として、日中活動やＳＨＧへの参加と、掃除や洗濯といった生活の雑事をこなすだけのエネルギーを蓄積できるようになる。身体イメージについては、「汚い」とか「醜い」といった、否定的ではあるが、みずからを囚えて離さないイメージの固着を言葉にしはじめる。この時期は、個人カウンセリングなどで個別にこうした身体イメージの変容を試みる当事者も多い。摂食行動の課題に取り組むことで、体型への囚われを意識し、加齢とともに身体も変化するといった発見をしていく時期である。

主体性の獲得期には親密圏への関心が高まる。性エネルギーの存在については それを認めつつあえて無視するか、あるいは自分が汚れているためにその消費は他者を傷つけるのではないかという葛藤を示す。無視あるいは葛藤という極端な反応の間を行き来する時期である。

③親密圏の創造期

「親密圏の創造期」は、自分の身体をいたわり、ケアする時期である（表5）。また他者との対等な関係性について実感し、自分を否定せずに新しい親密な関係を創造する。嗜癖で麻痺させ逃避していた現実を、ありのままに見つめていく時期でもある。過去の出来事を内省するというよりは、新たな人間関係や生活状況の変化（パート就労、ボランティア活動、学業への復帰など）で直面する課題を通じて、自分が嗜癖を必要としてきた背景を整理し、異なる解決方法を模索する。

こうした経過のなかで他者に関心を寄せる、関係をつくるといった練習を行なう。ここでも、ニコイチであった他者との関係性がモデルとなる。上下あるいは支配ではなく、違いを認め合い支え合う「対等な」関係の構築は、当事者が困難に直面した際に「相談する」という新しい対処行動へと本人を誘うものになる。

自己開示に関する自律を獲得することによる、信頼や対等性といった新たな関係の経験は、安全の構築期に見られた強い緊張や不安を和らげ、結果として当事者を嗜癖から遠ざけることになる。また他者との関係が安定すると、当初その範囲はきわめて限定的であったものが、嗜癖当事者以外にも広がり、かつ濃淡のあるものになっていくことが特徴である。身体の変化にもつながるが、性愛の対象となる他者との出会いや関係構築もこの時期に活発となる。したがって性暴力被害がある場合には、フラッシュバックが起こり、うつ状態に陥るなどして、場合によっては生活そのものが危機に直面することもある。

次に、親密圏の創造期における身体は、「疲れ」のような漠然とした感覚をサインとして受け取れるようになる。そして自分で具体的な手当てをし、時には病気の治療を受けるため医療機関を受診する、あるいは定期的な身体のチェックをすることができる。食事に関しては規則的に摂取し、時に自分で調理するなど（子どもがいる場合には、食物の組み合わせが以前ほど苦労なく考えつく、調理のレパートリーが増える）の変化が見られ、ここでも食事に対する自律性の高まりが見られる。このように生活をしていくうえで欠かせない「食べること」や「休むこと」については、かなりの改善が見られる。身体イメージに関する否定的感情の変化はきわめてゆるやかである。言語化は嫌悪感の軽減に関して有効であるものの、嫌悪感の払拭には至らないことが多い。したがって人によっては年単位の引きこもりといった経験や、「時間の経過」といった事実を通じて、ようやく等身大の自分の身体を見出すことができる。性エネルギーについては、親密圏の経験を蓄積する経過のなかで、おそるおそるその消費が経験される。

＊

本章では、これまでの治療／援助における女性嗜癖者の捉え方が、いかに彼女たちの現実と離れているかを示してきた。同時に、女性嗜癖者が社会における多くのジェンダー不平等を一身に感受し、過剰に適応しようとした結果、あるいは生き延びていくための方法として、嗜癖を利用していることが浮かび上がった。さらに男性モデルをあてはめただけでは、回復を支援しているとは言いがたいという事実も指摘した。

本章では女性嗜癖者の抱える困難性を明示し、その困難性の本質をつかむための指標を手にして回復の過程を描いてきた。次章では、回復の具体的な現れである「生活」に目を移し、その構造的把握によって嗜癖問題の増悪と回復を促進する機能について検証していくこととする。

付表1　類型化の対象となった女性嗜癖者

	嗜癖対象	特記事項	転　帰
1	AL、摂食障害	父アルコール嗜癖（AL）、発達障害	回復
2	覚せい剤、摂食障害	母との密着	回復
3	覚せい剤、処方薬、男性	夫も覚せい剤	中断
4	摂食障害、盗癖	父AL、両親より虐待	他機関へ
5	男性、インターネット	父AL、性被害、子どもを虐待	他機関へ
6	男性、買い物	性被害	回復
7	AL	性被害、父AL、解離症状あり	回復
8	処方薬、ギャンブル、共依存	性被害、父AL、解離症状あり	引きこもり
9	覚せい剤、男性	覚せい剤精神病	自殺
10	AL、摂食障害	父AL、母共依存	回復
11	覚せい剤、男性	父AL、母統合失調症、子どもを虐待、覚せい剤精神病	他機関へ
12	AL、買い物、共依存	父AL、弟は躁鬱病	回復
13	AL、市販薬、共依存	夫AL、身体障害あり	回復
14	市販薬、買い物	父AL	中断
15	覚せい剤、男性	父と夫AL、母による虐待、心因反応	回復
16	覚せい剤、摂食障害	性被害、殺人事件に巻き込まれる	回復
17	AL、買い物、共依存	両親から虐待	他機関へ
18	AL、摂食障害、インターネット	両親から溺愛	他機関へ
19	摂食障害	発達障害	回復
20	AL、摂食障害	両親不仲、姉との比較	回復
21	AL、摂食障害	緊張感の強い家族	中断
22	共依存	緊張感の強い家族、学童期からいじめ、希死念慮	回復
23	摂食障害	母との密着	他機関へ
24	覚せい剤以外の非合法薬物、男性	性被害、解離症状あり	終了

付表1　類型化の対象となった女性嗜癖者（つづき）

	嗜癖対象	特記事項	転　帰
25	摂食障害、市販薬、自傷、買い物	性被害、解離症状あり	他機関へ
26	覚せい剤、処方薬、共依存、買い物、摂食障害	父AL、母共依存、夫ギャンブル、性被害、解離症状あり	回復
27	AL、男性	父AL、性被害、解離症状あり	回復
28	AL、男性	両親AL、夫AL、統合失調症	他機関へ
29	覚せい剤、男性、AL、処方薬	発達障害・知的障害、母親と姉から虐待、服役経験あり	不定
30	市販薬、共依存、買い物	父AL、母と密着、DV体験	中断
31	市販薬、買い物、インターネット	発達障害疑い	引きこもり
32	AL、摂食障害、男性	強迫神経症、うつ、両親AL	不定
33	ギャンブル	DV体験	回復
34	覚せい剤、摂食障害	DV体験、統合失調症	回復
35	AL、摂食障害、覚せい剤、自傷	両親不仲、完璧主義	回復
36	覚せい剤、AL、摂食障害	母自殺、父AL、性被害、解離症状あり	回復
37	覚せい剤、処方薬、男性	父AL、母ギャンブル、夫も覚せい剤、うつ	回復
38	ガス、摂食障害、盗癖	父AL、母共依存、中断	
39	覚せい剤、摂食障害	発達障害疑い（母発達障害）	中断
40	摂食障害、買い物、自傷	発達障害	回復
41	AL、買い物、男性	父自殺、母との密着、DV体験	終了

※「回復」＝嗜癖行動が止まったか生活に大きな支障がないまでに変化し、生活のバランスが取れている状態を継続している／「中断」＝嗜癖行動の再燃による入院や服役、あるいは連絡を絶つなどして支援が中断している／「終了」＝回復の状態にはないが、NPO法人リカバリーでの支援は終了した／「不定」＝支援を継続しているなかで嗜癖行動の再燃を繰り返している／「他機関へ」＝支援の中心が他機関へ移っている／「引きこもり」＝支援の途中だが、本人が引きこもり状態にある／「自殺」＝自殺既遂

付表2　NPO法人リカバリーにおいて収集したデータ一覧①

データの種類	データの記録方法	データの内容
個人記録	• 書面 • 公的文書の複写 • 手紙	個人ファイルに収納されたフェイスシート、面接記録、精神保健福祉手帳、障害者福祉サービス受給者証、主治医意見書、診療情報提供書
グループワーク記録（当事者研究、アディクション・ミーティング、レジリエンス・ミーティング、就労支援の言語を使った4種類のグループワークと外部講師によるボディワーク）	• 書面 • グループリーダー（筆者）の観察記録	グループワークのテーマ、参加メンバーの発言および参加態度、グループにおける力動に関する特記事項
業務日誌	• 書面	センターおよびグループホーム2カ所で毎日記載される利用者の様子、グループホームでは生活場面の観察記録、受診状況や関係機関から提供された情報
ニュースレター（年間4回発行）	• 書面	法人の活動内容の紹介および法人主催による事業報告、利用者の手記や体験記、法人スタッフ・賛助会員・外部講師の記事

付表3　NPO法人リカバリーにおいて収集したデータ一覧②
——回復過程に焦点を当てた聞き取り調査

	実施時期および個人の概要	実施方法
A	2007.7.31 アルコール嗜癖、共依存（ライフモデル選択困難型） 実施時断酒5年、支援開始2002年	インタビューガイドによる聞き取り テーマは「母娘関係と回復過程」 所要時間60分、トランススクリプトあり
B	2009.7 − 2011.3 （おおむね2週に1度） アルコール嗜癖、摂食障害（他者承認希求型） 実施時断酒3年、摂食障害については過食嘔吐継続中、支援開始2005年	定期的な面接 1回の面接時間は60分 面接要約記録および食事日誌あり テーマは「嗜癖行動としての摂食障害」
C	2010.2 薬物、ギャンブル嗜癖、共依存（セクシュアリティ混乱型）、解離性障害 実施時薬物嗜癖のクリーン5年、ギャンブル嗜癖に関しては継続中、支援開始2000年	インタビューガイドによる聞き取り 所要時間70分 トランススクリプトあり テーマは「生き延びる手段としての解離・時間の軸」
D	2010.11.5 アルコール嗜癖、共依存（セクシュアリティ混乱型）、解離性障害 実施時断酒4年、支援開始2005年	インタビューガイドによる聞き取り 所要時間90分 実施者は外部ボランティア講師の臨床心理士で、センターのプログラム担当者が、自身の博士論文のデータとして収集したもの トランススクリプトあり テーマは「ソマティクスが回復過程に与えた影響について」
E	2010.10.22 気分変調性障害、支援開始2005年	同上のインタビュー 所要時間90分
F	2010.12.3 全般性不安障害、支援開始2004年	同上のインタビュー 所要時間90分

付表4　NPO法人ダルク女性ハウスにおいて収集したデータ一覧

	実施時期および概要	実施方法
グループワーク	2008.5.24 札幌在住のNAメンバー4名（いずれも被害体験を有する薬物依存症者）とダルク女性ハウス入所中の1名の計5名でグループワークを実施	「相談する」というテーマでKJ法を使い、当事者にとっての相談という行為に付随する困難性を明らかにした 所要時間120分 トランススクリプトあり
上岡陽江	①2008.5.25「それいゆ」にて実施	5.25に実施したグループワークの振り返り、「相談」が回復過程に与える影響について対談 所要時間90分 トランススクリプトあり
	②2008.5.26「それいゆ」にて実施	筆者が回復過程のキーワードとして抽出した「身体」と「親密圏」をテーマに対談 所要時間120分 トランススクリプトあり
E	2008.11.21「ダルク女性ハウス」にて実施 薬物嗜癖（セクシュアリティ混乱型）、解離性障害 実施時断薬4年	インタビューガイドによる聞き取り 所要時間70分 トランススクリプトあり テーマは「性被害体験が回復過程に与える影響」
F	2008.11.21「ダルク女性ハウス」にて実施 薬物嗜癖（セクシュアリティ混乱型）、解離性障害、強迫神経症 実施時断薬3年	インタビューガイドによる聞き取り 所要時間60分 トランススクリプトあり テーマは「性被害体験が回復過程に与える影響」
上岡陽江	③2009.11.3東京にて実施	「嗜癖問題からの回復過程」について対談／対談により回復過程に影響を与える10のキーワードを抽出し、さらに援助者が回復過程に対して果たす役割についても対談を実施 所要時間120分、120分、60分の3回に分けて実施 ボイスレコーダーに記録し、フィールドノートを作成

付表5　抑圧的な母娘関係における指標

嗜癖問題の発生経過において、母娘関係のなかに重大な障害や苦痛を引き起こす〈密着〉または〈放棄〉という不適切な以下の現象があることによって、抑圧の強弱が示される。

①密着——以下のいずれかによって定義されるもの

※（a）から（f）までチェックされた場合、「1」としてカウントする。

(a) 母による価値の娘へのインストール

(b) 愛情という名の母によるコントロール

(c) 身体的な同一化の強要——嫉妬と否定

(d) 母の自己犠牲による一方的な献身

(e) 経済的援助による娘の自律性の阻止

(f) 母の代理走者としての娘

②放棄——以下のいずれかによって定義されるもの

※（a）から（e）までそれぞれチェックされた場合、「1」としてカウントする。

(a) 母の病気・障害による愛情とケアの欠如

(b) 母の虐待（身体・心理・性的）による愛情とケアの欠如

(c) 家族の病気・障害による愛情とケアの欠如

(d) 母の出奔による遺棄

(e) 母の男性関係による遺棄

ただし〈密着〉または〈放棄〉という不適切な関係を、緩和／補填する以下が起こることによって、抑圧関係の強度に加減が示される。

③密着を緩和する第三者の存在

(a) もうひとりの親（抑圧の減少）　／－1としてカウント

(b) 兄弟、祖父母、親類（抑圧の減少）／－1としてカウント

(c) 重要な他者（抑圧の減少）　／－1としてカウント

(d) ほとんどいない（抑圧の増加）　／＋1としてカウント

④放棄による欠如を補填する機能

(a) もうひとりの親（抑圧の減少）　／－1としてカウント

(b) 兄弟、祖父母、親類（抑圧の減少）／－1としてカウント

(c) 重要な他者（抑圧の減少）　／－1としてカウント

(d) 援助機関（乳児院、児童養護施設、里親）による支援（抑圧の減少）
／－1としてカウント

(e) ほとんどない（抑圧の増加）　／＋1としてカウント

※①密着と②放棄について1項目にチェックされた場合、「1」とカウントし、合計点を計算する。

※③と④のカウント数を合計点に加減する。

抑圧が低い　……0～3点

抑圧が中程度……4～6点

抑圧が高い　……7～12点

※ただし不適切な現象に特記事項がある場合、項目数にとらわれずに判断する。

付表6　女性をめぐる表象についての指標

嗜癖問題の発生経過において、ジェンダー・アイデンティティの形成に重大な障害や苦痛を引き起こす女性をめぐる表象のなかで、〈美しさ〉または〈女の幸せ〉という以下の囚われが起こることによって、抑圧の強弱が示される。

①女性の美しさ――以下のいずれかによって定義されるものと、その代表的な表象に価値を置いて囚われるもの（表象のひとつにあてはまればチェック）。

(a) 若さと容姿のよさ――ミスコン、モテ

(b) 美しさ――コスメ、美白

(c) やせた身体――ファッションモデル

(d) 性的魅力のある身体――女優、女性タレント

(e) 若さの維持――サプリメント、美容整形

(f) 可愛らしさ――萌え

(g) 女らしさ――女優、女子アナ

(h) セクシー――露出度の高い洋服、女性の特定の身体部位

(i) ファッション――雑誌、広告

②女の幸せ――以下のいずれかによって定義されるものと、その代表的な表象に価値を置いて囚われるもの（表象のひとつにあてはまればチェック）。

(a) 学校生活における達成――成績、部活動、生徒会活動、自治会、サークル、習い事での入賞

(b) 職業生活における達成――一流企業、総合職、キャリア形成、高収入

(c) 恋愛における達成――プレゼント、結婚として成就

(d) 結婚における達成――配偶者の社会的位置、仕事との両立＝スーパーウーマン、優雅な専業主婦、趣味を仕事にする

(e) 子育てにおける達成――かわいい子ども、お受験、PTA活動、子どもの栄達

※①女性の美しさ、②女の幸せの1項目にチェックした場合、「1」とし、合計点を計算する。

抑圧が低い　……0～4項目点
抑圧が中程度……5～8点
抑圧が高い　……9～14点

※ただし囚われの深さに特記事項がある場合、項目数にとらわれずに判断する。

付表7　四類型に特化したアセスメント項目

類　　型	アセスメント項目
Ⅰ－性役割葛藤型	• パートナーとの結婚あるいは共同生活開始の経過 • パートナーについて（職業、性格傾向、原家族システムにおける特記事項） • パートナーのジェンダー役割意識 • パートナーによる暴力の有無 • ケア対象者との関係、特別な事情の有無（子の障害、親の認知症など）
Ⅱ－他者承認希求型	• 母親について（職業、性格傾向、原家族システムにおける特記事項） • 母親－父親（あるいはパートナー）との関係性 • 幼児期の生活状況－保育環境について（母以外の保育者の有無、遊び） • 児童期の生活状況――学校時代の適応 • 思春期の生活状況――友人との交流、大事にしたもの／こと、異性関係 • 青年期の生活状況――なりたかった自分像 • 自傷行為について――習慣化の有無、方法、部位、パターン、援助希求の履歴
Ⅲ－ライフモデル選択困難型	• 詳細な職務経歴 • 人生のゴール、価値――憧れとしての表象 • 女性をめぐる表象への囚われのパターン • 金銭管理に関する情報 • 現実的な変化の目標について――描けるものがあるか • 親密な関係への希望――受け入れるのに必要な時間を見立てるための情報
Ⅳ－セクシュアリティ混乱型	• 安全感覚の歪みに関する情報 • 感情の麻痺あるいは遮断について • 薬物療法の影響――期間と内容、コンプライアンスに関する情報、主治医の見解 • 曝露療法、EMDRなどの専門治療体験の有無 • 言語表現に代わる表現方法について――これまでの体験と本人の評価 • 回復過程を妨げるもの――加害行為を止めない男性との関係、援助中断のリスク要因など • 回復過程に協力してくれる人――24時間アクセス可能な人、または機関の有無 • 解離症状の程度――パターン、トリガー、危険行為の有無 • 衝動性の高さに関する具体的エピソード • 身体的不調について

註

［ⅰ］本書における研究対象者は、性自認が女性であり、かつ嗜癖問題を抱える人である。嗜癖問題とは、医療機関においてICD－10、あるいはDSM－Ⅳによる診断を受けたことがあるという事実をもってこれを指す。また、「生物学的性別（＝セックス）と主観的性別（＝ジェンダー）にずれがある」GID（性同一性障害）や、TG（トランスジェンダー）などの性的少数者については、主観的性別が女性である場合に研究対象とした。逆に主観的性別が男性で、生物学的性別が女性である場合もこれを対象とした。

①研究データの獲得場所

　研究データの獲得場所は二カ所である。ひとつは私がみずから立ち上げ実践を行なっているNPO法人リカバリー、もうひとつは上岡陽江が主宰するNPO法人ダルク女性ハウスである。

②研究データの獲得方法

　NPO法人リカバリーについては、二つのグループに分けてデータを収集した。まず二〇〇四年四月から二〇一一年三月までの利用者のうち女性嗜癖者の個人記録、グループワーク記録、およびフィールドノートである。第2章および第3章での記述に関しては、ここで得られたデータの個々人の詳細なエピソードを除外し、女性嗜癖者をひとつのまとまりとして分析しており、データはその目的で収集した。

　このとき嗜癖行動が止まっているかどうかは問わなかったが、NPO法人リカバリーにおいて援助関係がおおむね一年以上継続したものに限定している。その理由は、支援開始時に行なうインテークによる類型化と、その後のアセスメントと援助計画の有効性をモニタリングし、修正を加えることを繰り返すと、最低でも一年の援助関係なしに支援の効果を検証することができないからである。第一グループのデータ詳細については章末付表2の通りである。

　次に女性嗜癖者の回復過程を分析するうえで必要なデータ収集を、利用者のうち四名からインタビューの形で行なった。なおEおよびFについては嗜癖問題の診断を受けていないが、第4章のなかで分析対象としている。第二グループのデータ詳細については章末付表3の通りである。

　次にNPO法人ダルク女性ハウスについては、二〇〇八年五月から二〇〇九年一一月までに行なったインタビュー、グループワーク記録、上岡陽江との対談をデータとして獲得した。グループワーク記録の個々人の詳細なエピソードを除外し、女性嗜癖者をひとつのまとまりとして分析する目的で収集した。上岡との対談は女性嗜癖者の回復過程に関するキーワードに関して、互いがフィールドワークのなかで見出した発見を述べ、その発話に対して帰納的な対話を行なった。したがって通常のインタビューとは異なる。詳細については章末付表4の通りである。

③倫理的配慮

　これらのデータを用いるにあたり注意したことについて述べる。

　第一に、NPO法人リカバリーについては、法人の支援活動全般を研究対象とすること、利用者のうち嗜癖当事者を抽出し分析対象とすることを理事会で報告するとともに承認を得た。利用者のデータに関しては、類型化の分析および記述に不可欠な最小限の個人情報にとどめるよう努力した。また分析や記述に不可欠ながら省略できない部分については、データの変更（嗜癖対象や年代等）を施し個人の特定を回避した。次にグループワーク記録について用いる場合にも同様とした。また、「当事者研究」などすでに雑誌記事などに掲載することをメンバーたちが承諾したものについては、掲載された記述を優先して用いた。最後に回復過程の分析に関するデータとして収集したA－Cについては、インタビューの際に論文の目的を書面にて示し承諾を得た。またD、E、Fについては、私が直接インタビューを行なったものではなく別の目的にて行なわれたものである。インタビュアーである平澤（NPO法人リカバリーにて週に一度身体に働きかける「ソマティクス」を実践する臨床心理士）と、D、E、F自身に改めて論文のデータとして使用する承諾を得た。論文における個別の記述に関してはあらかじめ提示し、本人と協議のうえ必要があれば加筆訂正を行なった。

第二に、NPO法人ダルク女性ハウスについては、法人の支援活動全般を研究対象とし、また利用者のうち数名を抽出し分析対象とすることを理事会に書面で報告するとともに承認を得た。

上岡との対談のうち博士論文の作成という目的に限って行なわれたのは、二〇〇八年五月二六日のインタビューである。その他のすべてのデータについては、私と上岡が共著にて出版した書籍（『その後の不自由』医学書院）のために収録されたものである。うちFについては、私が聞き取りを行ない、その一部が著書に掲載された。なお上岡に対して、これらのデータを前掲書籍としてまとめるだけでなく、その内容を筆者の論文作成のためにデータとして使用することについて説明し承認を得た。

最後に、二〇〇八年五月日に単発で行なわれたグループワークについては、上岡自身が雑誌『精神看護』二〇〇九年五月号に掲載した「自傷行為からグチへ」をまとめる経過で、全国各地で行なっていた同様のグループワークの一回である。参加者には、ここでのグループワークでのエッセンスが雑誌および前掲書籍に使用される旨の説明を行なった。また、その際に同じくエッセンスを私の研究データとして使用することに関して承諾を得た。その内容については、個人に関わる情報については可能な限りこれを省略して記述した。

[ii]分析方法としては帰納法を用いた。まず分析データを読み込みながら「親密圏」と「身体」に関する記述を抽出し、文献（大嶋栄子（二〇一〇）「ジェンダーの視点からみる女性嗜癖者の回復過程——親密圏と身体に焦点をあてて」『北星学園大学大学院論集』一［五－二〇頁］）で示した三期（回復初期・回復中期・回復継続期）にあてはまるかどうかを検証した。次に三期それぞれにあてはめられた「親密圏」および「身体」の回復における主題をデータから見つけだし、それらを各期において命名した。

[1]大嶋栄子（二〇〇四a）「ジェンダーの視点からみる女性嗜癖者の回復過程」（北星学園大学大学院社会福祉学研究科二〇〇四年度修士論文）

[2]前掲

[3]中筋由紀子（二〇一一）「親密圏の始まり方／終わり方」、人文・社会科学＝編『愛知教育大学研究報告』六〇、一三一－

一三八頁
[4]臺 弘（一九七五）『精神医学と疾患概念』東京大学出版会
[5]斎藤 学・波田あい子＝編（一九八六）『女らしさの病い』誠信書房
[6]斎藤 学（二〇〇三）「嗜癖とジェンダー」『アディクションと家族』四五－一、三九－五二頁
[7]比嘉千賀（二〇〇〇）「女性のアルコール依存症」『こころの科学』九一、六四－七〇頁
[8]大嶋栄子（二〇〇四a）前掲
[9]井上輝子・上野千鶴子・江原由美子ほか＝編（二〇〇二）『岩波女性学事典』岩波書店
[10]Bassoff, E. (1991) Mothering Ourselves. Penguin Books USA Inc.（村本邦子・山口知子＝訳（一九九六）『娘が母を拒むとき――癒しのレッスン』創元社）
[11]水田宗子（一九九六）「序 母と娘をめぐるフェミニズムの現在」、水田宗子・北田幸恵・長谷川啓＝編著『母と娘のフェミニズム――近代家族を超えて』田畑書店、七－二〇頁
[12]Eliacheff, C. & Heinich, N. (2002) Mères-filles : Une relation à trois. Albin Michel.（夏目幸子＝訳（二〇〇五）『だから母と娘はむずかしい』白水社）
[13]宮地尚子＝編著（二〇〇四a）『トラウマとジェンダー』金剛出版
[14]中野和歌子・吉野玲児（二〇〇九）「うつ病とアルコール依存症との合併」『日本アルコール精神医学雑誌』一六－一、一九－二六頁／松本俊彦（二〇一〇a）「アルコール・薬物依存症と摂食障害との併存例をめぐって」『精神神経学雑誌』一一二－八、七六六－七七三頁
[15]斎藤 環（二〇〇八）『母は娘の人生を支配する――なぜ「母殺し」は難しいのか』日本放送出版協会／信田さよ子（二〇〇八）『母が重くてたまらない――墓守娘の嘆き』春秋社
[16]信田さよ子（二〇〇九）『共依存・からめとる愛』朝日新聞出版
[17]信田さよ子・上野千鶴子（二〇〇八）「スライム母と墓守娘――道なき道ゆく女たち」『ユリイカ』四〇－一四、七三－八八頁
[18]信田さよ子（二〇一〇）「生存戦略としての依存症」『現代思想』三八－一四、四二－四七頁
[19]酒井順子（二〇〇三）『負け犬の遠吠え』講談社
[20]諸橋泰樹（二〇〇二）『ジェンダーの語られ方、メディアのつくられ方』現代書館
[21]相良順子（二〇〇六）「子どもとテレビ」、伊藤祐子＝編集『現代のエスプリ別冊 ジェンダー・アイデンティティ――揺らぐ女性像』至文堂、二六七－二七九頁
[22]斎藤美奈子（二〇〇九）「アニメの国」、天野正子・伊藤公雄・伊藤るりほか＝編『新編 日本のフェミニズム7 表現とメディア』岩波書店、二〇六－二二〇頁
[23]国広陽子（二〇〇九）「メディアにおけるステレオタイプとしての主婦像構成の規定要因――観察結果の考察」、天野正子・伊藤公雄・伊藤るりほか＝編『新編 日本のフェミニズム7 表現とメディア』岩波書店、一九四－二〇五頁
[24]木村涼子（一九九九）『学校文化とジェンダー』勁草書房
[25]堀内かおる（二〇〇七）「教育とジェンダー」、井上輝

子・江原由美子＝編『女性のデータブック 第四版』有斐閣、九三－一一八頁
[26]森永康子＝編（二〇〇三）『はじめてのジェンダー・スタディーズ』北大路書房
[27]古矢野哲夫（二〇〇七）「ジェンダーの教育実践例」、遠藤織枝＝編著『ことばとジェンダーの未来図――ジェンダー・バッシングに立ち向かうために』明石書店、一五〇－一六四頁
[28]堀内かおる（二〇〇七）前掲
[29]加藤秀一（二〇〇六）『ジェンダー入門』朝日新聞出版
[30]宗方比佐子（二〇〇六）「職場のセクシュアル／ジェンダー・ハラスメント」、伊藤祐子＝編集『現代のエスプリ別冊 ジェンダー・アイデンティティ――揺らぐ女性像』至文堂、一一九－一二八頁
[31]服部良子（二〇〇七）「女性と労働」、井上輝子・江原由美子＝編『女性のデータブック 第四版』有斐閣、七三－九二頁
[32]妙木 忍（二〇〇九）『女性同士の争いはなぜ起こるのか――主婦論争の誕生と終焉』青土社
[33]小泉智恵（二〇〇六）「仕事と家庭のインターフェイス」、伊藤裕子＝編『現代のエスプリ別冊 ジェンダー・アイデンティティ――揺らぐ女性像』至文堂、一二九－一四〇頁
[34]Evans, K. & Sullivan, M. (1995) Treating Addicted Survivors of Trauma. The Guilford Press.（斎藤 学＝監訳、白根伊登恵＝訳（二〇〇七）『虐待サバイバーとアディクション』金剛出版）
[35]宮地尚子（二〇一〇b）「薬物依存とトラウマ――女性の依存症者を中心に」『現代思想』三八－一四、四八－七九頁
[36]宮川朋大（二〇一〇）「アルコール依存症の心理社会的治療」『精神科治療学』増刊号（今日の精神科治療ガイドライン）二五、六二－六五頁
[37]松本俊彦（二〇一〇b）「覚せい剤依存の心理社会的治療」『精神科治療学』増刊号（今日の精神科治療ガイドライン）二五、六八－七一頁
[38]水島広子（二〇一〇）『摂食障害の不安に向き合う』岩崎学術出版社
[39]Kim Berg, I. & Reuss, N.H. (1998) Solutions Step by Step : A Substance Abuse Treatment Manual. W.W. Norton.（磯貝希久子＝監訳（二〇〇三）『解決へのステップ――アルコール・薬物乱用へのソリューション・フォーカスト・セラピー』金剛出版）
[40]嶋根卓也（二〇〇七）「薬物対策とエビデンス・ベイスト・ポリシー」、石塚伸一＝編著『日本版ドラッグ・コート――処罰から治療へ』日本評論社、二一五－二三五頁
[41]Evans, K. & Sullivan, M. (1995) op.cit.
[42]上岡陽江・大嶋栄子（二〇一〇）『その後の不自由――「嵐」のあとを生きる人たち』医学書院
[43]市野川容孝（二〇〇七）「序章 交錯する身体――親密性を問いなおす」、鷲田清一・荻野美穂・石川 准・市野川容孝＝編『身体をめぐるレッスン4――交錯する身体』岩波書店、一一、二三－三四頁
[44]桶川 泰（二〇一一）「親密性・親密圏をめぐる定義の検討――無定義用語としての親密性・親密圏の可能性」『鶴山論叢』vii-xxvi頁
[45]齋藤純一（二〇〇八）『政治と複数性――民主的な公共性

にむけて』岩波書店

[46]妻鹿ふみ子（二〇一〇）「福祉国家の思想的原理としての社会的連帯の再編をめぐる一考察——人称の連帯の再編に注目して」『社会福祉学』五〇－四、三－一四頁

[47]金井淑子（二〇〇九）「家族・親密圏・根拠地——親密圏の脱・暴力化と自己領域」、飯田隆・伊藤邦武・井上達夫ほか＝編『岩波講座哲学12 性／愛の哲学』岩波書店、一三七－一六八頁

[48]中筋由紀子（二〇一一）「親密圏の始まり方／終わり方」、人文・社会科学＝編『愛知教育大学研究報告』六〇、一三一－一三八頁

[49]大嶋栄子（二〇〇四a）前掲

[50]葛西賢太（二〇〇七）『断酒が作り出す共同性——アルコール依存からの回復を信じる人々』世界思想社

[51]大嶋栄子（二〇〇四a）前掲

[52]大嶋栄子（二〇〇四b）「暴力被害者の安全とつながりの感覚、その再生を目指して」『社会福祉研究』九一、六三－六九頁

[53]Bass, E. & Davis, L.（1994）The Courage To Heal. Linda Michael Literary Agency.（原美奈子・二見れい子＝訳（二〇〇七）『新装改訂版 生きる勇気と癒す力——性暴力の時代を生きる女性のためのガイドブック』三一書房）

[54]ダルク女性ハウス「なまみーず」＝編（二〇〇八）「ローリエちゃんの一カ月——生理のあるカラダとつきあう術」『精神看護』一一－二、六四－七八頁／ダルク女性ハウス＝編（二〇〇九）『Don't you?——私もだよ』NPO法人ダルク女性ハウス

[55]大嶋栄子（二〇一〇）「ジェンダーの視点からみる女性嗜癖者の回復過程——親密圏と身体に焦点をあてて」『北星学園大学大学院論集』一、五－二〇頁

[56]前掲

[57]上岡陽江（二〇〇八）「私たちはなぜ寂しいのか——回復とは何か」『精神看護』一一－三、二〇－四五頁

[58]齋藤純一（二〇〇三）「親密圏と安全性の政治」、齋藤純一＝編『親密圏のポリティクス』ナカニシヤ出版、二一一－二三六頁

第3章 不自由を生きる「彼女たち」
身体と生活の奪還

本章では、女性嗜癖者の抱える困難を「生活世界」という観点から描きだす。本書が最終的に目的とするのは、ジェンダーという視座を中心に据えて、女性嗜癖者への新しい援助モデルを構築することである。その具体的方法であるソーシャルワークは、生活を抜きにして語ることができない。前章で示した類型も回復過程も、当事者の生きる世界と密接な関わりをもつ。とりわけ、彼女たちがどこで誰とどのように暮らし、そしていかなる時代、社会体制、価値といった制約のなかで生きるのかという実態の把握なしに、ソーシャルワークが目指すものを描くことはできない。したがって本章では、女性嗜癖者への援助モデルを構築するに先立ち、その生活を的確に捉えようと試みる。

第1節では、これまでの依存症支援が心理社会教育と集団における相互援助を中心に展開され、生活に目を向けたものがきわめて少なかったという事実を振り返る。そして、私たち援助者がまず彼女たちの生活世界を理解するときの手がかりについて整理する。

第2節では、私の実践や聞き取り調査の結果をもとに、女性嗜癖者がその対象と出会い、使用（行動）を続けながら「生きていくことがどうにもならなくなる」事態を、〝促進させてしまう〟要因について整理する。彼女たち自身ときわめて小さなその周辺との関係から、社会全体で起こっている事象との相関までを図示して、彼女たちの生活世界を捉える試みである。

第3節では、彼女たちが逆にアディクションを手放すこと（あるいは遠ざけようと試行錯誤すること）、つまり「この社会で自分らしく生きようとする」試みを〝促進する〟要因について整理する。前節と同じようにミクロ、メゾ、マクロなものとして相関図には何が示されるのかを確認していく。

私が長い間学び実践してきたソーシャルワークの領域では、生活支援という言葉がテキストのあちこちに溢れている。しかし若いソーシャルワーカーの多くは、フィールドに入ってはじめてその現実にふれ、時に圧倒される。問題は面接室のなかではなく、彼女たちの暮らしのなかで起こっている。そのときに、援助者は暮らしの風景の何に目を留めるのだろう。どこに危機感を感じ、あるいはほっとするのだろう。窪田の言う「生の営みの困難」[1]そのものである彼女たちの暮らしのディテールが、私たちに語りかけるものを受け取らなければならない。その意味と意義の見取図を、本章で示していきたい。

1　生きることを支える──「生活世界」と「援助」

1　見失われた生活世界──医療とソーシャルワークの死角

窪田は、嗜癖問題からの脱出や回復の過程について、社会的、心理的、さらに人間的にきわめて複雑であるため、その理解と援助にあたってはソーシャルワークのさまざまな理論を用いる必要があるという[2]。たとえば本人および家族の援助における課題中心アプローチ、あるいは回復過程の鍵とも呼ばれる治療意欲の強化に用いられる危機介入理論、多様な家族療法や認知行動療法の応用、またネットワーク・セラピーなどがある。これらはソーシャルワーカーが嗜癖問題に取り組むときの理論的基礎となり、また具体的指針や援助の手がかりともなっている。同時にこれらの理論が嗜癖問題に適用されることによって、理論と実践を深める契機となる。

私が精神科病院で嗜癖問題の専門治療に従事していたのは一九八七－一九九九年だが、窪田が指摘する通りの毎日であった。このとき援助者の関心は、いかに問題を否認する本人を治療に導入するか、家族にイネイブリング（結果として間違った手助け）を止めてもらうか、そして本人にはいかにして嗜癖行動を〝止めつづけてもらうか〟という三点に集約されていたと言ってよい。今から振り返ると、臨床ソーシャルワークといった色彩の強いものだった。そうした傾向が強まった背景に、嗜癖問題はそれまでのような医師を頂点に置いた薬物療法中心の上位下達型医療では歯が立たず、むしろ医師がリーダーとなり援助者が機関を超えてチームを編成し、チームのメンバーがそれぞれに得意とするアプローチを持ち寄りながら本人と家族に関わって成果を出すネットワーク形式が有効であるという事情があった。したがって、ソーシャルワーカーもチームの一員としてさまざまなスキルを磨き、実践しており、それが結果として理論の補強に寄与したと言ってよい。

しかし、そこには完全に抜け落ちていたものがあった。それは「嗜癖当事者はどのような生活を送っているのか」という視点である。正確に言うと、当時の私たちは嗜癖問題の増悪によって心身のバランスを損ない、家族を巻き込み疲弊させ、経済的に破綻するといった「転落の物語」をなぞって、当事者の生活を理解したかのように錯覚していた。転落の物語にはサラリーマン編、自営業編などのバリエーションはあるが、その人となりを描きだせるような包括的な把握ではなかった。女性の場合には主婦編、摂食障害とアルコール依存で周囲を巻き込む娘編があったが、事情は同じことだった。

ところで医療機関が行なうのは、嗜癖問題を病気として診断すること、病気のメカニズムについて教育すること、そして同じ問題を抱えながら回復過程にある人に出会わせることである。入院治療を終えると本人たちはそれぞれの生活へと戻るが、嗜癖問題の再発が繰り返される過程で、帰る場所を失うこともある。このような場合に医療機関は、当事者の生活の場として治療共同体へ紹介する。医療機関が当事者と最も深く関わるのは、本人の症状が再発した場合である。しかし入院とは本来的な意味での〝生活の中断〟だから、医療機関では嗜癖当事者の生活そのものを支援するという機会が驚くほど少ない（皮肉なことに、最も深く生活という部分に関わるのが、入院の長期化に伴うアパートの退去支援などである）。単身者の生活支援は、自助グループの仲間による相互支援が中心となる。あるいは入院者同士が退院後に連絡先を交換するなどしてゆるやかにつながり、必要な情報交換を行ない、手続きの同行支援などを互いに無償で手伝う。

橋本は、アルコール依存症者が社会的に孤立していることを問題視する。彼らには身近な社会ネットワークとの関係悪化や破綻が起こり、そのために環境との関係性が脆弱になり、問題解決（嗜癖からの回復）に取り組むためのコンピテンスの発揮に対して自信を喪失した状態にあるという。またアルコール依存症は医療機関で「治癒」しない病気であり、それまでの飲酒を中心とした生活から酒なしの生活へと反転した生活様式を定着させなくてはならないが、そのためにはリハビリテーション過程が重要だと橋本は指摘する[3]。

日本では一九九一年から、自治体によるアルコール依存症を対象とした作業所（精神障害者小規模作業所）への補助金給付が認められ、昼間の生活拠点を創ることが可能になった。これを受けてアルコール依存症者が平日の昼間に、安心して過ごせる場が生まれはじめ、その利用を通して生活基盤を構築できるようになったのである。しかしアルコール依存症者の地域生活支援の試みが展開しているにもかかわらず、生活支援の視点からの報告は見つけることができない。依存症者が昼間に集える居場所ができたものの、暮らしとその居場所の連結にまで実践が追いついてはいなかったと考えられる。

嗜癖問題が福祉サービスの対象となっていくのは、一九八七年の「精神保健福祉法制定」を契機とする。それまでは寄付金や利用者の自己負担が主な財源であった治療共同体のなかに、精神障害者の保健福祉サービス事業者として助成金を受けるものも出はじめた。公的資金を得るまでほとんどの治療共同体では、当事者スタッフが有給であっても非常に低額で（なかには生活保護を受給しながらスタッフとして働く者も少なくなかった）、社会保険がつかないなど不安定な身分であった。しかし彼らは、労働者というより「回復のステップ」を新しいメンバーに伝えることを使命とするため、その使命感が不安定な生活水準を凌駕する状態にあったと言える。そこで助成金を受けることによって運営は安定し、当事者スタッフの労働環境も改善されていった。こうした状況を反映して、利用者負担と助成金の財源確保により、日中活動場所としての精神障害者小規模作業所、そして共同住居が運営可能となり、その数は順調に増えていった。

また同じ時期に、医療機関による嗜癖当事者の地域生活支援も始まった。具体的にはデイケア・ナイトケアの開設、医療法人が設置主体となった共同住居における支援の開始である。都市部では精神科クリニックに付設の嗜癖当事者のためのデイケアが次々と設立された。コメディカルによる各種グループワークや集団療法などを通じ、利用者は一日の大半をクリニックで過ごす。利用者が断酒継続中にうつ病の症状を再燃させたり、再飲酒が見られたりする場合には、スタッフによる訪問看護によって治療介入などを行なう。たしかに嗜癖当事者の地域生活支援はしているのだが、医療機関による「囲い込み」とも呼べるコントロールであり、そのなかで完結する暮らしが果たして地域生活と呼べるのかという疑問も生じる。

清水は、平成年代に入って整備が進む障害福祉サービスのなかに治療共同体が含まれることへの懸念と、地域生活支援プログラムの対象者として嗜癖当事者が「精神障害者」という自己認知を前提とできるかという疑念を

表1　アルコール問題に関するサービスの累積的展開

時　期	サービスの累積化	キーワード
昭和30～40年代	治安保護・医療	アル中・慢性酒精中毒
昭和50年代前半	保護・医療・保健サービス	アルコール依存症
昭和50年代後半～60年代	医療・保健・教育サービス	アルコール関連問題
平成年代	医療・保健・教育・福祉サービス	アルコール依存症者の社会復帰・地域生活支援

（出典：清水、2004、73頁）

示している〔4〕（表1）。治療共同体は、嗜癖問題が一般精神科医療において忌避される傾向があったために、当事者がみずからの回復を求めて生まれた。不安定な労働環境にもかかわらず、当事者スタッフが新しいメンバーの援助を行なうのは、その援助を通じて自身を点検し、結果として自分の回復を進めることになるという動機による。しかし治療共同体の財政基盤が国の施策による公的資金となることで、運営は安定し労働環境は改善される一方、国の方針に従い制約を受けることにもなる。清水は、治療共同体のなかでもＮＰＯ法人格を取得し福祉サービス体系に組み込まれるものと、そうでないものとの対立が生じていると述べる。さらにその対立は、地域生活支援活動が法制化された事業として展開されるときに生じる「義務性」が、いつしか「内発性」ないしは「自発性」を本質とする自助の精神を萎縮させたり、浸食したりすることへの警戒の有無によるという。また〝精神障害者〟という認識に関して、嗜癖当事者に地域生活支援サービスのニーズがあることは間違いのない事実であるが、反面、当事者自身の語りには、いわゆる精神科病院に入院している患者と自分は違うという精神障害者への忌避が透けて見えるという。したがって今後、嗜癖当事者の地域生活支援を制度化の流れで考えるときに、「精神分裂病」を統合失調症へと改称したように、精神障害者という呼称そのものを変えるのか、あるいは嗜癖当事者がみずからを精神障害者と認知していくのか、「折り合い」をつけることを迫られるだろうと、清水は指摘する。

ここまで嗜癖当事者の生活がどのように描かれてきたかを述べたが、それらはどれも断片であって、当事者の生活世界、すなわち嗜癖行動と結びつく「生の営みの困難」の全体像を浮かび上がらせるものではない。

白澤はソーシャルワークの目的を、人々の社会生活機能を高め、地域での生活を可能にするよう支援することだとしている。さらに地域生活が可能になるだけでなく、人間の福利（Well-being）の増進や、質の高い生活（Quality of life）を目指すことが目標でもある。そしてソーシャルワーカーの具体的な仕事の内容として、①人々と社会資源を調整する、②サービスなどの社会制度が効果的で機能するように推進し、社会政策の改善と開発に関わる、③人々が問題を解決し、困難に対処する能力を高めるように関わる、という三点に整理している[5]。こうしたソーシャルワーカーの仕事はまさに人々が「社会生活を可能にしていくために」行なわれるため、その意味でソーシャルワークとは人々の生活を通して、環境と人、その関係に働きかける。言い換えれば、医療において医師が病気そのものに、看護師が療養する身体にまなざしを向けるとすれば、ソーシャルワーカーは人々の「生活」にまなざしを向ける。では、ここでいう「生活」とはいかなるものを指しているのだろうか。

高田は、最も単純に考えると生活とは「生きて活動すること」という意味だが、それは三つの部面を含んでいるという[6]。その三つとは、まず生きていること、すなわち身体・生命をもって存在する人間が主体であることである。次に、この主体が活動すること、すなわち社会的・文化的営みや行為の過程を展開することである。そして最後に、主体は現実の社会、すなわちこの世で生涯の生活の時間と、生活の場および空間をもった存在である。したがって社会福祉・地域福祉の観点から生活を考察する場合には、これら人間・過程・空間が基本的要件となるという。そして生活へのアプローチには「生活実態」の認識と「生活構造」の認識という側面があるが、それぞれを客観的に捉えて分析し、問題を明らかにして、その是正や解決の方向を示すことが求められる。いずれにしてもソーシャルワークは、実態にせよ構造にせよ、人間と過程と空間から「生活に何が起こっているのか」を通して組み立てられる。

嗜癖行動が引き起こすトラブルの数々や巻き込まれる人々の混乱には、ある種の共通性がある。こうした「転落の物語」で描かれるのは、嗜癖当事者から見た（〝酔い〟のなかで事実がところどころ強調あるいは過小評価された）生活の断片であって、ホリスティック（全体的、包括的）なものではない。葛西は、依存症者がアルコールを摂取すること以外に関心が向かなくなっていた時期の生活状況や、周囲の人にどう迷惑が及んでいたかという認識は、〝酔っていた〟ことにより記憶が薄れがちで、当事者にもよく把握されていない場合が多いと指摘する［7］。本来ソーシャルワークは、社会制度や社会政策との関連において「生活」に目を向けながら嗜癖を捉えていかなくてはならないが、医療機関では嗜癖を止めるための治療的な介入に焦点が向きがちである。また治療共同体では共同生活への適応は求められるものの、各自が抱える生活上の困難は当事者自身にも自覚されることが少ない。そのため当事者スタッフにも相談されずに埋没し、単身生活に移行してはじめてわかる、あるいは他の入寮者とのトラブルという形で表出される。このように見ていくと、嗜癖問題の背後にある「生活」にまなざしを向け、本人が問題を解決し困難に対処する能力を高めるように関わるなど、嗜癖問題をホリスティックに捉えた働きかけが十分ではないことがわかる。

嗜癖問題が表面化し加速度的に増悪する時期も、逆に嗜癖問題が止まって「嵐」がいったん収まったように見える時期も、高田の言う「生活」の三つの部分がどのようになっているかを捉えることにより、ソーシャルワークが関わるべき課題が明らかになる。それによってソーシャルワーカーは、嗜癖当事者の社会生活機能を高め、地域での生活を可能にするよう支援することができる。

とりわけ女性嗜癖者の「生活」は、自助グループの広報誌や手記などを除くと、具体的に記述されることが少なかった。これまで治療に関する専門書では、嗜癖行動を止めるにも生活を再建するにも治療共同体や自助グループが必須と指摘して終わるのが常だったが、そこで終わらせては不十分である。近年ソーシャルワークの実践理論にせよ方法論にせよ、その論述において生活という言葉を見ないことがない。しかし嗜癖問題に関しては、生活を具体的に捉え、その実態や構造が孕む問題を鋭く提示する論考が少ない。だからこそ嗜癖問題のソーシャルワークは「生活」の全体を捉え、その部分と全体の関係を具体的に論述しながら、同時に問題点を探りだし、解決に向けた調整を始めなければならない。

2　女性嗜癖者の生活世界を描く——ハビトゥスとジェンダー認識

では、どうすれば嗜癖当事者、とりわけ女性嗜癖者の生活全体を構造的に描きだすことができるだろうか。彼女たちの生活は嗜癖行動そのものを含め、どのような構造とメカニズムによって病的状態へと加速するのだろう。逆に病的状態からの離脱、そして生活の再構築へ向けて変化する過程には、何が機能しているのか。それらを明らかにするためのフレーム（枠組み）を、フランスの社会学者ピエール・ブルデューの生成論的構造主義を生活構造論に援用する渡邊の論考[8]、そして江原による「ジェンダー秩序」に関する論考を手がかりに生成してみることにしよう[9]。

渡邊は、社会生活が構造化されつつ変動していくときに、ハビトゥスを介しつつ行為者の実践が社会の構造と動的に相関する関係構造を明らかにしていくことで、人が生きる限りある生活を捉え、その構造をダイナミックに把握することが可能だという。ハビトゥスとは、ブルデューの社会理論の中核を占める概念である[10]。ブルデューはそれを、客観的必要性の身体化の産物であり、徳性と化した必要性だという。また客観的な諸条件を認識し、その状況に合わせて調整される「ゲームのセンス」とも言われるものだとする。またハビトゥスとは終始一貫して関係的な概念であり、身体化された歴史、つまり身体と化した歴史としてのハビトゥスは、物象化した歴史それ自体とコミュニケートしているという。すなわち個人と社会との対立関係で世界を捉えるのではなく、一方には制度や図表や書物といった物象化した形で存在する社会があり、他方にはハビトゥスという形で存在する身体化された社会がある。さらにハビトゥスとは、私たちの内にある言動・行動の生成原理でもある。人々は社会的学習によって持続的、恒常的、体系的な諸性向を獲得する。つまり個人を個人たらしめている特徴を、生来の性格といったものに帰せられるものではなく、社会的に獲得されたものとみなすのである。同時にそれは後天的に獲得されるものでありながら無意識的であり、自分たちの統制の及ばないものでもある。そしてハビトゥスは構造化する構造、つまり慣習行動を生みだす構造であり、同時に、構造化された構造でもあるという二重性をもつ。

渡邊はハビトゥスの概念を用いて、まず社会生活を三つの水準と三次元の空間として捉え、そこでハビトゥスを介した行為者の実践が行なわれることを通じ、生活の構造的把握を行なおうとする。三つの水準とは、①個人の生活領域、②地域生活の生活領域、③全体社会の生活領域であり、三つの次元とは、①実践、②場（界）、③象徴である［i］。

ソーシャルワークの領域では、援助範囲を同じように三つの水準に区分し実施する考え方が知られているが、それは表2のように整理される。

渡邊の試みは、理論と当事者の実践をつなぐことに向けられている。渡邊は福祉の側から見て、そこに生起する諸問題の間や内部に生じる矛盾は、矛盾の一方をいかに分析的に明らかにしても、矛盾の解決にならない限り現実の側の要請に応えたことにはならないという。特に現実の問題への接近にとって、ブルデューの「実践感覚」がきわめて適合的な理論であるとし、これを取り入れながら人々の新しい〝関係性〟に基づく「生活構造」の存

表2　ソーシャルワークにおける援助範囲とその機能

水準と名称	援助の範囲	援助の機能
ミクロソーシャルワーク	個人・家族	仲介・媒介・力を添える・教育・評価・ケースマネジメント・弁護
メゾソーシャルワーク	小集団・組織	仲介・媒介・教育・促進
マクロソーシャルワーク	地域社会・国内	先導・交渉・弁護・公報・組織・媒介・コンサルタント

（出典：白澤、2010、47頁）

在を明らかにしようとしている。本書が描こうとする女性嗜癖者の生活世界を考えるとき、嗜癖問題はそれ単体で出現するものではないと言える。文化資本や象徴資本、そして実践としてのハビトゥスという次元、さらにミクロ、メゾ、マクロという水準での交互作用が関係している。また象徴次元である情報やコミュニケーションという要素も「嗜癖行動」の発生や持続を可能にすることから、渡邊の論考を用いて女性嗜癖者の生活世界を構造的に捉えていく（表2）。

次に生活世界のフレームを考えるうえで、盛山によるブルデューの整理を参照する〔11〕。盛山は「文化的再生産論」が、階級の存在を前提に、階級が親から子へと再生産されるメカニズムを「文化資本」の継承によって説明しているとする。文化資本とは文化的趣味嗜好、洗練された言葉遣いを可能にする言語能力、教養といった、幼児期から家庭環境のなかで身につけていくと想定される個人の特性である。ブルデューによれば、文化資本によって学歴達成が決まるため、同じように階級が再生産される。これに対してコネクションやネットワーク、名声といった「人々の階級的地位達成において活用される社会化系的な資源」を「社会資本」と命名した。

またブルデュー理論の中核理論である「象徴権力」について、盛山は、象徴とは本来「意味の記号」であって「意味そのもの」ではないが、象徴権力という表現によって、単に「記号が権力をもつ」のではなく「意味世界において価値づけられたものが、そのことによって権力をもつ」としている。この理論は、権力が経済的な階級構造によって規定されており、権力闘争を経済闘争であるとする正統派マルクス主義の考えに対して、象徴的な利害や価値が経済構造を形成しているとした。何が優れているのかを判断するのは多数派による評価であって、一度この評価が得られると、その評価がさらに評価を呼んで「客観的」なものとなっていく。つまりブルデューは、人々が価値があると思っていることが権力や影響力の源泉になっていると考えたのである。したがって権力とは意味的な現象であると盛山は言う。というのも、人は多数派が権威を付与したものに価値を見出して服従するからである。ただし盛山はブルデューがあたかも権力や階級そのものが存在するかのように述べながら、それについての明確な定義をしていないとも指摘する。そのためブルデュー理論は、階級や権力といった客観的なものの成立機制を明らかにするのではなく、**「私たちが客観的だと思っているものが、むしろ主観的な意味世界によって構築されたものであることを示している」**という（強調筆者）。

女性嗜癖者の場合には、どのような資本からも見放された状態を経験していることが少なくない。それはまさに文化的再生産という概念で説明される。親世代から続く貧困は、経済資本だけでなく文化資本や社会資本の枯渇につながる。逆に経済的に裕福でありながら、継承すべき文化資本が枯渇する事例もある。この場合に影響を与えているのは、文化資本に対する前世代の評価（モノとカネ至上主義など）、あるいは象徴次元としてのコミュニケーション要素、言語要素の著しい欠落（家では新聞をとったことがない、マンガ以外の本がない、食事が用意される代わりに千円札が置いてあるなど）がある。また、「自分はダメな人間だから誰からも相手にされない」と考え、あえて自分を痛めつける相手との関係にとどまる＝服従するとしても、その服従の有効性は客観的事実ではなく、その人自身の意味世界に依存している。つまり、ＤＶ被害者が暴力的な関係にとどまる場合に、誰の目にも「危険である」という客観的事実があるにもかかわらず逃げないのは、被害者本人にとってとどまる意味があるからである。しかし、被害者本人の意味世界もまた構造化されたものであり、本人固有の意図や意識とは限らないことは言うまでもない。

これまでソーシャルワークが環境を捉えるときに、その構成因子あるいは要素を羅列し提示するだけで、その関連について十分な検討が加えられてきたとは言いがたい。したがって、援助する側から客観的に捉える環境因子だけでなく、本人の側から意味のあるものとして捉える環境因子に着目し、その動的な「構造化する構造」と「構造化される構造」の両方を見ていくことが必要である。

次に、彼女たちの生活世界を描きだすために重要な要素となるジェンダー認識について、江原を参照しながら見ていこう。なおここではジェンダー・アイデンティティ、ジェンダー役割などに関する捉え方をジェンダー認識と呼ぶことにする。

江原は、ジェンダー不平等の原因を制度の不備あるいは個人の行為選択に求めるのは意味がないという。むしろ「構造化の理論」を使って、これまでの捉え方を見直すことを提唱している。江原はアンソニー・ギデンズの「構造の二重性の定理」を引きながら、行為と構造は二元性ではなく二重性として把握されなければならないという。社会システム〔ii〕の構造特性は、社会システムを構成する実践の媒体であるとともに、その帰結である。構造が人々のルーティン化された活動によって再生産され、「構造」となっていく。さらに「構造化の理論」によれば、日常生活において繰り返されている「ルーティン的実践」に含まれるジェンダー認識（たとえば身体動作や話し方など）は、あまりに自然であるために、いつの間にかアイデンティティの構成要素となってしまうといった形で組み込まれる。またブルデューのハビトゥス理論も、ゲームのプレイヤーのように、仮に行なうことができてもどう行なっているのかを言葉で説明できない〝身体技能〟を身につけることによって社会的世界に参加していることを理論化している。

江原は、「ルーティン化された日常的実践」や「慣習行動」は、「適切か不適切」「美しいか汚い」といった知覚図式を基盤として維持されるが、「男らしさ」や「女らしさ」といったジェンダー認識もまた、こうした「ルーティン化された日常的実践」や「慣習行動」によって当たり前のこととして身につけるという。そしてそれらを身につけることにより、一人前の女性や男性と自分を認識し、周りからもそのように認められる。すなわち行為者にとって、「男らしさ」や「女らしさ」の獲得は、ひとつの能力の獲得とも感じられるために、「男らしさ」や「女らしさ」が肯定的に受けとめられ、身につけるという行為自体が「男らしさ」や「女らしさ」の再生産につながるという構図になる。しかしこうした構造再生産の構造に問題がある場合について、江原はDVを例に挙げて次のように言う。すなわち、「逃げたくても逃げられない状況」とは、単に第三者が判断した客観的チャンスの問題としてのみ判断されてはならない。「構造化の理論」について述べたように、私たちの実践は可能性がない、あるいは変えられないことをあらかじめ排除するような知覚図式のなかで行なわれている。したがって、被害者が逃げるという選択肢を減らし、DVは重大な社会問題という認識の形成が妨げられ、社会的支援の整備が遅れることは、結果として被害者の「逃げない」選択肢をさらに増やして、DV的関係が再生産されてしまう結果につながっている。このように「構造化の理論」は、ジェンダー認識を考えるうえで「ルーティン化された日常的実践」がなぜ維持されるのか、なぜそれが人々自身にとって「自然な」実践に感じられるのかを説明することができる。

私は女性嗜癖者の類型化を、母親との関係に起因する（内側の）ジェンダー・バイアスと、社会における女性をめぐる表象に代表される（外側の）ジェンダー・バイアスの強弱の組み合わせによって行なった（第2章）。前者はまさに「構造化の理論」によって母から娘へと再生産されてきた。また後者も「ルーティン化された日常的実践」が自己肯定や評価と結びつくことによって強化・再生産されるという私の観察と一致する。したがって、女性嗜癖者のジェンダー認識が構造化される構造を描きだすことで、嗜癖行動を含めた生活の全体像にジェンダー認識がどのように絡み合い、再生産され、生活に影響しているかをつかめるのではないだろうか。

ここまで渡邊と盛山、そして江原による生活の構造的把握についてレビューを行なってきた。

次に渡邊の概念図、および江原の実践と解釈実践の図を参照しながら作成したのが、女性嗜癖者の生活世界を捉えるフレームである[iii]（図1）。

嗜癖問題が加速度的に増悪していく様子については、先述したように当事者の語りや自助グループの機関誌を通じて、主に嗜癖対象への没入を中心に描かれるが、生活全体を捉えたものはこれまでなかったと言ってよい。また女性嗜癖者の回復過程における生活全体についても同様である。第2節では、まず援助者が出会う前の女性嗜癖者の生活世界を、私の作成した「嗜癖促進機能（Function）」を媒介とした、生活の構造的把握のためのフレームを使って描きだす。そして第3節では、援助開始後の女性嗜癖者の生活世界を、同じく「社会適応機能（Function）」を媒介とした、生活の構造的把握のためのフレームを提示しながら、具体的に描いていく。

2　転がる「生活世界」①——嗜癖促進機能

女性嗜癖者が援助者に出会うまでには長いプロセスがある。上岡との共著『その後の不自由』では、嗜癖問題について必要な援助にたどりつくまでに、彼女たちに何が起こっていたかは記述されることが少なかったために、その内容は援助者にもあまり知られていないと指摘した。援助者につながるまでに女性嗜癖者を支えてくれたのは、司法や学校、職場の仲間、そして友人など、医療機関の専門職以外の人たちである。

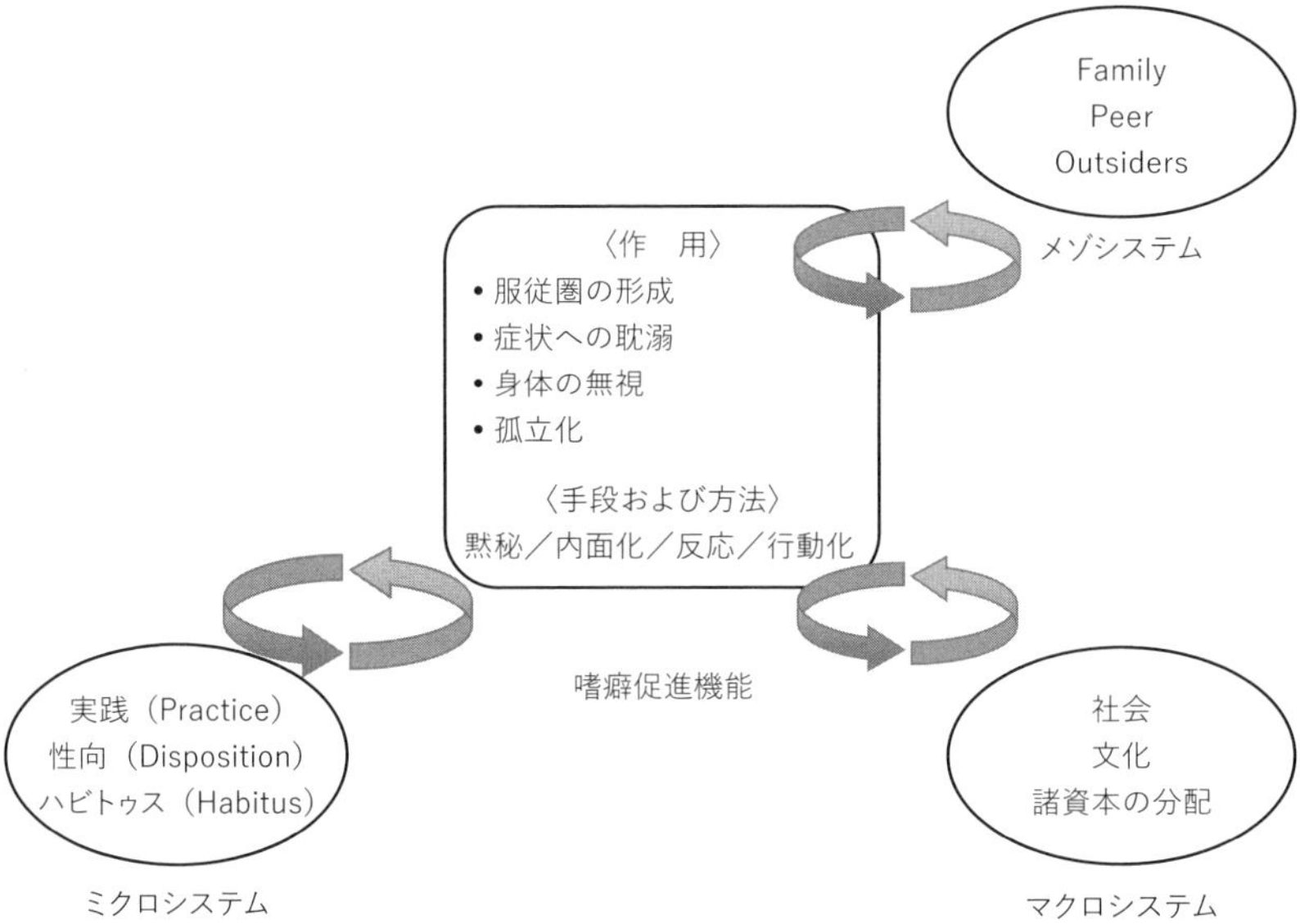

図1　嗜癖行動を促進する状況

彼女たちの多くはすでに一五歳くらいからさまざまな問題を抱えている。そして、困難な状況をケアされる経験もないまま、その問題から回避しようとして逆にさらに別の困難を呼び込む。こうした経過のなかで出会うのが嗜癖問題である。したがって彼女たちは嗜癖者としてではなく、はじめは不登校や非行、引きこもり、うつ、DV被害者、時には子どもを虐待する母親として関係機関に登場することが多い。ここでは嗜癖に没入していく生活世界について、前節で整理したフレームを使いながら、何が嗜癖行動を促進するのか、それぞれの要素がどのように相互作用を起こすのかを見ていく。

図1（前出）は、嗜癖行動を促進する状況の全体像を示したものである。それぞれ当事者である女性（ミクロシステム）をはじめ、メゾとミクロに含まれるものが配置され、中央にはこの三つと相互作用を起こしつつ嗜癖行動を促進する機能が四つの作用として描かれている。まず、この四つの作用について順に説明していく。

1　服従圏の形成

服従とは他者の意志や命令に従うことである。「服従圏」とは、私が齋藤の「親密圏」[12]と対比させるために生みだした造語であり、次のように定義する。服従圏とは、他者の意志や命令を最優先させることにより他者に同化し、命令者の痛みを背負いながらその調整と緩和にみずからのエネルギーを注ぐことを求められる、退出不能な領域である。

『その後の不自由』では、女性嗜癖者の原家族が多くの問題を抱えて孤立しがちであること、そのため家庭内には緊張感があり、本人は小さい頃から緊張の調整および緩和という役割を引き受けやすいことを述べた。直接本人が親あるいはそれに代わる大人から攻撃される（たとえば身体的暴力）場合には、暴力の理由がどのようなものであれ逆らわずに服従する。それは加害者が怒りを放出し緊張の閾値が下がることを意味するため、服従が生き延びるための条件となる。また母親自身が抱える葛藤や哀しみを、子である本人が受けとめるという関係性のなかにも服従が働く。それは母親の葛藤や哀しみに本人が共鳴することで母親を支えようとする試みである。本人は母親の緊張感を察知し、いかに共感することでその閾値を下げるかに腐心するうち、母親の感情と自分の感情に区別をつけられなくなり、母の感情に沿って生きようとする。いわゆる境界線を壊され、自分を他者に同化させることで生き延びる。傷として残るような命に関わるような激しい暴力も、葛藤や哀しみを自分より脆弱で本来守るべき子どもに垂れ流す形で振り向ける静かな暴力も、本人には〝従う〟以外の選択肢がない(と思い込まされている)。

もちろん従わないという抵抗を試す者もいるが、その選択がさらに事態を悪化させた経験を経て、「もめて殴られるより、我慢してやりすごす」という日常実践が服従を強化していく。しかも家庭内の緊張感と服従は口外を禁じられている(言葉による禁止もあれば、態度による禁止もある)ため、本人はひとりでこの状態を背負う。ゆえに服従の関係性は日常実践を通じて固定化され、家庭の外側から情報が入らないため比較するものがなく、起こっていることを客観的に評価できないなかで服従圏が形成される。服従圏の形成には、本人が外の世界に対して黙秘すること、また暴力や緊張感の漂う現実が当たり前であるという理解をみずからに与えて内面化する作業の繰り返しが不可欠である。次の当事者の語りは、このような服従圏の形成を表現している[13]。

両親は仕事一筋なところがあって、それは家族を守るためだって子ども心に分かっていたから、大人の世界を邪魔しちゃいけないっていう気持がすごく強かった。自分に何がおこったとか、そういう面倒くさいことは親に言ってはいけないと思っていたから、すごく悲しいことがあったり、怖い体験をしたりしても、それは親には絶対言えなかった。(中略)いつも人の目、特に**両親が感じていることとか、両**

親の機嫌をいつも気にして生きていた。

だけど、ずっとそういう風にしているうちに、自分以外の人が感じることとか考えていることが、私にとってすごい大切なことになってきて、**自分が一番じゃなくなってきて、自分がなくなってきちゃった。**

（みみ／抜粋／強調筆者）

おじいちゃんは、治療していないけどアルコール依存症。おばあちゃんがおじいちゃんをアルコール依存症の病院に入れるのを嫌がって。**お母さんが、お母さんの両親からもらってきたのは「親は絶対」**ってことかな。子どもに反抗期なんてあってはいけないって……、だから親のいうことをきかない子どもはおかしい子って感じてた。そういう感じで育てられて、何かにつけて「〜しなければならない」、「〜してはいけない」って言われた。（中略）親は仕事は絶対だし、**親の優先順位が私の優先順位になってたのね。**お母さんはキャリアウーマンで地位や名誉もある仕事で。だから他の家とは違うから、他の子が遊べても私は遊べなくて当たり前。「お母さんは凄い人や、立派な人や」って思ってたんですね。

（しょうこ／抜粋／強調筆者）

彼女たちの語りには、家族のなかで特に親の価値を自分の価値として引きつけて内面化し、それにしたがっていくうちに自分の考えや感情を見つけられなくなっていく様子が表現されている。そしてそのことを口外せず表面的には適応していく。しかし、服従圏において自分ひとりが家族の緊張の調整と緩和を背負いつづけるうちに、自分の痛みと人の痛みの区別がつかなくなる。それは自分を二の次にして他者の痛みをなんとかしようとする行為、あるいは自分の痛みも誰かに背負ってほしいという期待へと変わる。問題や問題のある人に巻き込まれ、その経過で嗜癖問題と出会うことになる。なかでも摂食障害については、こうした世代間で継承される緊張が症状を形成していくとする臨床報告がある［14］。

では、メゾシステムである家族は、何に服従をしているのか。女性嗜癖者の親世代もまたその親の価値を内面化してきたことは想像に難くない。私の研究対象四一例を見ても、世代間境界が曖昧か希薄であり、職業や社会的役割など親（女性嗜癖者の祖父母）が価値を置くものを子ども（女性嗜癖者の親）に獲得するよう奨励し（文化資本、経済資本の継承）、その命令には従うことが自明（象徴実践）というなかで、女性嗜癖者本人がさらに家族の緊張感を汲み取っていく。

また家族は社会生活におけるさまざまな場面で、家族の経済資本や文化資本を生みだすために、家族成員それぞれが社会場面に、まずは適応するよう求められる。その場面では「多数派の価値」や「社会規範」と呼ばれる意志／命令に従う。その場に個人の優先順位をもちだすことは不適切である。ここで家族成員、なかでも経済資本の中心的存在である大人が最も緊張に曝されることになる。つまり家族もまたみずからが生き延びるために、社会の価値や規範に服従を求められる存在と考えることができる。ただし、家族は服従するのではなく、価値や規範を部分的に取り込み適応する部分と可変的部分を、自分自身の価値に照らして変容させることも可能である。この価値や規範にどの程度適応し、どの部分は家族の価値を反映させて変化したものを再び家族内に取り込み定着させるのか。こうした作業を家族は、外側からの情報を取り入れる（象徴実践）、外のネットワークとつながる（社会資本の活用）など、いくつかの実践を組み合わせながら進める。つまり、家族というメゾシステムのもつ柔軟性と服従圏の形成は関連が深いと考えられる。言い換えれば、女性嗜癖者の家族というメゾシステムは、その意味ではその前の世代から緊張や問題という負の継承が見られ、同時に服従とは異なる戦略でその緊張や問題を解決していこうとする柔軟性に欠けている。

マクロシステムは家族や個人に対して、さまざまな制約を与える。政策を通じた制約はもちろん、政治における言語実践や大量の情報を通じた理念の伝達などを通して、実態は明確ではないが「あるべき国の姿」あるいは「あるべき国民のあり方」に従うよう求めてくる。個人がそれに抗うことは容易ではない。また抗う場合に制裁（サンクション）が加えられる場合もある。したがってマクロシステムと個人（ミクロ）および家族（メゾ）との間には緊張関係が生じやすい。

2　症状への耽溺

女性嗜癖者がはじめに出会う嗜癖対象はさまざまである。一般的には毒性の低いものから高いものへ、合法のものから非合法のものへ、娯楽として許容される範囲から明確な逸脱へと向かうが、いずれも生活にはっきりと問題として現れるまでに数年が経過している。

服従圏が形成され自分の背負う痛みを感知するなかで、その痛みから逃れさせる術が嗜癖である。とりわけ単独で使用しはじめるより、他者とのコミュニケーションツールとして用いられる。その場合に相手となるのが異性で、なおかつ嗜癖行動を通して相手との一体化を得られることから加速度的にのめり込む場合が多い。服従圏のなかで生き延びるうちに境界線がわからなくなるため、他者の評価や他者が喜ぶことを共有したいという願いが女性嗜癖者には強い。そのため、密着と服従を取り違え、他者の命じるままに嗜癖行動に没入する事例も少なくない。この場合には、行動化という手段で嗜癖行動を継続すること自体が目的となる。

化学物質への嗜癖が始まる前に、すでに摂食障害を発症していたと思われる事例の割合についてはさまざまな報告がある[15]。食べ物は、他の嗜癖対象と異なり、摂取すること自体は不自然ではなく、特に思春期の女の子であれば食べ物への関心が高い（たとえば大量の菓子を買う）ため、ジェンダー認識も影響して「よくあること」

とされる。したがって食べることによる気晴らし、その後、体重増加を懸念してリセットのための嘔吐は、それほどの罪悪感もなく行なわれている。しかし食べ物で気分を変えるには相当量が必要であり家族の怪しむところになるため、そこにアルコールという化学物質を入れることで、一気に嗜癖行動のパターンが変化していく。また神経性大食症（非排出型）タイプの場合には、痩せ薬として覚せい剤を使用する事例もある。

一般に化学物質依存の場合には大麻がゲートウェイ・ドラッグ（gateway drug）とされるが、女性嗜癖者の場合にはむしろ摂食障害との親和性が高く、摂食障害の発症を契機にその後、物質嗜癖を併発するか、または物質嗜癖へ移行していく事例が多く見られる。また買い物やエステティック、ギャンブルといった行為嗜癖に関しては、身体へのダメージがないことから、金銭的な破綻を契機に嗜癖問題として発覚する。女性嗜癖者の類型のひとつである「性役割葛藤型」の場合には、本人が家計を任される立場にあることが多いため余計に気づかれにくく、多額な借金が発覚してはじめて嗜癖問題に家族が気づくケースもある。いずれにしても、女性嗜癖者にとって、どの嗜癖行動も気分を引き上げ、自分を必要としてくれる他者の期待に応えることで（たとえば一緒に使う男の薬代を自分が払うなど）プラスの効果が得られるため行動は反復される（ミクロレベルの実践）。

症状への耽溺を可能にするには、メゾシステムのAgentであるPeer（仲間）とOutsiders（嗜癖対象と女性嗜癖者を結びつける他者）との相互作用が重要である。私が二〇一〇年に薬物依存症者の生活支援に関する調査に協力した際、ある嗜癖当事者の男性から次のようなことを聞いた。「男性は自分でクスリを手に入れるのに売人と交渉することが必要です。だから外出して相手と会話するとか、そういう社会スキルみたいなものがないとダメなんですよ。でも女性って男性からクスリもらえるでしょ。クスリ使うにも受動的ですね、女性は」。

なるほど、社会性とは嗜癖行動を通してでも獲得されるのかと感じたが、同時にこの語りは、女性嗜癖者がみずから積極的に覚せい剤を求めて行動するケースが少ないことを意味する。クスリが止まらない時期に自分で売人に電話して入手するという話は聞くが、彼が指摘したのは、クスリを使いはじめた頃の女性嗜癖者の特徴である。私自身は女性嗜癖者へのインテーク面接などで、みずからクスリを求めたのではなくクスリを使ってみないかと誘われた、あるいは恋人や夫から打たれた、という語りを聞くことが多かった。覚せい剤のような非合法薬物の場合、その入手にも主体である男性と客体である女性という側面があることを私は知った。また女性嗜癖者はクスリそのものへの関心より、誘う相手との関係性を重視することが語りのなかから見えてくる[16]。

友達と繁華街でふらふらしていると、「遊ぼう」とか「ホテル行こう」とか男の人が声をかけてきてくれる。家に帰りたくないから、「ホテルに行く」っていうことは「家に帰らなくていい」ことって思ってた。覚せい剤は、大人の遊びって思ってたの。怖いのは怖いんだけど、「これまで起きてきたことに比べたら、何も怖くない」と思っていた気がする。その時、男の人が凄く優しくしてくれた。今までなかったように、言葉だったり、雰囲気だったり、優しくて、嬉しかった。（さくら／抜粋）

Outsiders（嗜癖対象と女性嗜癖者を結びつける他者）は嗜癖対象へと本人を誘う。最初は一緒に使うこともあるが、泡のように消えるその場限りの関係である。しかし女性嗜癖者はOutsidersが危険な人であるかどうかがわからない。彼女たちにとって日常が危険であり、むしろ非日常が安全という感覚がある。さらに攻撃と密着を〝愛情〟と勘違いして教えられてきたために、暴力団や暴走族に所属すること、そこにいる男性との関係を安全と感じてしまうのである。起伏の激しいジェットコースターのような生活が、嗜癖問題をさらに複雑なものにしていく。Outsidersは次々に入れ替わるが、乱気流のなかの暮らしのほうが、スリルがあって充実している感じがするため、そこから離れることは簡単ではない。

他方のPeerとは、一緒に使う（あるいは行動する）つながりのある他者を指す。共通の空虚感を抱えるが、嗜癖行動のみが共有されている。同じく決まった場所で酒を共に飲む、あるパチンコ店でだいたい同じ時間に見かけるうちに言葉を交わすようになる、同じ病院で治療を受けているなど、接点をもちながら生活には深入りしない。Peerとの相互関係が嗜癖行動を促進するのは、嗜癖対象に関する情報を通じてのことである。Peerは自身も嗜癖行動を体験していることから、その情報が女性嗜癖者にとっては必要、あるいは有益なことがある。たとえば手っ取り早く稼げてアルコールが飲める仕事の紹介、当たりが出やすいとされるパチンコ台、あるいはスロットを巡る最新事情、または治療スタッフの弱点など、嗜癖行動を促進するのに役立つこれらの情報は、同時に嗜癖に耽溺するのが「自分だけではない」という気持ちにさせてくれる効果をもたらす。Peerは「共に回復する人」ではなく、「共に使いつづける人」である。そのため、本人が嗜癖行動を止めると同時にPeerとの関係は次第に薄れて消滅する。

では、マクロシステムは嗜癖への耽溺をどのように促進するのか。

宮坂は消費活動をジェンダーの視点で捉えたときに、女性をターゲットとした広告産業の成長により消費が女性の行為として構築されてきた結果、女性は家族成員の消費労働の担い手として消費に関わるだけでなく、自分自身の欲求を刺激するような、たとえばファッションや化粧品といった美や女らしさを追及する商品やサービスの消費者として、企業のマーケティング戦略の中心になったという。その帰結として、たとえばエステティック・トラブルといったジェンダーに特有の消費者被害が発生すると指摘する[17]。エステティックとは女性嗜癖者の嗜癖対象だが、美しさへの囚われが広告によって煽られ、消費行動の主体として持ち上げられた結果として残るのが借金という構造自体は問題視されず、自律（コントロール）を欠いた実践個人の責任に帰する言説が、さらに消費行動を自己責任とみなす構造を形成する。

アルコール飲料に関して言えば、コマーシャルの多くに女性タレントが起用され、飲酒が手軽でオシャレなコミュニケーションのツールであるというイメージが流布される。清水は日本の酒類消費動向と飲酒人口動向について次のように述べる。戦後昭和期の全国調査では、日本の飲酒人口は拡大しつづけており、とりわけ女性の飲酒人口拡大には顕著なものがあった。しかし平成期に入り男女ともに飲酒人口は緩やかな減少傾向に転じている。また女性の飲酒を男性と比較した場合、欧米以上に飲酒に関するダブルスタンダードが維持されているという。またアルコールが嗜好品であり使うか否かは個人の選択である一方で、それが依存を引き起こし、使い方によっては社会生活を破壊させるものであることを考えれば、社会的責任について論じるべきだとする。日本は集団指向性が高く、アルコールを媒介に社会関係を構築・維持してきたことからも、社会システム自体がアルコールに依存してきたと言える。個人の飲酒の自由を尊重しながら飲酒による身体的・社会的ダメージを抑止していくには、総合的政策の必要を唱えると同時に、具体的には適正な飲酒環境とは何かといった国レベルでの基準や国民のコンセンサスをどう得るのかというところから出発しなければならない[18]。

このように見ていくと、女性嗜癖者が単に生き延びるための自己治療として嗜癖にみずからアクセスするだけではなく、メゾ、マクロの実践が、嗜癖対象を魅力的なものとして映しだす作用を果たしていることがわかる。ただし嗜癖対象が合法であるか非合法か、社会慣習と密接に関連するか娯楽として認知されるかなど、その特徴によって魅力の打ちだされ方は異なる。言い換えれば嗜癖行動への耽溺は、当事者の個人的行動を超えて構造のなかで再生産され、再 ‒ 構造化されていくのである。

3　身体の無視

嗜癖行動にのめり込むと、ミクロシステムでは身体を無視して嗜癖による快刺激を追い求め、離脱期には倦怠感や罪悪感に苛まれるという実践が繰り返される。ここでは化学物質嗜癖と行為嗜癖に分けて、嗜癖対象が身体に与える影響について整理する。

化学物質嗜癖の場合には、身体への生物学的な影響が大きい。松本によれば、アルコールの場合の急性中毒とはいわゆる急性酩酊状態であり、血中アルコール濃度に比例して中枢神経系の抑制が生じる。逆に中枢神経系の刺激薬である覚せい剤については、急性中毒の場合には食欲低下や不眠が見られ、使用後は過活動を呈する。次にＭＤＭＡなどの催幻覚薬は、急性中毒において知覚変容をスタイトする精神病症状が出現し、時に異常な体温上昇と意識障害を呈することがある。また大麻は低用量で酩酊状態となり、中用量では知覚過敏、高用量では錯乱を伴う精神病性障害を呈することがある。このほかに揮発性溶剤（トルエン、ブタンガス）の低用量では、酩酊による脱抑制や易興奮性、錯視や幻覚を呈する。さらに依存の進行した事例や高用量摂取の事例では、幻聴や被害妄想などの精神病性障害を呈することがある[19]。

これに対してギャンブルや買い物といった行為嗜癖の場合には、身体に直接ダメージを与えることは少ない。しかし過度な行為への集中による過覚醒、その反転としての倦怠感や虚脱感などが見られる。また摂食障害の場合には拒食による著しい栄養障害、記憶や計算、判断などの精神活動の低下などがしばしば観察される。また過食嘔吐を繰り返す場合には、胃酸によって歯（エナメル質）の溶解が進み、肌などの老化が加速度的に進行する。また、どの行為嗜癖も借金をはじめ経済的な課題を抱えるために慢性的に抑うつ感があり、その結果、食欲低下や睡眠障害も中核症状と考えられる。このほかインターネット嗜癖の場合には、一日の大半をパソコンに向かって過ごすため、視力低下や不規則な食事による栄養の偏りと運動不足による生活習慣病への罹患の高さが挙げられる。また人間関係への嗜癖である共依存と身体という関連では、他者のニーズの充足を優先させるあまりに、自分の不調には気づかず重篤な疾患への罹患を見逃すことがある。ほかにも慢性の動悸や肩こり、めまいといった不定愁訴を抱えているが、内科などで検査をしても所見なしという結果に終わるケースがほとんどである。

このように比較してみると、行為嗜癖の場合には、すぐに生命を脅かす身体への影響は少ないが〝ない〟とは言えない。そして化学物質嗜癖の場合には、まさに身体のすみずみまで影響を与え、後遺症を残すものも少なくない。そもそも女性嗜癖者の場合には、自分の抱える困難（多くは心の痛み）を一時的に麻痺させ、なかったことにする目的で嗜癖を使うため、身体変化に気づかないことが多い。したがって身体はたしかに「そこにある」にもかかわらず、当事者には見えておらず、感じられないものになっている。

次にメゾシステムは身体の無視とどのような相互作用を起こすのか。男性の物質嗜癖は身体離脱がある場合、家族など近くの人が心配して物質が手に入らないようにし、最後は家族が本人を医療機関へつなげて治療が開始される。つまり、身体に起こった変化は本人ではなく第三者が見逃さない。しかし女性の場合には、身体離脱があっても家族に気づかれることが少ない。主婦の場合など、家事ができなくなる頃には身体状況が深刻になっており、治療開始が遅れることになる。こうしたメゾシステムの身体への関心は男女によって異なるのだが、そこには男性が主な稼ぎ手役割を担うという状況が絡む。女性は経済価値を生み出す存在ではないことが、結果として身体変化の発見を遅らせ、治療開始時期を後に引き延ばす。身体の無視は、ミクロレベルだけでなくメゾレベルでも、女性に不利益がより大きいという形で起こる。メゾシステムにおける身体変化への関心の低さは、ミクロシステムにおける身体の無視をさらに強化し、嗜癖行動の促進＝状況の悪化へとつながる相互作用が観察される。

またマクロシステムでは嗜癖自体が経済効果を生みだす側面があるため、身体への影響が大きいことは知りながら、そこには関与しない姿勢が見られる。一方で健康に関する多くの商品が流通し、スポーツジムの盛況や各種スポーツ競技人口の層も厚い。政策上は国をあげての健康志向があり、各種の試みが展開される現実と、嗜癖による身体変化を半ば放置するという現実が奇妙にも同居している。ここに、嗜癖対象自体は経済効果を考えて残しつつ、しかし嗜癖行動による健康被害については「自己責任」の論理で対処しようとするマクロシステムのもくろみが見える。このようにマクロシステムもまた、女性嗜癖者の身体の無視という嗜癖促進機能を下支えしていると言える。

4 孤立化

はじめはPeerやOutsidersといった他者と一緒に使う、あるいは彼らと情報交換をしていた嗜癖行動も、問題の深刻化とともに徐々に「ひとりで」行なうようになっていく。それが嗜癖行動の増悪の最終地点である「孤立化」である。嗜癖行動にのめり込むなかで、人と会うことも言葉を交わすのも面倒になった、嗜癖行動を続けるうちにたくさんの嘘をついて人を騙すことを繰り返すうちに人が離れ、最後は口をきく人が一人もいなくなった、という当事者の語りと出会うことは多い。自助グループへの参加が奨励される背景には、孤立から脱出できないままでは嗜癖行動を止めつづけることが難しいという、みずからの体験を通じて痛感している現実がある。

しかし嗜癖行動を止めつづけるために、当事者はそれまでの人間関係を場合によっては断ち切る必要に迫られる。特にアルコールや薬物のような物質嗜癖の場合には、出かける場所や一緒に時間を過ごす人、楽しみにしていた趣味の時間など、すべてのものがアルコールや薬物の再使用につながるリスクをはらんでいる。そのため本当にクリーン（精神作用をもたらす薬物を一切使わないこと）を続けようとすると、一時的にそれまでの人間関係を断ち切る必要がある。したがって「使いつづける孤立」と「止めつづける孤独」とがある。二者は似ているが、後者は回復のために必要な孤独でもある。自分自身の境界線をつくりながら、自分の感情に気づき、自分の身体を発見するという作業は、長い時間を必要とし、当事者でなければその苦しさを主観的に捉えることは不可能である。そのため当人からすると「自分はがんばって嗜癖行動を止めている」が、周りの人間にすれば「あれだけ人に迷惑をかけたのだから、止めているのが当たり前」なのである。ここでも嗜癖当事者は周囲の人々との意識の違いに、孤独や疎外を強く感じる。

一時的に嗜癖行動が止まってもそれが続かない理由のひとつに、当事者が止めているにもかかわらず孤独感が強く、希望を見失うということがある。しかし健康な人も孤独を感じることはあり、人生に不可欠なスパイスとして前向きに捉えようとする人もいる。しかし嗜癖当事者にとって孤独は非常に辛い。「人とつながっている」という感覚も、客観的には密着やコントロールといった不健康なものが多いのだが、どれほど不健康であり危険だと言われても、その〝一時のつながり〟にしがみつく場合が多い。一時的であれ〝つながっている〟と感じるために、不本意ながら嗜癖行動へ逆戻りしてしまうのである。

先述したように自助グループは「共に止めつづけ、共に生きる」ことを目指した結びつきである。しかし女性嗜癖者にはその結びつきが「心もとない」ものに感じられる。なぜならグループとはいえ基本的にミーティング会場での〝今、ここ〟を中心とした結びつきであり、その時間その場で互いの経験を分かち合って終わるからである。女性嗜癖者にとってそのような緩やかなつながりは「自分はここにいていいのか」「自分は受け容れられているのか」という不安の感情に結びつきかねない。同じ嗜癖当事者でありながら自分だけはこの人たちとは違うと感じ、自分から仲間やグループと距離を置いてしまう。その結果待っているのは、なじみのある孤立感である。嗜癖行動を止めるというのは、生きていくことにつきものである孤独感をそれなりに抱えて生きることである。しかし、彼女たちはさまざまな経験で傷つけられ騙された経験を積み重ねてきている。長く続いてきた孤独感によって、人と関係を結ぶことで再度関係を切られるのではないかという怖れが、健康な人の何十倍も強くなっており、自分の生死を分けるほど重要な問題になってしまう。

また孤立化は、「密着と暴力という関係性」を生みだしやすい。そしてその対極には「少しの孤独と緩やかなつながりのある関係性」がある。そして両者の間には大きな溝が横たわっている。女性嗜癖者はしばしば後者へ渡ろうとして失敗し、横たわる溝のなかに落ちていく。つまり寂しさや孤独感が強いと、彼女たちはつい相手と重なり合う〝ニコイチ〟の関係、つまり相手と自分がぴったり重なり合って「二人で一人」といった関係を望んでしまう。相手は男性でも子どもであっても同じである。ところが健康度の高い人とは〝ニコイチ〟の関係になかなかなれない。その距離が安全なのだが、女性嗜癖者は安全の感覚がよくわからないために、いきなり相手との距離を縮めようと心理的距離に立ち入り、相手から驚かれ、逆に距離を取られてしまう。

この〝ニコイチ〟はDVと表裏一体である。相手と自分に境界線がないときに暴力が出現する。互いに相手を縛り、脅しながらすべてを共有したいと願い、心に開いている穴を相手に埋めてもらいたいと欲望する。しかしそのようなことは無理であり、欲望が満たされないことに気持ちが集中し、ついには相手への暴力に転じる。ところが女性嗜癖者は、そのように相手に暴力をふるったこと／暴力をふるわれたことを、なかったことや忘れたことにできる。それは〝ニコイチ〟の相手が、「相手」であると同時に自分でもあるから、暴力を受けながらも自分がふるったように捉えているからだと思われる。しかもこのような〝ニコイチ〟関係に陥る相手にも嗜癖問題がある場合には、二人の距離が異常に近い「ふたりぼっち」になることが多い。「ふたりぼっち」は暴力をふるい合いながら密着して離れない。このような場合、嗜癖問題は互いをコントロールするため、互いの存在をもって孤立感を埋めるために一層促進され、時に片方の死亡で関係に決着がつく場合も少なくない。

次に、メゾシステムと孤立化の相互作用を見ていく。

嗜癖問題は医療の対象であると同時に逸脱の対象である。アルコールのような合法薬物の場合には、多くの人がそれを自律（コントロール）しているため自律不能が非難の的となる。覚せい剤の場合には、非合法薬物のようなものに手を出すこと自体が逸脱であり、一度ならず何度も繰り返すことで人間として最低であるという評価を受ける。ギャンブルの場合には、債務整理のたびに家族会議が開かれ、怒号と沈黙の時間が流れる。また摂食障害の場合には、開発途上国で飢餓に苦しむ人たちを引き合いに出され、精神の高慢さが病気を招くとか、今の自分を支える人への感謝が足りないといった精神論までもちだされ、説教の対象になる。そして非難、侮蔑、説教という対応の多くは、家族によって行なわれる。

家族は嗜癖問題を生みだす源になりやすい。表面上は体裁を保ちながら、内実は暴力（ネグレクトを含む）の横行、貧困の状態、未治療の精神疾患など、家族自体が多くの課題を否認しながら、地域社会のなかで孤立しがちでもある。湯浅は現在の日本について、非正規雇用や長時間労働、労働管理の強化などを背景に、働くことで生きていける安定した生活を築けなくなった社会だという[20]。そうした状況のなかで、社会に代わって生活の安定を担っているのが家族である。その結果、雇用のネットで支えられない人は、支えてくれる家族がいれば貧困化しないが、家族がそれを行なわない場合には貧困化する。しかし、社会から家族に対して家族成員の生活を支える圧力が高まるなか、家族内軋轢が精神的疾患を発症させる・悪化させる例が少なくないと湯浅は指摘している。嗜癖問題は他の精神疾患と異なり、物質にせよ行為にせよ自身のコントロール喪失が病いの中核にあるため、なおさら先述の非難、侮蔑、説教の対象となりやすい。また統合失調症や気分障害ですら家族にとっては「心の持ち方」とされ、疾患であることを認めるのが難しいため、嗜癖問題を疾患と捉えて治療や援助を促し、場合によっては家族も共に治療を受けることに困難が伴うのは想像に難くない。

しかし、なかには嗜癖問題を抱える自分以外の家族からの相談に奔走する人もいる。女性嗜癖者の場合、相談者の筆頭は母親である。私は精神科病院やカウンセリングルーム、そして精神科クリニックを経て、現在運営するNPO法人リカバリーでも多くの家族相談を受けてきた。母親が相談に来る目的は、第一に娘の嗜癖行動を止めさせたい、第二に家族としてどのような対応をすればよいかを知りたいという二つである。相談者は嗜癖行動に翻弄され傷ついている。問題が表面化することを怖れて（家族も批判対象となる）借金を肩代わりし、行動を詮索しては逆に刺激して嗜癖行動を促進させてしまう。こうした行動を取る家族を、嗜癖当事者にとってのイネイブラー（支え手）と呼ぶ。ところが相談が進むにつれて、娘の嗜癖行動だけでなく相談者と夫との関係や、姑との確執、不安定な経済状況など嗜癖問題の陰に潜んでいた課題が語られるようになる。あるいは相談者である母親が、娘である嗜癖当事者との関係そのものに依存してきた事例の場合には、娘の嗜癖行動が止まるかどうかよりも、母親自身の共依存がテーマとなって相談が継続される。嗜癖当事者と家族の回復は、それぞれが独立した個人であり対等であるならば独立したものである。一方、嗜癖行動が促進される家族のあり方とは、嗜癖当事者への暴力または遺棄、あるいはその対極にある密着と世話焼きによるコントロールなど、世代間の境界線が曖昧か存在しない場合が多い。したがってそうした状況は彼女たちを家族から遠ざける理由となるだけでなく、結果として嗜癖当事者が孤立することにつながることを意味する。

最後に、マクロシステムと孤立化の相互作用を見ていく。ここでは生活世界に直接大きな影響を及ぼす教育、雇用、医療、社会保障制度など、全体社会が供給する制度と孤立化の機能との絡み合いが、ミクロシステムやメゾシステムに利害として捉えられ、それゆえマイナスの側面として孤立があり、プラスの側面としてはエンパワーメントともつながる。

日本経済団体連合会が発表した『新時代の「日本的経営」』は、雇用形態を「長期蓄積能力活用型」「高度専門能力活用型」「雇用柔軟型」に分類した。この考え方に基づく実践は、労働力を商品化して市場の原理を反映させ、管理の対象とみなしていく。その結果として、中高年のリストラや若年層の非正規雇用などを生みだしていった。

白石はここから雇用の階層化、市場の〝評価〟による生の統治が始まったと指摘する[21]。また、教育基本法の改正の動向を見ると、世界規模の競争経済を生き抜くための人材育成という形で、教育の場が、人の健全な育ちよりも規格にあった商品としての優れた労働力を選別する場に変容しはじめた。またジークムント・バウマンを引きながら入江は、生産的役割から追い立てられた階層は集合性をもたずに個別化され、消費を通じてさらに個人化すると指摘し、したがって現代は消費への嗜癖（アディクト）を生みだすことがさまざまな形で組織されている社会ではないかという[22]。

一方、「自己実現」と「自己責任」の概念もまた社会に浸透している。元来自分のもつ能力に気づき開花させていこうとする試みである〝自己実現〟の概念は、人材育成と結びつき、判断や行動化の根拠となる情報や権限の限界を不問とした。それにもかかわらず、結果のみを個人に帰するという〝自己責任〟論が横行している。大野は「自己実現」と「自己責任」の概念が心理学的言説をまといながら、集団や組織の実践を支える概念としてさらに個人を粒子化していくと指摘する[23]。また香山は現在の若者が抱える生きづらさを、良い自分と悪い自分が極端に分裂した状態＝スプリッティングの状態であるという。そして彼らは、どちらの自分が出てくるのかをうまくコントロールしたり、ブレンドさせたりすることができない。またそうした若者は、周りの人にも同じような白黒を求めて孤立してしまうのだが、一九八〇－九〇年代は精神科の診察室のなかでしか見えなかったことが、現在は一般の若い人に浸透していると香山は指摘する[24]。この背景について香山は、多くの自己啓発本の分析を手がかりとしながら、若者が現在の自分で生きつづけることを許容せず、特別な自分、自分がもっている潜在的な能力を一〇〇％実現できるような人間でなければならないという言説が、自己啓発本を通じて流され、いずれも若い人の心を強く捉えているという現象があるとして、この現象がネオリベラリズム（新自由主義）あるいは市場万能主義とも結びつくとしている。

ここまでのさまざまな論者の指摘から、女性嗜癖者自身とその家族が抱える、見かけの適応から一歩踏み込むことによって見える困難（暴力や貧困、精神疾患など）とは、マクロシステムとの相互作用によって構成されていることがわかる。まさに個人および家族を分断・個別化し、それぞれが分断されて無力な状態に追い込まれるシステムを、それとは自覚できないまま、自己責任という言説をみずからに取り込む形で、「孤立化」が進行していく。嗜癖問題はこの孤立化の過程で「個人が自分で選択した結果」という顔で立ち現れ、なお一層、逸脱と「自己責任」論との強力な合流のもと、女性嗜癖者とその家族を孤立化させる。そしてこのような孤立化は、さらなる嗜癖問題に結びついて、負のスパイラルを増強していくのである。

本節では嗜癖行動が促進される機能として、①服従圏の形成、②症状への耽溺、③身体の無視、④孤立化が、それぞれ黙秘、内面化、反応、行動化という手段・方法を使いながら、ミクロ、メゾ、マクロとどのように相互作用を起こし、その結果、彼女たちは嗜癖問題が促進されるなかでどのような生活世界にあるのかを記述した。自分自身のことでありながら自分のことを捉えられないまま、彼女たちは「多くの問題を抱える困った人」として、いよいよ嗜癖問題というフィールドに登場するのである。

3　転がる「生活世界」②——社会適応機能

嗜癖からの回復は、単に嗜癖対象であったものを使わなくなることではない。先述したように、彼女たちが社会のなかに居場所を見つけ、暮らし、他者と「関係」をつくるまでには長い道のりが必要である。嗜癖促進機能とミクロ、メゾ、マクロがそれぞれ交互作用を起こすように、嗜癖からの回復過程では「適応機能（Function for

ている。

Adjustment)」が存在し、交互作用を起こすと考えられる。つまり、支援はこの「適応機能」の正常化を目的とし

そこでまず「適応（Adjustment)」が意味するものについて明らかにする。一般的に適応とは「その場の状態・条件などによくあてはまること」である。また生物学的には「生物がその環境でうまく生活していけるような特徴（表現型）をもっていること」とされる。この二つの定義に共通するのは、その場＝環境である。〝社会生活に適応する〟と表現するときに想定される生活を具体的な場面に分節化しながら、回復の過程でそれらが変化していく様を明らかにする必要がある。本書では、女性嗜癖者の回復過程における場＝環境は変化するものと捉えている。たとえば回復初期では「非常に限られた人間関係の場」への適応が必要とされる。そして回復後期にはより広い「人間関係の交叉するような場」への適応が課題になる。また適応自体が本人を嗜癖システムへと後戻りさせるトリガー（引き金）になる場合、〝あえて適応しない〟ということも必要になる。したがって「適応」とは、調和することを促される場＝環境それ自体を問う概念でもある。

では女性嗜癖者が回復を押し進め生活を再構築していくときに、適応機能は、どのようにして立ち上がり形成されるのか。本節では、回復過程をたどるときに起こる、彼女たちの生活の変化そのものを分析材料とする。はじめに、この生活変化そのものを列挙する。次に、それらの生活変化のうち類似したものをマッピングし一次コードとする。さらに、一次コードとして挙がった生活の変化を意図して行なわれる援助実践について列挙する。これらの援助実践についても、生活の変化と同様、類似したものをマッピングする。最後に、一次コードおよびそれに対応する援助実践の共通性や類似性に着目しながら、四つの作用としてコード化していく。

四つの作用とはすなわち、①症状の覚知、②身体のケア、③社会化、④親密圏の創造である。また、それぞれの作用を起こすには相応の手段および方法が必要である。これについても一次コードと対応する援助実践を再度

見直すことによって、言語化、対象化、分析、試行という四つの手段・方法が使われていることを抽出していく。

最後に、嗜癖問題が生活を脅かしていく構造的把握を、第2節で行なったのと同様に、これらの「適応機能」と交互作用を起こすミクロ、メゾ、マクロとはどのようなAgentであるのかについて考察する。これらの経過を踏まえて、回復過程と生活の再構築を構造的に把握するべく作成したのが図2である。以下、生活場面への適応を促進する機能について図を参照しながら順に説明していく。

1 症状の覚知

多くの女性嗜癖者に共通する感覚として、病気になった自分を〝恥じる〟、あるいは病気になったことへの〝罪悪感〟がある。アルコール嗜癖の場合には「女だてらに」というジェンダー格差が働く。現代社会において女性が飲酒することへの非難はほとんどないものの、それはあくまで節度をもった飲み方に対してである。たとえば二日酔いで出勤する、酒の席で泥酔するという態度が、男性によるものか女性によるものかで比較すると、明らかに女性に対する非難が男性のそれを上回るであろう。また嗜癖対象が物質にせよ行為（プロセス）にせよ、女性が子育ての時期にある場合には、女性だけが子育ての責任を負うわけではないにもかかわらず厳しい非難を浴びることになる（ちなみに男性がギャンブルに嗜癖する場合、稼ぎ手役割に支障が出なければ問題視されないのに対し、専業主婦がギャンブルに嗜癖する場合、〝夫の収入をギャンブルに使った〟ことに加え、〝主婦としての役割を果たしていない〟という二重の非難を受けることになる）。私はかつて、女性のアルコールへの耽溺が、性別役割への過剰適応から離脱する意図をもっていること、薬物使用が暴力被害による強い恐怖や不安への自己治療の意味をもつことについて述べた[25]。

嗜癖問題からの回復においては、まず嗜癖者自身が自分に起こっていることを認識する必要がある。なぜ他者

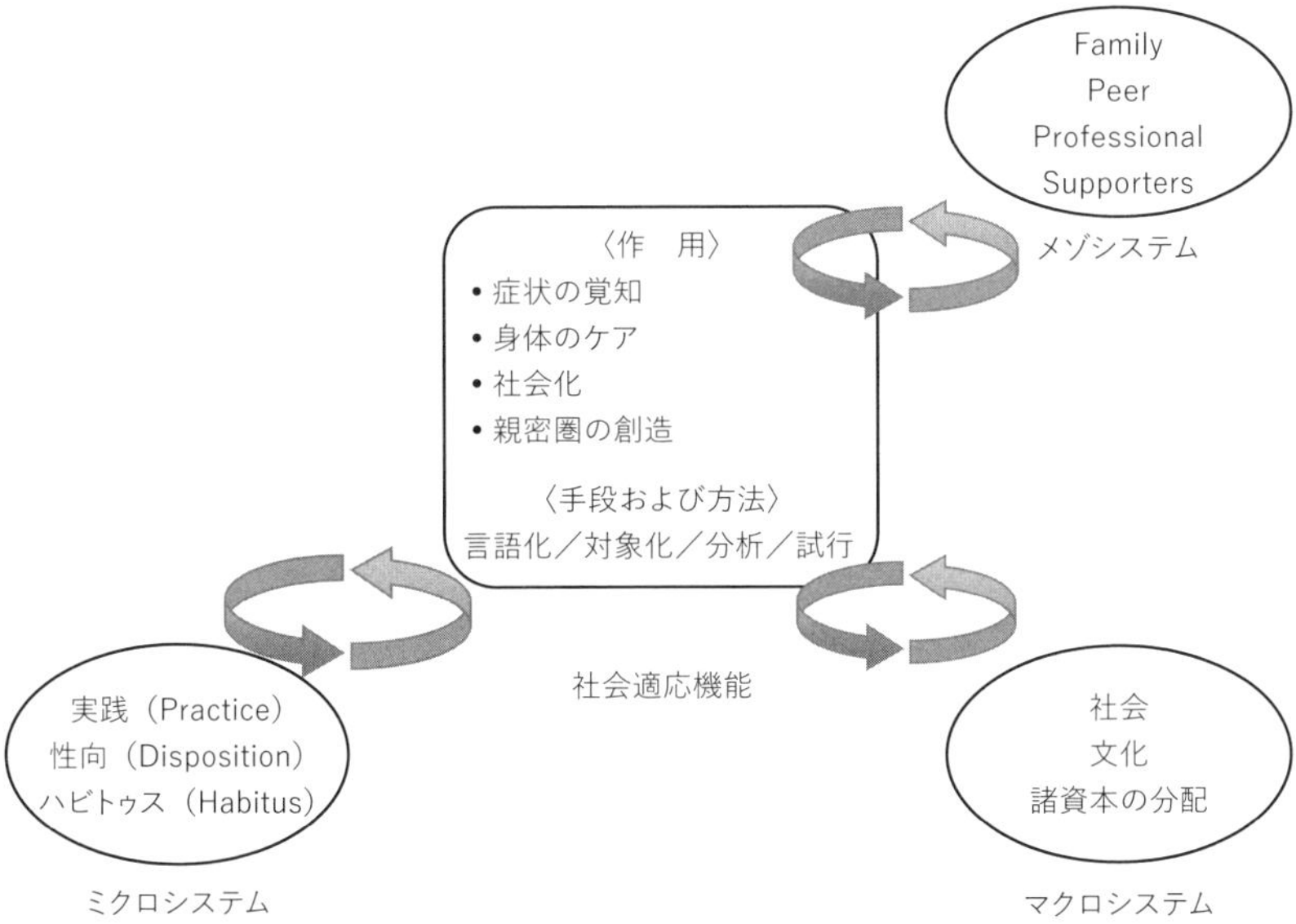

図2　生活場面への適応を促進する状況

が気分転換として用いることをその程度にとどめておけなかったのか、あるいは所持および使用が非合法行為であると知りながらなぜ止められなかったかなどは、常識的な感覚で理解することが困難である。しかもそれは個人の失敗とみなされることもあって、当事者は嗜癖問題を口外せず隠すことによって嗜癖システムを強化させていく。男性の場合には嗜癖対象のコントロール喪失に陥っていること＝自律性の低下＝敗北であり、それ自体が屈辱であるため〝否認〟（問題の存在を無視する）という心理機制を働かせる。女性の場合には先述したように、自責感と恥の感覚を募らせ過度に自己責任として内面化するが、それはさらなる葛藤や抑うつ感を招き寄せ、逆に嗜癖行動を加速させる。ミクロのレベルではこうして何が自分に起こっているのかを客観的に見て、そのメカニズムを捉えるための行動を通して、これまでとは異なるハビトゥスを形成していこうとする。新しい理解とフレーム、さらに当事者による実践がハビトゥスとして形成されると、それが構造に影響を与え、また別の理解とフレームに影響を与えるという〝さざ波効果〟が現れることになる。

では症状はどのように覚知されていくのか。当事者は自分の飲み方や薬物の使い方、あるいは食べ物との付き合い方について、自分でも「これはおかしい」と思いながら、あえて見ないようにする。自分でも嗜癖問題が生活を脅かしつつあることを自覚しつつ同時に無視することで、嗜癖による効果をなんとか持続させられないかとあがく。しかしいよいよ嗜癖行動が行き詰まるなかで、嗜癖者は「生きることも死ぬこともできない状態」に陥る。

上岡は薬を止めて七年ほど経ったときの自分を、次のように回想している。

薬物をやめている仲間たちのストーリーを丁寧になぞる以外、あのときの私は言葉をもたなかった。本当は苦しくて、自分を責めて、摂食障害の全盛期だった。そのときの自分に解離が起こっていることもわかっていなかった。何十年も前のことと昨日のこととが会話のなかで混ざり合い、私の内部にはいつも「時間の土砂崩れ」が押し寄せていた［26］。

上岡の語りには、アルコールへの耽溺が止まって日常生活を表面的には送れるようになった自分とは対照的に、内面では時間の感覚が崩れ、自分の思考と言葉が一致しないことに苦しみながらも、それをなかなか知覚できずにいたことが表れている。自助グループのなかで同じ苦しみを抱える他者の言葉と出会いつづけなければ、自分に起こっていることを理解するのが難しく、そして実に長い時間を必要とするということに驚かされる。

では援助者は症状の覚知に関してどのような働きをするのだろうか。アルコール依存症に関してはARP（アルコール・リハビリテーション・プログラム）を実施している精神科病院はあるものの、全国的にその数は少ない。私が勤務していた札幌市の病院では週に一度、「学習会」と称した心理教育が実施されていた。内容としてはアルコール依存症に関する解説と自助グループの役割、アルコールが引き起こす生活問題と家族への影響といった内容の全一〇回で構成されており（教育ビデオなどの鑑賞も含まれる）、一九八〇年代中頃に始まった後、ほとんど変更されていない。アルコール依存症の解説では、アルコールという薬物がどのような身体合併症を引き起こすか、また離脱症状が起こるメカニズムなどを学ぶ。また離脱症状が見られなくなっても、アルコールの酔いに対する精神依存が病理の中核であり、その背景について振り返りながら酔いに逃げ込まない問題解決パターンを見つけだすよう促していく。ARPのもうひとつの柱は集団精神療法である。スタッフは参加メンバーの依存症に関する認知を高めていくように働きかけ、グループのなかに相互援助システムを創造していくのが狙いである。この場面での経験は、言語による症状理解、共通の体験をもつ参加者との出会い、酔いを諦める決意の萌芽という意味において自助グループへの橋渡しをする機能も担っている。また医療機関においては、主治医との精神療法のなかで症状に関する解説が行なわれる。ここでは「学習会」のような一般論ではなく、それぞれの個別性に焦点化された症状の解説がなされる。

このように症状の覚知に関して医療機関の果たす役割は大きいが、もちろん限界もある。先述したＡＲＰはあくまでアルコール依存症に関するリハビリテーションプログラムであり、覚せい剤やギャンブルといったそれ以外の嗜癖に関しては、そのまま解説を利用できない部分もある（身体依存が形成されないため離脱症状はないなど）。しかしながら、嗜癖対象ごとの「学習会」や「集団精神療法」を実施することは現実には不可能に近い。そのためアルコール以外の嗜癖者は、専門的治療のなかでも周縁化される。さらに女性嗜癖者の場合には、中年男性を想定して作成されたプログラムが援用されるため、精神依存の生まれる背景に横たわるジェンダーの問題などは無視されることがほとんどであり、併発している摂食障害へのアプローチが行なわれることも少ない。またプログラムのない医療機関の場合にはアルコール依存症に関する学習の機会もなく、通常は離脱症状の管理が終わると外泊を繰り返し、再飲酒がなければ自助グループへ参加を促して治療を終結するのが一般的である。

2　身体のケア

ケアとは広い意味で、世話、配慮、気配り、メンテナンスなどを行なうことを指す。嗜癖行動が生活を脅かしている間は、身体を無視したように傷を放置し、極端な栄養障害で認知機能が低下するなど、ほぼ配慮のない状況に置かれる。しかし嗜癖が止まり、時間が経過するにつれて〝酔い〟による麻痺がなくなるために、そこではじめて自分の身体を認識（対象化）する。回復の初期に身体を認識する鍵は「痛み」であることが多い。嗜癖に耽溺する間は止まっていた生理が戻ったりすると、下腹部や腰などの鈍い痛みに襲われ、不快感というより痛みそのものに驚き、慌てる人は少なくない。化学物質への嗜癖が中心の人には最小限の鎮痛剤の使用を奨励しているため、いつ終わるのか、どれくらい痛みは強まるのかがわからないまま、「痛み」を我慢してもらうことになる。

ところが生理痛だけでなくあらゆる身体の痛みを〝酔い〟で飛ばしてきた身体は、しらふになるとちょっとした痛みで「死ぬのではないか」といった極端な不安におののく。また「緊張」を背景とした不調も身体を認識する鍵となる。肩が凝る、眼が見えない（緊張から視野の狭窄が起こる）、動悸が激しい、食事が飲み込めないなどの状態を何度も体験することで、それらは身体の「緊張」への反応だと気づくようになる。

このように「痛み」や「緊張」を背景とした不調を手がかりに、自分の身体を認識（対象化）する。同時にそれらを分析することで、はじめて具体的な世話や配慮が検討可能となる。また、たとえば薬を飲むとか病院へ行く前に、「つらい」または「痛い」と言えるようになること（言語化）も重要である。ダルク女性ハウスのメンバー〝なまみーず〟による生理の当事者研究によれば、研究成果のひとつは「つらい」と言えるようになったことである[27]。それまでは「痛い」とか「つらい」と言うと、自分が弱くなってしまうような気がして怖かったと彼女たちは言う。だから言い方（表現する言葉）を知らなかったのだというのである。しかし、仲間のなかで共に生理の研究を進めるうちに、痛みを隠さなければならないと思うなど、共通の体験をもつことを知っていく。このように身体を対象として認識し、その不具合の背景を分析し、そして何がどうなっているのかを言葉で表すところまで来て、ようやく「具体的にどうすればいいのか」がいくつかの選択肢を伴って考えられるようになる。

普通の人が身体の不調を感じた場合には、これまでの生活体験と照合して対応を選択するのが一般的である。市販薬で様子を見て改善されなければ病院を受診するといった、当たり前に思えるような行動が、当事者にとっては難しい。そのため時に、ぎりぎりまで具合の悪さを我慢し症状を悪化させたあげく救急車を呼ぶ事態になるが、病院で検査をしたところ便秘だったという類いの話は枚挙に暇がなく、自助グループなどでは笑い話として語られる。しかし、この当たり前の行動が難しいために、彼女たちの生活は非常に不便なものになる。嗜癖が止まった後で長く身体の不調を抱えることは当事者のなかではよく知られており、その状況を「しらふ」で乗り切るには、具合の悪さを認識し、背景を分析し、言語化する作業を経て、かつ必要な対処を実行することが必要になる。そして具合の悪さが出現するたびに何度もこの作業を反復する。「メンテナンス疲れ」という状態はこのようにして起こり、彼女たちをうんざりとした気分にさせる。

こうした作業については、グループホームや自助グループなど当事者が集まる場面でしばしば話題に上るため、すでにそうした不調を乗り切ってきた体験が、渦中にある当事者に引き継がれていく。また不調に悩む人が援助者や仲間に具体的な手当てをされる場面や、気遣いを受ける場面を見る体験は、不調それ自体は批判されないこと、表現しなければ他者には伝わらないことを、回復の初期にある当事者に教えていくことにもつながっていく。自分の身体を世話して気配りができるようになっていくと、出産や更年期障害といった、病気ではない女性独特の身体の変化にも混乱なく対処していけるようになる。

また、生活への適応が促進されるためには、当事者が介護・看護の専門職から身体のケアを受ける、あるいはその技術を伝授される機会も重要である。医療機関（専門職）による最も典型的な身体のケアは、アルコール依存症の離脱期治療（解毒）だが、エンメルカンプとヴェデルによれば、これは通常三－六日ほど続き、適切な薬物療法を受けない場合、死亡する確率が高い（一〇％）。離脱症状としては強度の自律神経興奮状態（大量の発汗、頻脈）、話がまとまらないなどの思考障害、失見当識、極端な落ち着きのなさ、幻覚（特に床をはいずりまわる小動物を見る）がある[28]。また重黒木と藤原は、アルコールによるさまざまな臓器障害のために入院すると二－三週間は身体の治療とケアに全力が注がれるが、このとき身体疾患のケアに関わる看護職は嗜癖行動を止める動機づけを行なう絶好のチャンスを手にするという。治療開始時には食事も受けつけない場合がほとんどだが、内科的なケアに触れながら検査データを使い現実を知らせる、あるいは生活場面での思わぬ怪我などを介入の糸口としながら、本人が認めづらい身体のダメージを実感してもらうよう働きかけていけるからである[29]。検査結果に異常がなければ、通常それらは「心気的訴え」とひとくくりにされ退けられやすい。しかし痛みのように自覚症状が主で裏づけるデータが見つからない場合に、たとえば本人の不安が一層痛みを強く感じさせることも考えられる。したがって身体のサインはまず症状として正確にアセスメントされると同時に、それが否定された場合の対処についても同様の丁寧さが求められる。

女性嗜癖者のなかには、アルコールや覚せい剤などの化学物質嗜癖と並行して、自傷行為を繰り返す人が少なくない。大量の過食や下剤の乱用なども自傷行為と捉えられるが、文字通り手首などをカミソリで傷つける彼女たちの自傷は、松本が指摘するように不快気分への自己対処でありながら嗜癖と自殺の間に位置し、その両極の間を揺れ動く行動である[30]。自傷創によっては医療機関で縫合などの処置を受けることになるだろう。自傷はしてしまったとしても、こうした処置を受けようとする本人の行為は評価されるべきである。

しかし先述したように、自傷をした場合に援助者側から叱責されたり、ため息をつかれたりしながら処置されるのか、あるいは淡々と処置を進めながらも丁寧なその後の手当てについて説明されるのかによって、本人のその後の援助希求行動は大きな影響を受ける。生活への適応が以前と比べて進んでも、身体に関しては、何がどれくらい苦しければ助けを求めていいのかわからず、混乱がひどい当事者については、こうしたケアの場における良い体験／悪い体験のどちらをより多く蓄積しているのか、今一度確認しておく必要がある。また私のフィールドワークからも、身体のケアについては薬物を投与される処置より、実際に身体に働きかけられる体験のほうが、当事者にとってより重要であると考える。熱を測ろうと額に手をあてる、脈を取る、カイロを腰にあてるなどのささやかな手当ては、すぐに症状緩和へとつながるものではないにせよ、当事者にとっては「(自分の) 身体を第一優先に考える」という具体的な実践である。そして同時に、他者が自分 (身体を含めた) に関心と配慮を示す事実として残る[iv]。

表1　一般用語の整理

	社会的関係	個　体
インプット	教育／社会化	学　習
アウトプット	一人前	発　達

（出典：山村、2008、12頁）

3　社会化

ここでいう社会化とは、個人が他者との相互行為を通して諸資質を獲得し、その社会（集団）に適合的な行動パターンを発達させる過程を指している[31]。教育社会学の研究者である山村は、これを制度的価値ないし文化のパーソナリティへの内面化であるとし、社会化を巡って使われる用語の整理を行なっている。それによれば、個体の変化を個体に加えられる作用のプロセス、つまり**インプット**で見るか、その結果としての個体の状態**アウトプット**で見るかという軸、もうひとつは個体の変化を他者などとの社会的関係として見るか、個体内でのこととして見るかという軸があり、それらを表1のように示す[32]（強調筆者）。

また青年心理学の研究者である溝上は、自己形成という観点から「他者の森を駆け抜けて自己になる」というメタファーで個体の変化を説明している。それによれば、青年期以前は他者を学習し、他者の観点に立って世界を見る。その世界観が折り返されて自己に向けられることで自己（像）が把握される。しかし青年期に入ると、他者の世界観に基づいて形成されたさまざまな場面や領域における「私」を調整する必要が出てくる。このように現代における自己と形成とは、個別具体的水準における「私」群の形成にほかならないという。その意味ではエリクソンの言うアイデンティティの一局集中性は否定され、むしろ自己は個別具体的水準で分権的に形成されていると溝口は述べる[33]。

さらにこれまでの社会化のイメージが「子どもが大人になっていくこと」とい

う言葉で表されるように、青年期前期までには完了するという捉え方に対して、岡本は、今日の長寿社会、変動社会において、決して青年期までに獲得した社会的自己や社会的役割のみでは、長い成人期を生き抜くことは難しいとする。さらに、中年期の社会化については、次世代の育成だけなく親世代の支え、あるいは所属する集団や組織で重要な役割を果たすといった成人世界へ〝参入〟するアイデンティティから〝支える〟アイデンティティへの転換こそが「社会化」の深まりであるとする[34]。

女性嗜癖者の回復過程において優先されるのは、嗜癖行動が収まり、心身の安全を確保することである。次に、みずからの状態を嗜癖問題という枠組みで捉えるための言葉を獲得し、同じ経験をした他者がそのように語る場面と出会う。そして医学的な処置が終わっても引き続き身体のケアを行ない、当たり前の生活を再構築していく。私はこのときに社会化の機能が生活の再構築を促進すると考えてきた。しかし症状の覚知や身体のケアと比較すると、私が考えていた以上に女性たちにとって社会化には大きな困難が立ちはだかる。社会化と教育は、社会的関係として個人に加えられるインプットに即した概念と整理されてきた。しかし嗜癖行動が深刻化するに従い、当事者は社会から孤立していく。そして孤立が進むことから、さらに嗜癖行動にのめり込むという負のスパイラルに入っていく。こうした背景のなかで、女性嗜癖者たちの多くは、本来であれば家庭や学校という場で体験できるはずの社会関係がほとんど記憶にないか、あっても〝暴力〟や〝いじめ〟といった恐怖や緊張の記憶であったりする。女性たちがしらふの暮らしに戻ったときに直面するのは、「人と何をどのように話したらいいかわからない」という事実である。挨拶の後にどのような会話をするのか、どこまでが〝当たり障りのない〟会話で、どこからが〝立ち入った〟会話なのかがわからない。また沈黙があると相手が自分に対して怒っているのではないかと不安になるなど、普通や当たり前がわからずに戸惑うのである。

女性嗜癖者の社会化をアセスメントするうえで、学歴よりもむしろ学校で教わったことを聞くことが重要だろう。社会のおおまかな仕組みが生活の細部と照合される経験や、日常生活で使う簡単な計算式などが問題なくできることは、嗜癖問題から抜け出た後の生活を組み立てていく場合に本人の強みとなるからである［v］。しかし能力はあってもそれが引き出され育てられることがなく、そのまま放置されることも少なくない。また解離症状があると、学校は修了していてもほとんどその内容に関して記憶がない場合がある。私が長い間付き合ってきた女性たちのなかにも、小学校時代の担任から「ぼやっとするな」と何度も叱責されていたと回想する事例がある。本人は集中して授業を聞いているのに、なぜそのように言われるのか当時はわからなかったという。嗜癖行動が止まり数年を経て、暴力被害に関する記憶をたどる治療を開始したところ、小学校時代の大半を解離して過ごしていたことがわかり、担任からなぜ注意を受けたのかをようやく知ることになった。

また女性嗜癖者のなかには、一〇代半ば頃から嗜癖問題が顕在化したために、いわゆる就業経験がない事例もある。そのため社会関係が少しずつ生まれてきたときに、冠婚葬祭や食事の誘いなどを受けたときにどう振る舞うのかといった、いわゆる一般的な常識が欠けていることに苦慮する。自助グループの仲間（Peer）が相談相手となって切り抜け、職場の上司や先輩に教えてもらいながら対応を覚えていくこともある。私が支援している事例では、支援期間中に何度かアルバイト就労を体験した。履歴書の書き方や面接時の服装、一般的な受け答えまでを細かく打ち合わせし、SST（ソーシャル・スキルズ・トレーニング）を使ってグループワーク場面でロールプレイを行なった。また就労後に風邪を引いて体調が思わしくないときなど、何と言って休みを申し出るのか、その申し出は妥当かどうかなど、現実的な判断に迫られることの連続である。アルバイトそのものより、こうした社会人としての振る舞いに対する他者の期待や、「知っているはず」という暗黙の了解が女性嗜癖者を脅かす。自分に対する自信のなさや、もともとの他者への怖れなどが絡まり合って、社会関係を維持し発展させながら成長していくには、女性嗜癖者本人の実践だけでは限界がある。

社会化の機能を促進させるには、サポーターと呼ばれる女性嗜癖者に関心を寄せる一般の人々の存在が大きな役割を果たす。回復の初期に女性嗜癖者が生きる世界は、医療機関や治療共同体（あるいは生活支援共同体）、そして自助グループと非常に限定されている。したがってこうした支援の世界とは無関係に、従業員や知人として、あるいは同じコミュニティの住人として迎え入れてくれる一般の人々と出会い、たとえ薄くとも関係を続けていく体験は、その後の社会生活で生かされていくことになる。

4　親密圏の創造

最後に紹介する社会適応機能が、親密圏の創造である。ここで再度、親密圏に関して齋藤の定義を引いておく。齋藤はこの数十年の世界規模での秩序再編成について、一方で安全保障の追求が昂進し、他方では生存そのものを脅かされる境遇が急速かつ非対称的に配分・拡大していると規定したうえで、「親密圏」という概念を次のように定義している。

> さて「親密圏」という言葉を、ここでは具体的な他者の生／生命——特にその不安や困難——に対する関心／配慮を媒体とする、ある程度持続可能な関係性を指すものとして用いることとしたい。従来、それは「愛」をメディアとする関係性としてとらえられ、多くの場合男女のカップル（とその子ども）からなる小家族と同一視されてきた。（中略）「人びとの間」は家族に限定されるものではありえない。家族はたしかに親密圏のひとつではあるが、あくまでそれがとりうる無数のかたちのひとつにすぎず、また、個々の現実の家族がお互いの生に対する関心／配慮によって結びついているとはかぎらないからである［35］。

親密圏の特徴は、そこにいる人の承認である。さまざまな困難の掛け合わせのなかで、女性嗜癖者たちは生き延びる手段としてアディクションを使ってきた。被害体験は、しばしば自分より弱い者に対する攻撃性や加害体験と地続きである。その意味で、重い暴力、激しい暴力に曝された人ほど、被害体験だけでなく加害体験をもっている。女性嗜癖者の被害者性を述べるとき、家族病理とすぐさま結びつけ、因果関係のなかに問題を矮小化する応答を見かける。しかしそのような単純な所作では、絡まり合う関係性を捉えることはできない。

存在するだけで承認を得られる人と人との「間」を、どのように創れるのか。その「間」とは、どのようであれば存続が可能なのか。それを既存の社会関係のなかに見出すことは不可能なのか。NPO法人リカバリーを立ち上げて以来、「親密圏の形成」を巡り考え、実践を続けてきたが、そのたびに齋藤の指摘する「社会的な承認とは異なった承認を、社会的な承認に抗しながら」ということを基軸としてきた。回復過程の後半にさしかかった女性嗜癖者にとって、社会的な承認（いわゆる就労による経済的自立、結婚や出産といったライフサイクル上の課題の達成）は、自己評価を高める。新しい家族や同僚、仕事で広がった人間関係などのメゾシステムとの相互作用が親密性を育むことにより、さらに生活への適応が促進されることを考えると、社会的承認の両価性を十分に検討する必要があるだろう。

また安全や安心を壊されてきたという彼女たちの語りは、これまで繰り返し暴力被害の体験を表すものとして解釈されてきた。親密圏の形成や嗜癖問題からの回復過程にも、安全と安心の感覚を取り戻すという表現がしばしば使われる。しかしこの感覚を壊されてしまった人たちに、それをどう伝えていけばよいのか。あまりに表面をなぞるように安全や安心という言葉が使われ、そしてそれ自体がドミナントな言説になっていく。しかし、現実の生活世界においてこの言葉が何を指すのかは明確ではない。そうではなく、ある場面の具体的な事象やそこに流れる空気など、まさに人と人の「間」を捉えて安全や安心と名づける実践を積み重ねた先に、漠然とした安全や安心の総体が浮かび上がる。

彼女たちが親密性へ足を踏みだしていくには、自分が承認される体験を繰り返す必要がある。承認の体験は、はじめのうちは慣れない怖いものだと彼女たちは口を揃える。ある女性は、「ここでは、ご飯のときに誰も怒鳴り合ったりしないのが不思議だった」と語った。援助開始からすでに三年ほどが経過していた彼女は、三年間じっと「それいゆ」の日常実践を観察していたのだ。そこで交わされる言葉だけではなく、交わされないものも合わせて、プラスもマイナスも含んだ感情がどのように行き交うのか、誰かが排除されるのかどうかも見ていたのだろうと推察される。彼女は怒鳴り合いのない人と人との「間」をはじめこそ不思議だと捉えたが、それが日常となったときにはじめて「不思議だった」と過去形にできたのだろう。安全や安心とは、こうした瞬間に当事者との間で確認されるものなのである。したがって、このような**微細な現象の感受**が援助者側に求められる。安全や安心は、はじめからそこにあるものとして生きる人には感受の難しいものである。「あるべきもの（安全や安心）がない」人と共に過ごす体験を通じてはじめて、「あるはずのないもの（食事という親密性の表象場面における怒号）があること」がわかるのである。

女性嗜癖者にとって親密圏の創造は、みずからの性と向き合う契機ともなる。特に嗜癖を促進させる機能である服従圏の形成のもとで性的侵害が起こる。私は、性的侵害とは自分であることの固有性を回避させる、あるいは自分であることの境界を破壊する暴力であり、しばしば「親密性」の名の下に行使されてきたからこそ、「親密性」と性を安易に結びつける危険性について指摘した[36]。しかし先述した社会的承認と同じように、性は侵害の怖れが大きい反面、女性がみずから選び取り享受することによって自己効力感を得られる重要なものである。いわばこの両価性の揺らぎをどのように考え実践するかが、生活への適応という点からもきわめて重要と考えられる。

親密圏の身体性は生の存続それ自体に関わり、その他者の生の困難（産、育、老、病など）に伴う差し迫った要求に曝されることを避けられない。その意味で価値の葛藤やディレンマを含んだ受動性の体験は、自分だけではなく社会の秩序を支えている価値の、決して誇張ではない捉え直しの機会を女性嗜癖者に与えることになる。私の周囲でも子どもを育て親の介護をする当事者がいるが、そうした子どもや親の生の困難に伴う要求に応答するという身体性の実践を通じて、親密圏を創造する過程を観察している。あるいは同じ病気の仲間同士のなかにもそのような性愛を離れた身体性の応答が見られる。親密圏の形成に、いくつもの困難が横たわると述べたが、男女のカップルとその子どもという枠組みを大きく外れ、最も先鋭的に親密圏の実践されている場のひとつが、実は女性嗜癖者の生活世界ではないだろうか。彼女たちは社会で周縁化され、その体験は黙殺されるようなものであったからこそ、その「間」に互いの存在を承認する親密圏が創造される必要があり、それが回復過程を大きく支えると私は考えている。

本節では社会適応機能について述べてきた。その四つの作用は、いずれも彼女たちに働きかけるものが多いほど、大きな化学変化を起こす。しかしそのいずれにおいても、慎重にスティグマを排除し、彼女たちに二次受傷を与えるリスクを回避しておく必要がある。その意味で次の上岡の言葉は、回復における道程の不確かさと、それにわたしたち援助者はどう同行すればよいのかを問いかけている。

依存症からの回復は自由を約束しない。アルコールと薬物から切り離されても、痛みと苦しみは身体から消えない。回復のプロセスでは、かつて目を背けてきた真実、人生は暇と退屈でしかないという現実、それでもなおありふれた日常を生き延びていくことこそ回復であるという事実が、次々に押し寄せてくる。この夜の闇を進むような不自由な回復は、しかしひとり孤独に進むべきものではない。先行く仲間、隣り合う仲間、追いついてくる仲間、痛み苦しむ身体を生きる仲間たちは、深度／進度こそ違えど等しく回復の途上にいる。ひとりでは困難でも、「私だけ」の苦しみを「私たち」の苦しみに変えてくれる仲間たちとなら、明るく優しく老いていくこともできるだろう。不自由だった回復は、そのときはじめて、かすかな自由という色彩を帯びるのかもしれない。ひとりひとりで共に生きる仲間たち、「友の足音」を聞くことができる当事者の他に、誰もそれを知らない[37]。

註

[i]実践の次元には、①諸性向（ディスポジション）＝心的傾向だけでなく、社会的・無意識的なもの、②ハビトゥス、③実践がある。ブルデュー理論における実践とはpratique（習慣行動）であってpraxis（社会的実践）ではないが、渡邊は後者を含んだものとしてあえて使っている。次に場（界）の次元とは、さまざまな形態の資本とその相互の関係が現れるところ、関わるものの力関係のひとつの状態、資本（経済資本、社会資本、文化資本、象徴資本）の配分状況であり、そこに展開する戦略や闘争の様態、さらにはそれらに内在する権力作用を指す。また場（界）は、社会的世界やそれを構成する宇宙も含んでいる。最後に象徴の次元とは、言語・情報・コミュニケーション・概念・理論・理念をその要素とする。

[ii]ここでギデンズが社会システムと呼ぶものは、「行為者間・集合体間の再生産された関係」であり、社会システムの特性構造と呼ぶものは、「社会システムの特性として組織化される規制と資源」のことである。

[iii]まず渡邊の言う三つの水準（levels）とソーシャルワークの役割にならって、生活を捉える水準をミクロ、メゾ、マクロとした。ミクロとは女性嗜癖者自身であり、女性嗜癖者の実践（Practice）、性向（Disposition）、ハビトゥス（Habitus）が含まれる。次にメゾとは、嗜癖問題が加速度的に促進されるときと、嗜癖行動が止まって社会生活に適応していくときで、生活を構成する小集団や組織（Agent）が異なる。そこで私の分析対象である女性嗜癖者四一例について、そのフェイスシートや面接記録から、嗜癖問題が加速度的に促進されるときに意味のある小集団や組織を書きだした。その結果、共通項としてFamily、Peer、Outsidersが見出された。同じように嗜癖行動が止まって社会生活に適応していこうとする時期ではどうか、同じ作業を経てFamily、Peer、Professional、Supportersが共通項として見出された。Familyが誰を指すのかは同じだが、そのAgentと当

事者の関係性が支配－服従の場合には嗜癖行動を促進し、相互理解・受容であれば社会生活への適応を促進するというように、関係性の内容が異なる。またPeerとは文字通りの意味としては同僚、または能力や年齢などが同等の人を指すが、社会福祉の領域では、米国における障害者の自立生活運動の流れを組んだ「同じ悩みや課題をもつ人」(京極高宣＝監修(一九九八)『現代福祉学レキシコン』(雄山閣出版［三九八頁］))と解される。本書では嗜癖行動を促進する場合のPeerを、客観的には嗜癖問題という課題を抱えるという意味においては〝同じ〟でありながらその問題を否認する人と規定する。また生活への適応を促進する場合のPeerとは、嗜癖を問題と認識しており回復を志向するという意味において〝同じ〟である人と規定する。しかし前者のPeerが後者のPeerへと転ずる(一緒に飲酒していた人が先に治療を始めて酒を止める)、あるいはその逆(自助グループで断酒を続けていた人が再発し、酔っぱらって一緒に飲もうと電話をかけてくる)も起こりうることが嗜癖問題におけるPeer(仲間、同じ課題を抱える人)の特徴である。

最後にマクロを捉えるフレームとして、政策や資本の配分が重要な意味をもつのと同時に、いずれも時代の価値や理念によって大きく影響を受けることに留意した。

次にミクロ、メゾ、マクロのAgentが定まり、それぞれの水準に実践、場(界)、象徴という三次元があり相互作用を起こすというとき、具体的にはどのようなことを意味するのかについて検証した。つまり、交互にどう作用するのか、作用した結果はどの次元にどのような変化を及ぼすのか、また変化を及ぼさないとしたらそれはなぜかを検証した。そこで、私は三次元が三つの水準と直接的に相互作用を起こすのではなく、そこに相互作用を起こすための何らかのシステムが存在しているのではないかという仮説を立てた。この発想は、フィールドワークにおいて女性嗜癖者の生活をどのように支援しているかをすべて書きだし、それらの援助はどの次元の何を変化させることを目的に行なわれているか、コード・カテゴリー法を使って整理するなかから生まれた。

では、女性嗜癖者が回復を押し進め、生活を再構築していくときに適応機能はどのようにして立ち上がり形成されるのか。そこで回復過程をたどるときに起こる生活の変化そのものを分析材料とした。まず生活変化を列挙し、次にそれらの生活変化のうち類似したものをマッピングし一次コードとした。そして一次コードとされる生活変化を意図して行なわれる援助実践について列挙した。この援助実践も、生活の変化と同様に類似したものをマッピングした。さらに一次コードおよびそれに対応する援助、実践の共通性や類似性に着目しながら、これらを最終的に四つの作用としてコード化した。

四つの作用とは、①症状の覚知(awareness)、②身体のケア(body care)、③社会化(socialization)、④親密圏(intimacy-field)の創造である。また、それぞれの作用を起こすには手段および方法が必要である。これについても一次コードと対応する援助実践を再度見直すことによって、言語化、対象化、分析、試行という四つのアプローチが使われていることを抽出した。そしてこの四つの作用全体が「生活を再構築し適応を促進する機能」である。

次に、嗜癖行動への「のめり込み状態」が加速度的に増悪している場合、同じようにそれを促進する機能が働いていると考えられるため、それを検討した。適応機能を抽出したのと同じように、NPO法人リカバリーの四一事例のインテーク面接、家族や他機関からの情報提供、およびリカバリーとダルク女性ハウスでのフィールドワークをもとに以下の作業を行なった。

第一に、彼女たちが支援にたどりつく前に起こっていた出来事の困難性を具体的なエピソードとして書きだし、コード・カテゴリー法を使って類似したものをマッピングし、一次コードとした。第二に、一次コードとして挙がった出来事の困難性を引きだしてしまう行動実践について列挙した。これらの行動実践についても、類似したものをマッピングした。さらに一次コードおよびそれに対応する行動実践の共通性や類似性に着目しながら、これらを最終的に四つの作用としてコード化した。それが、①服従圏の形成、②症状への耽溺、③身体の無視、④孤立化である。また、それぞれの作用を引き起こす手段および方法が必要である。これについても一次コードと対応する行動実践を再度見直すことによって、黙秘、内面化、反応、行動化という四つのアプローチが使われていることを抽出した。

そして「嗜癖促進機能（Function）」と「社会適応機能（Function）」が、それぞれ具体的事例のなかで破綻なく説明可能かどうかについて検証した。女性嗜癖者の四類型のそれぞれ一事例を使って、二つの機能を媒介させた生活世界を描いた。その結果、どの事例においても「嗜癖促進機能（Function）」と「社会適応機能（Function）」を媒介してミクロ／メゾ／マクロという三次元と、実践／場（界）／象徴という三次元が相互作用を起こしていることが確認できた。「嗜癖促進機能（Function）」が勢力をもつ時期の生活世界をそれぞれ検証すると、服従圏の形成、症状への耽溺、身体の無視、そして孤立化という四つの作用は同じ強さではなく、嗜癖問題が増悪する時間軸に沿って濃淡があることも見出された。

また「社会適応機能（Function）」が機能している時期の生活世界については、症状の覚知、身体のケア、社会化、親密圏の創造という四つの作用が同じ強さで発現しておらず、女性嗜癖者の回復過程に沿って濃淡のあることが同様に発見された。

[ⅳ] ここで述べた「残る」とは文字通り、記憶と記録の両方で残ることを意味する。というのも、しばしば身体は女性嗜癖者にとってしらふの状態が一定期間続いてはじめて気づかれるものであり、それまでの記憶が蓄積されないことがある。しかも血液検査の結果として残る記録より、点滴が血管に入らず看護者が皆で苦労した記憶は、みずからへの関心と配慮の記録となって、後に当事者の記憶を補完し身体の認識へとつながる場合が多い。

[ⅴ] かけ算や割り算は、バーゲンなどで商品を購入する際に必要となる。またカロリーを気にしている場合には、その場で計算できるかできないかが重要となる。また、漢字の読解は多くの情報を正確に把握することを助けるなど、学校での勉強はすべてが受験のためではなく、生きていくための必須知識も多い。

[1] 窪田暁子（二〇一三）『福祉援助の臨床――共感する他者として』誠信書房

[2] 窪田暁子（二〇〇〇）「ソーシャルワーク理論と実践をつなぐ」『ソーシャルワーク研究』二六－一、四－一〇頁

[3]橋本美枝子（二〇〇三）「アルコール依存症からの回復を支援するための生活構造について」『大分大学教育福祉科学部研究紀要』二五－一、一一一－一二二頁
[4]清水新二（二〇〇四）「精神障害者の地域生活支援――アルコール依存症の場合」『社会福祉研究』九〇、七〇－七六頁
[5]白澤政和（二〇一〇）「相談援助とは」、社会福祉士養成講座編集委員会＝編『相談援助の理論と方法Ⅰ 第二版』中央法規出版、二－二五頁
[6]高田真治（一九九三）『社会福祉混成構造論――社会福祉改革の視座と内発的発展』海声社
[7]葛西賢太（二〇〇七）『断酒が作り出す共同性――アルコール依存からの回復を信じる人々』世界思想社
[8]渡邊益男（一九九六）『生活の構造的把握の理論』川島書店
[9]江原由美子（二〇〇〇）『ジェンダー秩序』勁草書房／江原由美子（二〇〇六）「ジェンダーと構造化論――ギデンズ、ブルデューを中心に」、江原由美子・山崎圭一＝編『ジェンダーと社会理論』有斐閣、七五－九〇頁
[10]Bourdieu, P. (1979) La distinction : Critique sociale du jugement. Minuit.（石井洋二郎＝訳（一九九〇）『ディスタンクシオンⅠ・Ⅱ』藤原書店）／Bourdieu, P. (1987) Choses dites. Minuit.（石崎晴己＝訳（一九九一）『構造と実践』藤原書店）
[11]盛山和夫（二〇一一）『社会学とは何か――意味世界への探求』ミネルヴァ書房
[12]齋藤純一（二〇〇三）「親密権と安全性の政治」、齋藤純一＝編『親密圏のポリティクス』ナカニシヤ出版、二一一－二三六頁
[13]Freedom＝編（二〇〇三）『私たちの出会い 女性の薬物依存症――回復と支援』六稜舎
[14]高橋蔵人（二〇一一）「失敗をのりこえること――重症の摂食障害に陥った女性が獲得した自己肯定感から」『心理臨床学研究』二八－六、七五一－七六二頁／辻河昌登（二〇一〇）「摂食障害という病いによって浮き彫りにされた世代間伝達の問題」『心理臨床学研究』二八－四、五一三－五二二頁
[15]松本俊彦（二〇一〇）「アルコール・薬物依存症と摂食障害との併存例をめぐって」『精神神経学雑誌』一一二－八、七六六－七七三頁／鈴木健二（二〇〇四）「摂食障害の仮説－嗜癖モデル」、石郷岡純＝編『精神疾患１００の仮説改訂版』星和書店／後藤 恵（二〇〇八）「摂食障害を併発した女性アルコール依存症者の回復――女性ハウス『ロイス』で回復した例と退寮した例の比較検討」『日本アルコール・薬物医学会雑誌』四三－四、三六二－三六三頁
[16]Freedom＝編（二〇〇三）前掲
[17]宮坂順子（二〇〇二）「エステティック・トラブルを事例とする消費者教育の可能性」『横浜国立大学家庭教育研究』一三、一七－二四頁／宮坂順子（二〇一〇）「消費と人間そしてジェンダー」、伊藤セツ・伊藤 純＝編著『ジェンダーで学ぶ生活経済論――福祉社会における生活経営主体』ミネルヴァ書房、三五－四九頁
[18]清水新二（二〇〇三）『アルコール関連問題の社会病理学的研究――文化・臨床・政策』ミネルヴァ書房
[19]松本俊彦（二〇一八）『薬物依存症』ちくま新書

[20]湯浅 誠（二〇〇八）「生きづらさという困難の可能性――接近する労働と福祉 鼎談の前に」、湯浅 誠・河添 誠＝編『「生きづらさ」の臨界――〝溜め〟のある社会へ』旬報社、一一二―一三一頁
[21]白石嘉治（二〇〇八）「ネオリベラリズムとは何か」、白石嘉治・大野英士＝編『ネオリベ現代生活批判序説』新評論、一八―四九頁
[22]入江公康（二〇〇八）「労働へと駆り立てるネオリベラリズム」、白石嘉治・大野英士＝編『ネオリベ現代生活批判序説』新評論、五八―九九頁
[23]大野英士（二〇〇八）「心理／主体――樫村愛子氏に聞く インタビューの前に」、白石嘉治・大野英士＝編『ネオリベ現代生活批判序説』新評論、一〇〇―一〇七頁
[24]香山リカ（二〇一〇）「生きるのがしんどい、という若者たち」、香山リカ・上野千鶴子・嶋根克己＝編『「生きづらさ」の時代』専修大学出版局、一七―五二頁
[25]大嶋栄子（二〇〇四）「ジェンダーの視点からみる女性嗜癖者の回復過程」（北星学園大学大学院社会福祉学研究科二〇〇四年度修士論文）
[26]上岡陽江（二〇一九）「不自由な回復」、信田さよ子＝編著『実践アディクションアプローチ』金剛出版、二一二―二一九頁
[27]ダルク女性ハウス「なまみーず」＝編（二〇〇八）「ローリエちゃんの一カ月――生理のあるカラダとつきあう術」『精神看護』一一―二、六四―七八頁
[28]Emmelkamp, P.M.G. & Vedel, E.（2006）Evidence-Based Treatment for Alsohol and Drug Abuse : A Practitioner's Guide to Theory, Methods, and Practice. Taylor and Francis Group, LLC.（小林桜児・松本俊彦＝訳（二〇一〇）『アルコール・薬物依存臨床ガイド――エビデンスにもとづく理論と治療』金剛出版）
[29]重黒木一・藤原誠司（二〇〇九）「アルコール依存症と看護」、宮本真巳・安田美弥子＝編『アディクション看護』医学書院
[30]松本俊彦（二〇〇八）「自傷のアセスメント」『臨床心理学』八―四、四八二―四八八頁
[31]濱嶋 朗ほか＝編（二〇〇五）『社会学小辞典』有斐閣、二四六頁
[32]山村賢明（二〇〇八）『社会化の理論――教育社会学論集』世織書房
[33]溝上慎一（二〇〇八）『自己形成の心理学――他者の森を駆け抜けて自己になる』世界思想社
[34]岡本祐子（二〇一〇）「成人であることの意味――中年期の危機と社会化」、菊池章夫・二宮克美・堀尾一也・斎藤耕二＝編著『社会化の心理学／ハンドブック――人間形成への多様な接近』川島書店
[35]齋藤純一（二〇〇三）前掲
[36]大嶋栄子（二〇一〇）「ジェンダーの視点からみる女性嗜癖者の回復過程――親密圏と身体に焦点をあてて」『北星学園大学大学院論集』一、五―二〇頁
[37]上岡陽江（二〇一九）前掲

第4章

救われてこなかった「彼女たち」の援助論
ソーシャルワークと生活支援共同体

本章では、ここまで述べてきた女性嗜癖者が抱える独自の困難、類型化と回復過程、そして実際に嗜癖問題が増幅されていく生活の構造的把握をふまえ、嗜癖から抜け出し生活に適応していく営みが、ソーシャルワークという援助実践のなかでどう展開されるかについて明らかにする。私は本書のなかで一貫して、彼女たちを理解する際にジェンダーの視点を強調してきた。そこで本章第1節では、困難を抱える女性への援助がどう展開されてきたのかを振り返る。第2節では、ジェンダーの視点を具体的に反映させた女性嗜癖者へのソーシャルワークについて、「地域活動支援センターそれいゆ」（以下、それいゆ）における展開を例示しながら詳解する。そして第3節では、支援者のポジショナリティ（立ち位置）に言及していく。

1 「彼女たち」のための援助①——フェミニスト・ソーシャルワーク

1 フェミニズムとソーシャルワークの歴史的展開

困難を抱え孤立する女性たちに対するソーシャルワーク、なかでもそうした困難がジェンダー不平等に起因するというまなざしを備えた援助は、どのように生まれて現在に至るのだろうか。まず歴史的にソーシャルワークとフェミニズム運動が、欧米そして日本でどのように結びついていったのかを見ていく。

吉田は、フェミニズムとソーシャルワークの出会いとは、一九二〇年代の「第一次フェミニズム運動」にまで遡ることができるという。ソーシャルワーカーという専門職集団の出現と、第一次フェミニズム運動の興隆はほぼ同時に誕生して以来、相互に補強する形で現在に至ると述べている〔1〕。ところで、フェミニズムにはさまざまな流れや立場の違いがあるが、共通の基盤となるのは「女性解放思想、あるいはその思想にもとづく社会運動の総称」ということである。具体的には「女性に不利益をもたらす差別の撤廃や、男性と同等の権利の要求、女性の社会的地位の向上など、いわゆる女性の問題を解決することをめざす社会思想／社会運動を意味する」（『岩波女性学事典』〔三九九頁〕）。吉田は別の論考で、一九九〇年代後半のフェミニズムが、女性という性だけでなく階級や人種といった多様な変数によって、複雑な支配関係を問題とするようになったが、単に「女性の側に立つ」ことを選択するだけでなく、「最も抑圧された女性の側に立つオプション」を選択することを迫られているという。したがって性差別のみならず、また障害者差別や高齢者への差別だけでもなく、あらゆる社会的分断に対する運動へとフェミニズムが広がりつつあると指摘する〔2〕。

こうしたソーシャルワークにおける価値と、フェミニストの価値は、共に社会にとって重要なものとして多くのソーシャルワーカーに支持されてきた。しかし具体的にフェミニズムの視点が入ってくるようになったのは一九八〇年代である。吉田は、アメリカの例を引きながら、ソーシャルワーカーたちの全国集会の場で、はじめて女性の抱える課題解決に取り組むソーシャルワーカーたちが一堂に会して、その思いと実践を共有したところからフェミニスト・ソーシャルワーク（以下、ＦＳＷ）が欧米で広がりを見せたという。それはジェンダー不平等がもたらす人々のニーズを可視化していこうとする、一人ひとりのソーシャルワーカーの努力と献身のなかで生みだされていったものだった。

　では具体的に欧米で展開されてきたＦＳＷとは、どういった特徴をもつのだろうか。第一に、「個人的なことは政治的なこと」というスローガンに象徴されるように、一人ひとりの女性が生きる社会的な現実に焦点を当て、日常生活における個人的な体験を社会的文脈のなかに位置づけて解釈する。第二に、夫婦や家族など、〝私的な〟領域に埋め込まれた女性抑圧の実体を見えるようにする。そして第三に、〝私的な〟関係に埋め込まれたジェンダーが制度化された規範となって、女性抑圧の構造といかに連動しているか、そのメカニズムを浮き彫りにする。これらはいずれも具体的なソーシャルワークの方法論というより、そのパースペクティヴ（物の見方）として認識されている。

　また“Feminist Practice in the 21st Century”は全米ソーシャルワーカー協会が出版したものだが、編者であるヴァン・デン・バーグは、フェミニストの立ち位置（standpoint）と連携すべきソーシャルワークのテーマとして、①クライエントの語りを通じた理解を深める、②当事者を中心として複雑なネットワークをつなぎ合う、③互いを独立した存在としてケアする、④複数の声に配慮しながら多様性に目を向ける、という四点を挙げている。これらの立ち位置は、ソーシャルワーク実践と合体することで、現在そして未来のクライエントに毎日のように影響を与える多くの問題（と言われるもの）に対して敏感に反応できるとしている［3］。フェミニズムとソーシャルワークは、共に社会の周辺に置かれた人々の困難を、個人的なことではなく、その社会的文脈において捉えるところから出発した。しかし、その後ソーシャルワークが科学として専門性を備えていく経緯のなかで、女性の抱える構造的な問題に焦点を当てようとするソーシャルワーク実践に関する理論は陰を潜めていく。それが再び脚光を浴びるのは、一九七〇年代からアメリカで湧き起こった第二次フェミニズム運動が、DVや女性の搾取といった女性への抑圧を可視化したことに端を発する。それまで女性個人の問題とされてきたことが、社会的な構造のなかで把握され、また女性たちが「公的な声」を獲得することができるようなソーシャルワーク援助が重要だとして、新しいソーシャルワークの方向性をフェミニストの世界観と重ね合わせて推進していこうとしたのである。

社会の周縁の問題から中心の課題へと社会変革を進めることはたしかに容易ではない。しかし欧米では多くの公的機関あるいはNGOでフェミニスト・ソーシャルワーカーが活動し、バーバラ・コリンズが言うように「ソーシャルワーカーはその本質においてフェミニストだ」という表現がふさわしい実践を積み重ねている[4]。しかしここまで見てきたように、FSWは実践モデル理論のひとつというより、ジェネラリスト・ソーシャルワークにおける実践アプローチの一種として位置づけられている。独自の援助モデルを確立こそしなかったが、先述したようにジェンダーの視点で事象を捉えるということは、従来のソーシャルワークにおけるパースペクティヴをかなり大幅に変えていくことを意味する。それほどまでにジェンダーという視点は、ジェンダー不平等が社会構造の根幹に横たわり、多くの自己実現を妨げている状況をはっきりと映しだす。したがって、本書がテーマとしている女性嗜癖者が抱える困難を描きだし、その抑圧からの開放と自己実現を後押しする実践アプローチとして、FSWを採用するのは必然である。

では次に日本の状況を見ていくことにしよう。ここでは社会福祉におけるジェンダー研究を長く手がけてきた杉本の論考を中心に整理する。杉本はまず「社会福祉におけるフェミニスト研究の経過と到達点」と題した論考において、日本において社会福祉研究にフェミニズムの課題が持ち込まれるのは一九九〇年代に入ってからのことで、アメリカとは三〇年余りのタイムラグがあること、その理由として、社会福祉が構造的性差別社会に深く根を下ろし、その成り立ちや構造自体が性差別を組み込んでいることを挙げている[5]。アメリカでは一九六〇－七〇年代における職業としてのソーシャルワークに潜むセクシズム批判に始まり、一九八〇年代には社会福祉研究にジェンダーの視座を反映する必要性が指摘された。これを受けて、社会福祉の構造自体の性差別を問う研究が始まった。さらに一九九〇年代に入ると、イエスタ・アスピン＝アンデルセンの福祉国家レジームに対して、フェミニストからは家族の不可視性が指弾され、脱商品化については女性の無償労働が視野に入っていないことなどが批判された。日本でこれらが議論されるのは二〇〇〇年代に入ってからだが、杉本は福祉国家研究がフェミニスト研究に注目するのには二つの理由があるという。ひとつは社会福祉の構造が内包するジェンダー偏在を問うという意味で、福祉国家研究はフェミニスト研究に主眼を置いていることが挙げられる。もうひとつは福祉国家研究であったからこそ、日本でも多くの研究者が関心を示したことが挙げられる。つまり、職業のなかに潜む性差別や母子世帯問題であったなら、もっと反応は小さいものだったと考えられる。ただし、超高齢化社会、止まらない少子化など、日本独自の事情もジェンダーと深く結びつくものであるだけに、福祉国家研究も無視できなかったのではないかと杉本は指摘する。

日本には従来、「婦人保護」や「母子福祉」といった領域が存在し、独自の実践および研究の蓄積が「婦人福祉」という分野を形成してきた。杉本はその歴史的役割を評価しつつも、従来「女性福祉」（一九九〇年代に入って「婦人福祉」から「女性福祉」と呼称変更）が支援してきた範囲を拡大することと、フェミニズムに依って立つ福祉社会を構築することでは、スタート地点が大きく異なると指摘する。また、ジェンダーから派生する社会福祉の問題が、すべて女性問題に集約されるわけでもない。逆に生活のさまざまな場面にある「女性問題」を閉じ込めて見えなくしないように、ジェンダー視点を中心に据えて社会福祉を再検討するには、「女性福祉」を超える視点や分野が必要だとする[6]。杉本の研究を引き継ぎながら今後必要となるのは、それぞれの領域でソーシャルワークの場面にジェンダーの視点を反映させたとき、それがどのように展開されていくのかという方法論の提示だと考えられる。

こうした社会福祉援助におけるジェンダー視点の導入が浸透しない一方、日本には「フェミニストカウンセリング」という独自の援助実践を展開してきた領域がある。従来の社会福祉援助とは一線を画すこの領域の理論的背景と実践に関して、ここでは河野を参照し整理する。一九七〇年代のアメリカで精神科臨床に関わっていた河野（日本では精神科病院のＰＳＷとして仕事をしていた）は、当時のアメリカで興っていたフェミニズム運動に影響を受け、その手法であるＣＲ（コンシャスネス・レイジング／意識覚醒グループとも呼ばれ[i]、日本でも臨床実践に活かせないかと、帰国後の一九八〇年に東京で日本初のフェミニストカウンセリングルーム「なかま」（保険適用外の有料カウンセリングルーム））を立ち上げた[7]。河野は非専門家によるフェミニストカウンセリングが、日本に迎え入れられるかどうか危惧していたが、医療機関や精神保健福祉センターでは対応できない「精神病理的問題」（家族関係の葛藤、自己実現をめぐる悩み）が増えていたことにも後押しされ、フェミニストカウンセリングの開業が増えていく。また、一九八〇年代後半から、公立女性施設（女性センターなど）における「女性問題」の相談業務が一般化されたことで、こうした相談業務に、フェミニストカウンセリング養成講座（河野たちはカウンセリンググループでの個人面接のほかに、こうした講座を通じてフェミニストカウンセリングの理念を広げる活動を行なっていた）の受講生が参入していった。フェミニストカウンセリングの理念に基づく相談業務を行なう個別の実践を緩やかに束ねようと、一九九四年に「日本フェミニストカウンセリング研究連絡会」を発足させ、その後フェミニストカウンセラーの認定資格化と相俟って、二〇〇一年に「日本フェミニストカウンセリング学会」へと改組された。同学会はその後カウンセラー認定講座の実施、行政における婦人相談員の必須研修としての企画および実施に力を注いでいくことになる。

売春防止法を背景に婦人保護事業として展開されてきた社会福祉援助における援助観と、河野によるフェミストとしてのパースペクティヴを柱にする民間シェルターや開業カウンセリング、あるいは女性支援のＮＰＯでは、援助における理念も方法も一様ではなかった。だからこそ河野はフェミニストカウンセリングの資格化を求め、援助のスタンダードを研修によって担保しようとしたのである。川喜田は、大阪府立女性総合センターの四半世紀を振り返りつつ、現在の女性センターにおける相談業務の課題について三点を挙げている。第一に、フェミニストカウンセリングとして専門化する必要性である。持ち込まれる女性の悩みに対して、社会的枠組みのなかで問題を捉える視点が不可欠であり、相談員が全国的に統一された研修を受ける仕組みは急務とされた。第二に、ＮＰＯやアカデミズムとの協働である。女性センターにおけるプログラムの充実には、ジェンダー格差是正や女性問題解決の視点を踏まえて、その方法に関する研究やスタッフ研修など、さまざまなレベルの協働関係を築く必要があった。そして第三に、新しい女性相談ニーズへの対応である。経済状況の悪化や家族問題の顕在化など、女性を取り巻く環境の変化は深刻な性被害によるＰＴＳＤや親からの虐待による生きづらさ、摂食障害や自傷行為といった若い女性の行き場のない絶望感など、心理的な専門性とフェミニズムの視点の両方が不可欠な相談が持ち込まれる。さらにＤＶや児童虐待など、危機介入やソーシャルワークが必要な場合も増えてきており、こうしたニーズに対応する相談システムと相談員の専門性が求められるとしている[8]。

困難を抱える女性の包括的支援を行なうためには、その構造をなす理論的背景、実践を通じて磨かれるアセスメント能力、そして具体的・現実的な援助展開（方法）が必要である。井上は女性の自立支援について、生活上の支援と心理的支援の両方が必要だと述べ、「ワンストップ・サービス」としてフェミニストカウンセリングがその役割を担えるのではないかという［9］。ただし残念ながらそれは同時に、ジェンダーの視点を反映させたソーシャルワークが不在か、あるいは十分に機能していないと判断されていることを意味する。そして、その批判があるからこそフェミニストカウンセリングは、本来ソーシャルワークが果たすべき役割までも、独自の形で発展させてきたのだと言える。

2　フェミニスト・ソーシャルワークの理論と実践

私がフェミニストカウンセリングに関する専門講座を受講し、同業者とともに有料のカウンセリングルームを運営していたのは一九九七―二〇〇三年である。当時、精神科ソーシャルワーカーとして医療機関に勤務していたが、精神病を巡るジェンダー問題にも関心を寄せていた。精神疾患を抱えることで、周りの反応にも対応にも性別による差異が見られ、その多くは女性に不利益を生じさせていた。当時すでにＤＶの事例にも出会っていたが、病院は「病いを治療するところ」であり援助に深入りするなと釘を刺された。また主訴は抑うつ感だが明らかに家族からの虐待がある、あるいは性被害が背景にあって長く悪夢に苦しんでいるのに病名は統合失調症など、病気の治療を受けていても、多くの女性はこうしたことを誰にも言えずに過ごしていた。私は女性による病いの語りへの関心を深めるようになったが、それは女性嗜癖者との出会いによって決定的なものになった。発症の経過も、身体的な被害も、そして支援するための資源も、男性のそれとは明らかに違うにもかかわらず、なぜ男性と同じ治療プログラムが使われるのだろうという疑問が湧いてきたのである。

嗜癖問題はまた生活問題とも直結する。女性嗜癖者は再発することで家族を簡単に失い、貧困に陥っていた。依存的だと批判されるような男性関係に逃避する人たちを援助しながら、彼女たちが生きる力を取り戻すには、女性の抱える困難をジェンダーの視点で見ていかなければならないと考えていた時期に、河野と出会い、そしてフェミニストカウンセリングと出会った。

そこで私が学んだのは河野の言うジェンダー分析であり、「あなたの問題は私の問題でもある」という女性問題のクライエントとの共有である。また、カウンセリング料金の授受という行為はみずからの力量への評価であるため、この緊張感が自分の援助技能や専門性を養い、またその水準を維持する動機となった。また病院ではできなかった貴重な経験、たとえばＤＶ被害者（妻）による加害者（夫）への加害、未婚の母親による子どもへの虐待といった被疑者のカウンセリングを行ない、裁判に必要な陳述書をまとめるといった仕事は、フェミニストカウンセリングの場であったからこそ可能だった。またセクシュアル・マイノリティのクライエントを担当し、そのカップルにおける暴力という課題とも出会うことになる。

しかし次第にカウンセリングを継続するなかで、ある限界を感じるようにもなった。一つ目に、「相談室のなかでは完結しない事柄」だったことである。ソーシャルワーカーである自分はあるクライエントに対して危機対応が必要だと認識しても、機関としてそれを行なうのは容易ではなかった。なぜなら責任の所在というハードルがあったからである（機関に所属するカウンセラーにはそれぞれ本務先があった。そのためＤＶ裁判の証人出廷などの場合には、カンファレンスで共有するというルールはあるが、機関として判断し行動する際に時間的な制約があったことは否めない）。二つ目に、生活場面を観察しなければ正確なアセスメントができず、経済的な問題を抱える場合には社会保障制度などの利用を勧めたくても、クライエントに同行しないと難しい場合があった。加えてクライエントの子どもがカウンセリング中にひとりで放置されるなど、カウンセリングは必要だが、同時に子どもの安全確保が欠かせないという事例もあった。つまり生活支援と心理的支援は別個のものではなく、コインの裏表のような関係にある。私は次第にジェンダーの視座をくぐらせつつ、生活上の困難と心理面の両方をサポートする場所が必要だと考えるようになった。相談室を一歩出た後の彼女たちを支える場所が必要で、それはカウンセリングルームというより、カウンセリング機能を備えた包括的な援助のシステムとしてのＦＳＷが実践できる場所だと考えるに至った。実はそれを切実に求めていた一群は、私がずっと付き合ってきた女性嗜癖者だったのである。

二〇〇二年九月に「それいゆ」という場を立ち上げたとき、先述したフェミニストカウンセリングから多くを学んでいたが、同時に日本でＦＳＷを行なっていく際に影響を大きく受けたものとして、エンパワーメント・アプローチとナラティヴ・アプローチがある。ソーシャルワークにおけるエンパワーメント・アプローチは、一九七六年にバーバラ・ソロモンが著した『黒人へのエンパワーメント――抑圧された地域社会におけるソーシャルワーク』においてその概念がはじめて用いられたとされる[10]。当時のアメリカにおいて展開された主要な社会運動（公民権運動、フェミニズム運動、民族独立運動、セルフヘルプ、障害者の自立生活運動）を背景に、社会のなかで抑圧された人々が本来もっている権利や可能性を自覚し、それを実現することによって抑圧から解放される／自身のパワー（力）を取り戻そうとすることに主眼が置かれた。エンパワーメント・アプローチの発展に寄与した理論やアプローチのひとつとしてＦＳＷが挙げられ、それは社会的な差別や抑圧に対抗し、既存の制度や政策を批判し、変革を目指すものであるとされた。また和気は、日本におけるエンパワーメント・アプローチは一九九〇年代中頃から研究が発表され、二〇〇〇年を過ぎると実践活動やそれらの要因分析など、実証的研究へのシフトが認められるとしている。そしてこうした実証的研究が精神障害者の保健福祉領域に比較的多いことを特徴として挙げ、エンパワーメント・アプローチがこの領域で切実に求められているのではないかと指摘する。

栄は、精神障害者のソーシャルワーク実践におけるエンパワーメント・アプローチについて、アセスメント過程を重視している。当事者自身が自分の状況を客観的に認識し、みずからの援助計画に参加できることは、その過程自体がエンパワーメントであるという。そのうえで、アセスメントが情報認識方法や定式化された簡便な検査方法として捉えられる現状があるとして、それを乗り越えるためのエンパワーメント・アプローチにおけるアセスメント過程を、次のように定義している。

エンパワーメント・アプローチにおけるアセスメント過程とは、PSW（精神科ソーシャルワーク）が、精神障害者の抱える生活課題を人と状況の全体性の観点から情報収集し、その状況におけるクライエントに共感しながら、クライエントに対する正確な理解を深め信頼関係を形成する。そして、人と状況の関連性の観点から、クライエントがみずからの生活課題を意味付けし、クライエントとその環境のストレングスを活用した問題解決に対する意識を高め、クライエントの自己決定に基づく援助計画の立案が行えるように支援する過程である[11]。

そのうえでPSWがこのアセスメント過程でどのような実践活動を行なうのかについて、まずクライエントの理解を図る活動として、クライエントがその信頼関係を形成する支援、次に援助計画を立案する活動として、クライエントの希望や自己決定を導く支援、そして情報収集に関する活動として、その方法や整理の仕方に言及している。そのうえでこれらの実践活動に関する四一のアセスメント項目を抽出している。

次に栄は、この四一項目からなるアセスメント過程が、実際にPSWにどの程度使われているのか、また四一項目とストレングスに着目した活動との関連を、質問紙調査により検証している。その結果わかったのは、栄がその重要性を指摘していたさまざまな形での情報収集活動は、実際のところ最も低い実施値であったということ、また市民の意識改革の促進を目指した地域支援活動の実践頻度も同様に低かったことである。前者の理由について栄は、医療機関で働くPSWの情報源がクライエント本人に限定されてしまう傾向があること、後者についてはPSWの業務が所属機関（民間の精神科病院）の制約により間接的援助が難しいことを挙げている[12]。アメリカではソーシャルワークにおけるエンパワーメント・アプローチがさまざまな社会運動を背景に生まれたと述べたが、日本ではエンパワーメント・アプローチがソーシャルワーカーの活動の範囲内にとどまり、本来の社会変革を志向するにまで至っていない。しかしながら、ＰＳＷがエンパワーメント・アプローチをどのように実践するのかを一定程度項目として抽出した栄による研究は、示唆に富む。

次にナラティヴ・アプローチについても説明しておこう。野口によれば、①クライエントの現実世界を語りと物語という視点から眺め直すということであり、②個人化する社会のなかでわれわれを社会へと接続する貴重な回路であるという[13]。私にとってこれらの指摘は、ＡＡをはじめとする自助グループにおいて多くの嗜癖当事者の語りと接し、語りが変化し物語が変容していく様と出会う経験が背景にあったため、違和感なく受け入れることができた。そして当事者の物語は現実理解を助けると同時に、すでにできあがった物語がその理解に沿った形で繰り返し引用されることによって、理解を一定方向に導き制約する側面があるからこそ、物語の書き直しは容易でないことも知った。そして野口が指摘するように、私自身の実践が科学的説明の及ばない場所、すなわち人の人生の物語が見え隠れする「意味」が生起する場所であり、「科学的理解」ではなく「物語的理解」が主役となる場所にきわめて近いことを知った。

しかし物語的理解の場所にも専門性は不要というわけではない。むしろ従来の専門性こそ変容を求められるとするのがナラティヴ・アプローチの特徴である。野口はそれを、①内在化（問題を個人の能力やパーソナリティに求める）に対する「外在化」（問題の原因の所在を問うのではなく、問題そのものが自分に与える影響とそれに対する自分の抵抗を問う）、②専門知に対する「無知の姿勢」（クライエントの世界を専門家は何も知らないという立場に立ちながら、できる限りその世界を知ることを目的として会話を続ける）、③客観主義に対する「リフレクティング・チーム」（観察する側とされる側が入れ替わり、この逆転を何度も繰り返すことで、相互作用を念頭に置いた実践を行なう）という新しい専門性へと置き換えることを推奨する。こうした専門性のあり方は、ＦＳＷにおけるクライエントとの対等性や平等性という理念にも通じる。一方、ナラティヴ・アプローチが個人ばかりを追いかけて社会の変革に迫ろうとしないという批判、あるいは「社会への接続」ではなく個人化を強化してしまうという批判もある。これに対して野口は、ナラティヴ・アプローチの可能性について次のように述べる。

「ポストモダニストの物語」は自分を抑圧する「社会」を描き出すという点では「モダニストの物語」と同様の形式をとるが、その後の展開が異なる。それは社会構造や社会規範の変革という方法ではなく、新しいナラティヴの創造という方向へと向かう。新しいナラティヴによって成り立つ社会空間がありうることを実践的に示す。マクロな社会変革ではなく**ミクロな社会変革を実践することで、逆に、マクロな「社会」のありようを照らし出すのである。**（中略）ナラティヴ・アプローチは、ナラティヴが構成するさまざまな「社会」を描き出し、そのことを通じて「社会」の構成に参加する。したがって、われわれが今後どのような「社会」へと向かおうとしているのかという問いは、ナラティヴ・アプローチが今後どのような「社会」を描き出すのかという問いと切り離して考えることはできない。そこにナラティヴ・アプローチの今後の可能性もある[14]（強調筆者）。

ＦＳＷが行なおうとする社会変革は、まさに野口の語るミクロな実践から「社会」を照らしだすことである。同時にナラティヴ・アプローチは、「社会で支配的な物語」の制約に抗う実践の積み重ねが、新しい物語として語りはじめられるような仕掛けを作るという、ＦＳＷのマクロな実践へと目を向ける契機となった。目の前のクライエントが、たとえ時間はかかっても「性格的な弱さから嗜癖問題に逃避したどうしようもない自分」という物語から「自分には逆境を跳ね返す力があり、嗜癖問題からの回復という責任を果たそうとしている尊厳ある個人である」という物語の主人公へと変貌を遂げていく、その事実の積み重ねが、「嗜癖者＝社会からの逸脱者」という支配的物語の制約に抗うことを意味する。

このようにエンパワーメント・アプローチ、そしてナラティヴ・アプローチに多く触発された経験を通して、私は次のようにFSWのあり方を規定する。

①FSWは、ジェンダーという視座をくぐらせて社会の現象を捉える。さまざまな困難がどのように構築され、人々の行為実践や言語実践によって内面化されるのか、その過程を注意深く観察する。②FSWの目的は、個人がさまざまな困難から抜けだす気持ちを奮い立たせるきっかけと引き合わせることであり、個人が抱える困難は、社会のジェンダー規範の変革とともに解消可能であると伝えることにある。またFSWは援助を求める人が、みずからに内包する力に気づいてこれを発揮できるようにする。どのような抑圧があろうとも、人にはそれを跳ね返していく力がある。またどのような抑圧も、人が等しくもつ尊厳を破壊することはできない。そして、さまざまな理由から、援助を求める気持ちがありながらこれを発現できない場合、その人が内包する力にいち早く気づき、これを引きだす試みをFSWは怠らない。そして自尊心や世界への信頼を失いかけている人に対し、みずからの存在が否定されない関係性をもちうることを示す。自分がそこにいることを、受容される経験を、本人ができるかぎり積み重ねられるようにする。それは精神的なものばかりでなく、生活の安定や身体的な健康によってもたらされるため、その人の「生活」に関心を払い、不正を見逃さない。③FSWは今まで語られなかった〝語り〟のなかに貴重な事実があるとして十分に聴き取り、本人を苦しめる支配的（ドミナント）な物語に、異なる意味を与え、オルタナティヴの物語として書き換える。書き換えの作業は容易ではなく、支配的（ドミナント）な言説は、しばしば困難を抱えた人を排除しようとする。しかし、本人と共に支配的（ドミナント）な言説が抱える矛

盾を見つけだし、それに対抗する言葉を探していく。④FSWは以上のような目的を掲げて、困難を抱える個人の自己実現を後押しする。そしてこれらの実践を通じて、彼らと共に、社会にあるジェンダー不平等を是正することを、その最終的な目標に据える。

では、実際に多くの困難を抱える女性嗜癖者に対して、FSWはどのように展開されていくのだろうか。次節ではそれを詳しく見ていく。

2 「彼女たち」のための援助②――アディクション・ソーシャルワーク

第2章では女性嗜癖者の回復過程について、①安全の構築期、②主体性の獲得期、そして③親密圏の創造期と分類してその特徴を述べた。本章ではそれに「援助の開始と契約」、そして「援助の終結と中断」を加えたうえで、援助の全体像を描いてみたい。特に自発的に援助を求めないクライエントを発見するところから、すでに援助は始まっていることには、注意が必要である[15]。ソーシャルワーク開始時に契約を結ぶ主体は言うまでもなくクライエントだが、女性嗜癖者はその主体としての自己を見失っていることが多い。したがって「主体性の獲得」そのものが援助の柱となる場合に、契約をどう捉えるのかについて述べる。また女性嗜癖者の援助は幾度もの中断を余儀なくされる場合がある。したがって、回復過程と中断の意味についてもふれる。最後に、援助終結後のクライエントが、困難を抱える他の女性にとっての重要な資源となる点について、またクライエント－援助者関係が終了しても、新しく「ジェンダー不平等の解消を求める同志＝シスターフッド」という関係を結んでいく点についてもふれていく。

1　援助の開始と契約

多くの女性嗜癖者は、はじめから嗜癖問題を主訴として援助者の前に現れるわけではない。たとえば松本は、若者の自傷という行為をアルコールや覚せい剤といった薬物で「故意に自分の健康を害する」嗜癖行動の一環として捉え、援助者側が誤解する「人の気をひくための演技・操作的行動」ではなく、命がけの援助希求行動であると述べる。そして少年施設（少年鑑別所、少年院）に入院中の少年（女子も含む）三〇〇名あまりを調査対象とし、その性被害体験について自記式アンケートを行なっている。公立高校生三一六名を対照群とした結果、少年施設に入所する女子の五六・七％、男子の九・三％に性被害体験がある（一般高校生は女子の四・三％。男子の〇・六％に被害体験がある）と報告している[16]。

また松本は、養護教諭に対して生徒の自傷行為に関する調査も行なっている。二〇〇六（平成一八）年度に文部科学省が実施した保健室利用状況調査によると、小学校の九％、中学校の七三％、高校の八二％で自傷行為が把握されていると報告されているものの、その対応に養護教諭がどのような困難を抱えているかが明らかではないところに、松本の問題意識がある。そこで研修を依頼された全国四地域の養護教諭一二三九名に対して、研修前に自記式質問表を実施した。うち八〇八名（八一・一％）の養護教諭に自傷行為への対応経験があり、実際の対応は「継続的に相談に乗った」であった。しかし一方で調査では、六五％の養護教諭が自傷行為を前にどうしたらよいかわからない、関わることで逆にエスカレートして苦慮したことを明らかにした。また養護教諭の八三・六％が、自傷行為を本人が周囲の関心を引こうとしている行動とみなしていることから、実際に各校一名配置の養護教諭が「どうしたらいいかわからない」ながら対応せざるをえない状況にあり、同時に自傷行為が自殺に関連する行動であることを理解できていない可能性が高いことを指摘し、こうした状況を理解しつつ関係機関が連携すべきとしている。

このように少年施設への入所が必要となる反社会的行動や、中高生の繰り返される自傷行為に必要なケアが与えられずに五－一〇年が経過した後、彼女たちはさまざまな機関を通じて、女性嗜癖者として援助の場面に登場する例が多い。同じ現象を異なる機関が互いの切り口で見ているために、援助について共有することが少ないことにも問題はある。そこで上岡と私は援助にたどりつくまでを三期に分け、どのような問題が起こっており、そのときどのような援助者や機関に出会うのか、そして基本のニーズとしては何があり、実際に必要とされる支援とは何かを整理した（表1）。

①援助の開始

まず「援助関係希求期」では、大人社会への不信感もあって困っていることを聞いてほしいという基本的ニーズがありながら、しっかりと関係を築くことが難しい。困っていることを解決はしたいが、それを善悪の軸で批判されることを怖れているため、はぐらかしやごまかしで大人たちの反応をみるなどアンビヴァレントな行動が目立つ。しかし、自分の抱える困難をとにかく話したいという欲求は高い。性的逸脱行為も目立つが、居場所や経済的援助を男性に求める見返りとしての性行動という側面がある。そのような行動への罪悪感からリストカットをはじめとする自傷行為も日常的に起こる。そのため、援助者側は常識や規範を押しつけず、「援助関係という種をまく」ように、柔らかい関係を〝緩く〟結ぶことがポイントになる。

「援助模索期」では、まだ問題の本質を本人は見たくないし気づきたくないが、生活に支障が出はじめる時期である。そのため、さまざまな治療機関へ足を運ぶようになる。内科や心療内科といった「本質にはふれずに対症療法的な」関わりを求めている。原家族を含めた女性嗜癖者の暮らしを支える存在の有無も、模索の時期を左右する。すでに結婚や子育てなどを行なっている女性嗜癖者もいるが、多くは暴力や経済的問題などに加えて育児

表1　当事者が出会う援助者や機関の変遷と基本的ニーズ

時期区分	援助関係希求期（15～20歳）	援助模索期（20～28歳）	援助導入期（28歳～）
出会う援助者や機関	• 学校（保健室、進路指導の教諭など） • 保健所、精神保健福祉センター（思春期相談、心の相談） • 司法（警察署の少年課、保護観察所、矯正施設、地域の保護司など）	• 心療内科、精神科クリニック、精神科病院（医師、看護師、ソーシャルワーカーなど） • DARCなどの治療共同体、グループホームや作業所といった、地域にある障害福祉施設 • 自助グループ	• 精神科クリニック、精神科病院 • 開業セラピスト • 婦人科や内科のかかりつけ医 • 就業支援関連施設（ハローワーク、就労支援系福祉事業所、ジョブカフェなど） • 自助グループ（スポンサーシップ）
起こっていること	居場所のなさ／逸脱行為／自傷／将来に対する不安／大人社会への不信	生活の行き詰まり／医療を必要とする精神症状／違法行為／ピア（仲間）との出会い／予定外の妊娠や出産	症状の把握が可能／身体の不調／社会性の獲得／役割の認識／経験の不足／孤立した子育て
基本的ニーズ	話を聞いてほしい	関わってほしい 身の安全を守ってほしい	教えてほしい 長い変化の過程を見ていてほしい
必要とされる支援	• 安全に時間を過ごせる • 話し相手になる • 基本的な生活習慣を身体で覚える	• 試行錯誤の過程を見守る • 性急な結果を求めず、失敗を想定して“抱え込まず”に次へつなぐ • 具体的な生活を支える（食事提供や金銭の管理、危機対応など） • 楽しむ機会を提供する	• 依存症など疾患に関する正確な情報の提供 • 安全確保や対人関係など、社会生活維持に必要なスキルの伝授 • 親としての振る舞いや対処法の理解 • 経済的自立へ向けた経験の蓄積

（出典：上岡・大嶋、2010、239頁／一部改変）

を行なっており、虐待のハイリスク・グループである。暴力から逃れるために治療共同体や生活支援共同体を利用することはあるが、表面では適応し、見えないところで小さなルール違反を重ねる。援助者としては、嗜癖問題についても手放す準備は明確ではないため、そのような時期であることを念頭に置きながら、具体的な生活（食事、睡眠、洗濯など）の仕方を教えるなど、具体的な作業を通じて本人が再度問題にぶつかる時期を類推する。なお私による類型の「ライフモデル選択困難型」は、身体的不調を主訴に内科クリニックなどに通院している場合が多い。仕事上のストレスからアルコールと睡眠薬の併用などが始まっているのだが、それが医療者に感知されることは少ない。なぜなら本人は表面的には適応的な患者であり、また一般内科クリニックなどにソーシャルワーカーが配置されていることは稀で、本人なりに不安を抱えているが相談する先を見つけられずにいるからである。

「援助導入期」では、本人がさまざまな方法を試してみるが嗜癖が止まらない、あるいはしばらく止まるが継続できないといった問題を抱える。また、自分のやり方で生活を変えてみようとするが思うようにいかないなど、本人なりに他者からの手助けなしに生活していくのは難しいと感じはじめている。それまで通院していた医療機関から、嗜癖問題に関する専門機関を紹介される時期でもある。また、経済的な困窮も本人にとって援助を受け容れる契機となる。失職だけでなく嗜癖行動に伴い負債を抱え、返済のためにさらに嗜癖に深くのめり込むといった悪循環が、心身ともに本人を限界に追い込んでいる。援助者はこのとき、ことさらに本人の「底つき」を強調する必要はなく、援助に際して具体的に何から始めるかを確認する［ii］。

この時期に入っても、援助を受けることに関して女性嗜癖者には「恥」の感覚が強くあるため、「援助導入期」であることに鑑み、これからどのようなことを行なっていくのか、ソーシャルワーカーをはじめ周りの援助者が果たす役割をひとつずつ示していく時期でもある。この時期には、精神科病院やクリニックで気分障害といった病名で通院を続けていた女性嗜癖者が、解離性障害やＰＴＳＤといった病名を書籍やインターネットなどで知り、重複障害の困難性を訴え援助にたどりつく場合がある。あるいは嗜癖問題はやや落ち着いたが、背景にある暴力被害体験に苦しんで自助グループから紹介され、援助につながる場合もある。

したがって「援助導入期」とは、従来の中年男性治療モデルによる「底つきから再生へ」の始まりとは異なる。女性の抱える重層的な困難の表現としての嗜癖問題が、どのような具体的援助を必要とする形で現れたのかということに、援助者は着目しなければならない。しかもこの時期にたどりついたとはいえ、援助関係への怖れや不安から、関係性はきわめて繊細で崩れやすいものであることも念頭に置く必要がある。従来のソーシャルワークでいう「**援助の開始**」**以前に**、当事者には長い試行錯誤の時期があること、援助を受けること自体が「恥」あるいは「援助者による支配」と重なるようなイメージで捉えられていること、にもかかわらず自分の力ではどうしようもないところまで生活は困難を極めていることについて、援助者は知っておくことが重要である。

②ケースの発見

松山は、クライエント自身が問題に気づいていない場合、ソーシャルワーカーが問題状況を発見し、問題状況を認識するところから援助を始める場合があるとして、それをソーシャルワーカーによる「ケースの発見」と呼ぶ。そして問題を発見しても、すぐにその解決に動きだすのではなく、クライエントと問題状況についての認識を共有するように働きかけることから援助は始まると述べる。そして、クライエントとの間で形成されるラポールが、これから先の問題状況に関する認識の共有を推し進めるのだという［17］。

たとえば女性に向けられる暴力にＤＶという名前が与えられ、それは男女間の「犬も喰わない」喧嘩ではなく、圧倒的な力の不平等が生みだす犯罪であることは、多くの論者によって指摘され、二〇〇〇年には「配偶者からの暴力防止及び被害者の保護等に関する法律」に結実した［18］。暴力被害から逃れ、シェルターなどを経て新しい生活へと踏みだす女性のなかには、少なからず渦中の緊張緩和を目的にアルコールや睡眠薬に依存する人がいることは、周知の事実である。しかし、それを嗜癖問題の萌芽と見るか、一過性の反応と捉えて経過を観察するかは、アセスメントの能力が問われる局面だろう。あるいはすでに暴力から逃れようと決めたときに、自身の嗜癖問題があって身動きが取れないケースも稀ではない。特に後者の場合には、嗜癖問題があるために援助を忌避することもある。逆に「暴力被害」というフレームがあるからこそ、嗜癖問題を見ないこともある。したがって、暴力被害の女性を援助する場合には、あらかじめ嗜癖問題を想定しておく必要がある。

本書では、女性の抱える問題とは複合的であると繰り返し述べてきたが、嗜癖問題をアセスメントする能力、さらには精神保健領域のひとつとして嗜癖問題を位置づける力が必須である。そして、ソーシャルワーカーが「ソーシャル」と呼ばれる所以は、集められた情報の分析を行ない再構成するときに、嗜癖問題を個人的な困難として片づけないことにある。表1で示した「援助関係希求期」の少女たちとは、アルコール依存症の父親の娘として、あるいは援助する女性嗜癖者を担当する保護司が抱える困難事例として出会う。いずれにしても、松山が言うように、すぐに問題解決へと動きだすことはしないが、本人と直接会う機会にソーシャルワーカーは善悪の判断を保留し、抱える困難そのものに関心を寄せる援助者であると伝える。そして、不安定な、しばしば社会的逸脱の水際で、嗜癖問題を抱えながらも生き延びようとする少女たちがもつ、ある意味での「社会性」を評価し、それを彼女たちのストレングスと見る。しかしながら嗜癖問題の概略については、「止めるかどうかは別」と伝え、嗜癖が彼女たちをある面で救い、ある面で蝕むことについてもふれる。そして、ソーシャルワーカーは別の手段で彼女たちが抱える困難を切り抜けるのをサポートできると伝える。このような「種をまく作業」は、発見したケースに対してできる必要最低限のことである。

「援助模索期」の女性の多くは内科クリニックなどで治療を受けはじめている。「ケース発見」の最も近くにいるのは医師と看護師である。またギャンブル嗜癖などの場合、行政書士や弁護士などの専門援助を求める場合もある。摂食障害に関しては、養護教諭が内科治療と並行して心療内科やメンタルクリニックなどの受診を勧める場合もある。ソーシャルワーカーは、機会あるごとに、こうした関係機関や他の援助者たちにできるかぎり嗜癖問題を正確に伝えることで、間接的なソーシャルワークを行なう。先述したように、それぞれの機関が自分たちのフレームでしか見ないことで、共有し損ねている多くの情報がある。その結果、最も不利益を被るのは女性嗜癖者本人であることを思い起こしたい。

「援助導入期」についてはすでにケースとして見えており、本人も援助の開始を考えはじめている。ここではむしろ嗜癖問題そのものの輻輳性に注意を払う必要がある。女性嗜癖者の場合、嗜癖対象が一つということは稀である。これまでは身体のケアの必要な化学物質からの完全な離脱が最優先とされ、摂食障害などの行為嗜癖や、過度な他者との関係性への没入という関係嗜癖に対する治療や援助は、後回しにされてきた。また解離症状や深い抑うつ、衝動的な自傷行為などが見られる場合にも、そうした症状と嗜癖問題そのものをどのように捉え、何から始めるのかを「援助導入期」に検討しておく。なぜなら、うまくいかない出来事の連続で女性嗜癖者は疲弊しているのに加え、それまでの主な嗜癖対象を手放すため、精神的に不安定となり、易刺激性の高い状態が続いているからである。このときに、他の嗜癖問題が一時的に悪化するように見えるが、それは「よくある」ことで、援助関係を揺るがすものでないことを伝えておく。また、場合によってはトラウマケアと嗜癖問題への対応を同時進行で行なうが、それはあくまで本人の治療／援助に対する動機づけの高さによる。「援助導入期」は、いよいよ問題の本質に向き合おうとする時期である。援助者は見通しと見立ての両方をもちながら、この時期の本人を観察することになる。

③援助契約

ソーシャルワークにおける契約とは、ソーシャルワーク援助やサービスの利用に関するソーシャルワーカーとクライエントとの合意である。木戸は契約の意義として、①援助過程において対等な関係性を確保し、クライエントの自己決定権を尊重する、②ソーシャルワーカーとクライエントの相互作用を促進する、③合意形成を通じ、クライエントがみずからの問題に取り組むモチベーションを高める、という三点を挙げている。また契約に際しては合意を得ること自体より、合意を得る作業を行なう過程が重要だと指摘する[19]。

女性嗜癖者の多くが人間関係を「支配－被支配」の軸で捉え、またそれを学んできたことはすでに述べた。そのため、彼女たちは権威や力をもつと思われる者に従うことには慣れている。逆に相手が自分と〝対等である〟という概念に、はじめのうちは混乱しやすい。たとえば自助グループではすべてのメンバーが対等であり、たとえ長くアルコールや薬物を止めていても、またグループの役割を担う人であっても、そこに支配関係は存在しない。伊藤は自助グループのメンバーたちの相互関係を、回復の自己物語を紡ぐために「受け止める聞き手」であると同時に「物語を促す聞き手」であるとし、互いに互いの語りを支える構図があるとした[20]。FSWでは、このような相互援助のなかに、人と人との間の〝対等性〟を見出し、そこに大きな価値を置く。しかし、女性嗜癖者は支配でも被支配でもなく、互いが互いを必要とし支えられているという関係性を実感するまでに、多くの時間と経験を必要とする。したがってソーシャルワーカーという専門職との関係では、対等であるかどうかより援助者に「ひとりの人間として尊重される」という、ごく当たり前で控えめな要求しかできないことも多い。

FSWでは、ソーシャルワークにおいて自明とされる「クライエントとの対等な関係」を、「非常に困難な目標」と捉えている。そして、だからこそみずからの権威性に敏感（sensitive）であることが要求される。その意味で、しばしば援助者は「契約する主体」としてクライエントを捉えるが、FSWでは「クライエントは契約を交わそうとする自分に決定権があるというより、援助者側にその力があると捉えがちであるかもしれないことへの想像力をきめ細かく働かせる」よう援助者に要求する。そして、契約はクライエントの迷いや不安によってたびたび不安定になるため、そのようなクライエントの迷走を「変化への助走」と捉え、粘り強く寄り添っていく姿勢を重視する。

④自己決定という価値

また「自己決定」というソーシャルワークにとって重要な価値についても、女性嗜癖者が物事を決めることの難しさとともに十分知っておく必要がある。その難しさとは第一に、女性嗜癖者は、「自分」をはじめからそこにある自明のものとしてこなかったことにある。いつも他者に映しだされた自分に、他者の欲望を写し取るようにしてきたため、どこまでが「自分」で、何が「自分」の考えなのかが曖昧になりやすい。こうした「自己」をもちえないという困難は、嗜癖問題だけでなく暴力被害に曝されてきた女性にも共通する。したがって、他者の欲望ではなくみずからの欲望に目を向けることが容易ではない。

第二に、「自分に関することを自分が決める」のは、多くの訓練を必要とする。それまでのライフイベントにおける悪い結果の多くが本人の自己決定によるとして、援助の場面でも時に非難の対象となるが、むしろその経過を丁寧に聴き取る必要がある。なぜなら自己決定とされる背景には周りのニーズへの過剰適応が見られ、あるいはそれしか選択肢が残されていない事態が見過ごされているからである。このように自己決定を巡る体験について時間経過を含め多面的に捉えなければ、なぜ女性嗜癖者が重要な決定をいつまでも保留することが多いのか、またなぜ一度決めたことを何度も覆すのかを理解できない。

第三に、「自分で決めた」ことの結果に対する後悔や罪悪感が、どれほど強いものかを知っておくことが必要である。時に女性嗜癖者は「深く考えたことがない」などと言い、援助者を困惑させる。しかしこうした言葉の裏で、過去にどのような切羽詰まった選択があったかを丁寧に拾いださなければ、女性嗜癖者の実像が見えないだろう。そして、罪悪感は女性嗜癖者の力が削がれる経過で生まれることが多い。単に表面的な事実や女性嗜癖者の言葉だけで判断せず、環境との関係性において把握する必要がある。

このように考えると、女性嗜癖者にとっては「自己決定」自体の実行が大きな援助の目標となることがわかる。ソーシャルワークの原則としての「クライエントの自己決定を尊重する」を自明の理として表面的に扱うと、援助過程に思わぬ躓きや障壁が立ちはだかることがある。また、いずれにしても援助者は援助の開始においてクライエントと対等ではなく、むしろ優位にあるのだという認識から援助を組み立てる必要がある。FSWとは、こうした「力（Power）」や「権威（Authority）」に対し、きわめて慎重にかつ敏感にその構造を理解しながら、クライエントを無力化しない配慮をする。女性嗜癖者との援助関係では、インテーク面接時の契約が何度も反古にされることがある。その場合には先述した「種をまく作業」を行なうのみで終了するが、しかしそれは「終わることで次の段階が始まる瞬間」とも考えることができる。

援助関係の開始地点へたどりつくまでに、女性嗜癖者をジェンダーの視点から捉え描き直す作業はすでに始まっている。契約は、その書き換え作業を下敷きとしながら行なわれる。

2　回復過程に対応するフェミニスト・ソーシャルワーク

FSWは「生活支援」と「相談支援」を二本の柱としながら進められる。まずこの全体像について短い説明を加え、次にそれぞれの回復時期に対応するFSWの援助目標とその方法、そして「それいゆ」における具体的な実践例を詳解していく。

生活支援と相談支援の円が重なり合う部分には、①コミュニケーション技能の習得、②症状の覚知、③食事の提供、④身体のケア、という四つが含まれる（図1）。生活における具体的援助（たとえば、食事を提供する）では、援助に対するクライエントの反応（たとえば、献立を見て記憶の回想が始まる）を聴き取る、共感する、異なる意味づけを模索するといった心理的援助を同時に行なうことが多く、この四つは重なり合う。またこの図における〝身体のケア〟とは、痛みや身体的不調への直接的な介護行為（熱を測る、傷の手当てをするなど）という狭義で用いられている。これに対して社会適応機能に含まれる「身体のケア」とは、食事の提供やボディワークといった、身体に直接的に働きかける心理的援助をも含めた広義で用いられている。

またこの図には、先述した回復過程で言及していない要素も含まれている。「生活維持のための技能」は、ライフスタイルによっても変化していく。また電子化は刻々と私たちの生活を便利にするが、同時に、情報へのアクセスなどにおいて格差も生む。「ライフイベントにおける介入」は、子どもの育ちに沿って進学や就職、あるいは親の介護などさまざまな新しい危機を彼女たちにもたらす。葛藤の大きい家族関係を修復しつつ、危機を回避していくためには、相談支援が欠かせない。また問題解決の体験は、彼女たちに自信をもたらしていく側面もある。クライエントを主体とし、援助者は解決に有効な情報提供をし、必要に応じてモデルを示す。こうした子育てや介護、看取りの相談は、回復が維持されるなかでも多く見られる。すでに援助関係が終結していても、そのときごとに相談を受ける関係の継続が望ましい。

①「安全の構築期」におけるソーシャルワーク

ケイティ・エヴァンズとマイケル・サリヴァンは、援助関係を始めるにあたり、〝安全〟に関する以下の事柄についてクライエントと同意し契約を結ぶという。第一に、医師によって処方された薬以外の、あらゆる気分を変

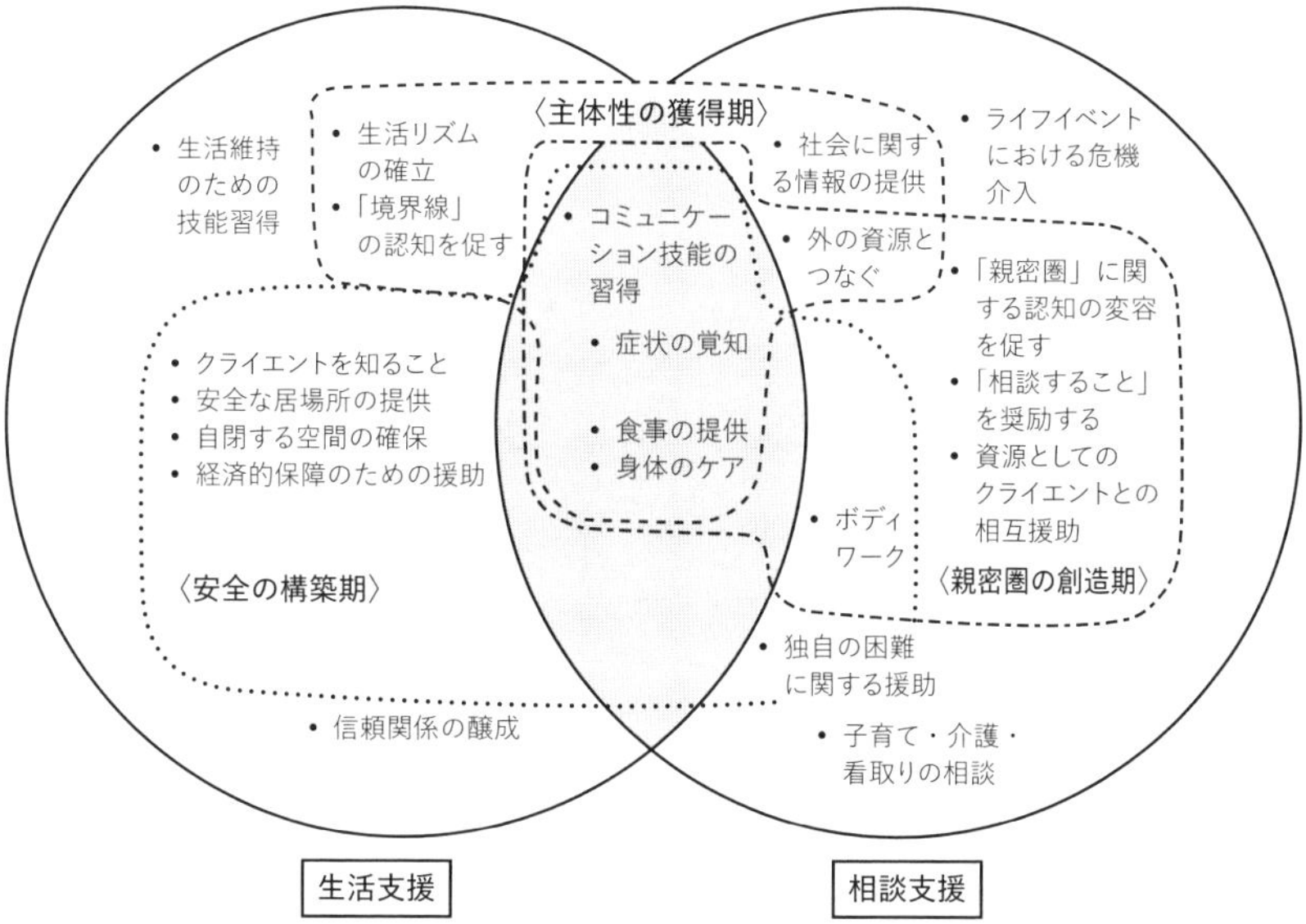

図1　回復過程に対応するフェミニスト・ソーシャルワーク

える物質からの離脱に同意してもらう。第二に、自殺や自傷行為、危険な人物との接触、および他者への暴力行為からの離脱にも同意してもらう。第三に、急に引っ越したり行方をくらましたりしない。そして第四に、援助者に対して「正直である」ことを求める。援助者は悪い行ないを処罰する役割を担うのではなく、クライエントが安全について知り、安全な状態を維持するのをサポートしようとしていることを何度も繰り返し伝えるという。しかし、しばしば物質再使用などは秘密にされることがある。その場合には、契約を守れそうもないときにどうするかを、あらかじめ話し合って確認しておくという。これを「フェイルセーフ・プラン」と呼ぶ。具体的には、危険な行動の引き金（事柄）を調べ、その行動の代わりに安全な行動を決めるというものである［21］。

このように「安全の構築期」では、まず彼女たちの安全を脅かしてきた嗜癖症状の覚知や、そのメカニズムを知ることが最優先される。同時に、これらの取り組みを通じて、それが病気であることを理解する。また、その人にとって何が安全な場所かを一緒に探し、あるいは見きわめることも援助者の仕事である。ただし〝安全〟について女性嗜癖者は「あるかないか」、ひいては「そのようなものはどこにもない」と感じてしまいやすい。比較的安全、どちらかというと安全など、〝安全〟を濃淡で覚知できるような援助者側の働きかけが重要である。一見すると援助における技法の説明にも思えてしまうが、こうした考え方は、ＦＳＷの援助観を支える重要なものである。

〝安全〟が保障された場所にいた援助者と、それを根こそぎ奪われてきたクライエントとの間には、決定的とも言える「不可知」が横たわってしまうことがある。しかしＦＳＷでは、あえて自分自身もまた痛みや傷を負うものであり創りだすものとして、クライエントの痛みを〝ありのままに〟感じようとする。特に被害体験と物質嗜癖の両方からの回復を目指すクライエントと向き合う場合には、「安全の概念」が基盤になる。「多様な声を聞き逃す」ことなく、杳《よう》として全貌を現さないクライエントの安全に関する歴史に対して真摯に「無知の知」を示しながら、それでも「知ろうとする姿勢を示しつづける」のである。この〝安全〟に関する援助者側の認知、それへの働きかけが、その後の女性嗜癖者との援助関係の柱となっていく。

またこの時期には身体のケアも重要になる。嗜癖問題に翻弄されている時期には、自分に身体があることすら忘れられている場合が少なくない。したがってこの時期のソーシャルワークは、「安全」と「身体のケア」の二つに重点を置くことになる。

「それいゆ」は現在、日中活動の場である「トラヴァイユ（就労継続支援B型事業所）」と二カ所のグループホーム（以下、GH）を運営している。個別のケースワークとグループ力動を使ったソーシャルワークが特徴である。ここでは「症状の覚知」を促す二つのグループワークと、「身体のケア」を促す食事に関する援助、およびボディワークについて紹介する。

(1) アディクション・ミーティング

「トラヴァイユ」では、毎週決まった曜日の午前と午後に、それぞれ九〇分のグループワークを行なっている。「プログラム」と呼ばれるそれは、言語と非言語のものに大別される。嗜癖について取り上げるのは「アディクション・ミーティング」である。このミーティングはアルコール依存症者の自助グループであるAAのスタイルを手本としている。ひとつは自分の嗜癖問題について正直に話すことであり、もうひとつは自助グループで使われる言葉を知ることである。正直であることは、これまで嗜癖に逃避することでごまかしてきたものを直視する姿勢として、奨励される。しかし医療機関や公的機関（たとえば警察や裁判所）などでは、正直であることが当事者にとって不利益になることもあり（非合法薬物の使用を正直に認めれば、支援ではなく処罰の対象になるなど）、たしかに矛盾をはらんでいる。そのためミーティングでは、どのような事実であっても、それは善悪の判断にさらされるものでないことを繰り返し参加者に伝える。そして「自分は何をどのように使ったか」を話すよう促し、次に「嗜癖が自分を助けた側面」と「嗜癖が自分を苦しめた側面」について振り返り、嗜癖問題を内面化せず外在化するよう促していく。この繰り返しが、参加者に嗜癖によって生き延びてきたが、同時に嗜癖によって生活が破綻したことを知らせていくことになる。また嗜癖問題は放置したままでは改善せず、別の対象に移行する場合もあることについて、援助者が〝教える〟という縦の関係ではなく、参加メンバーによる正直な体験の共有という横の関係を通じて、嗜癖問題に関する恥の感覚を強化せずに相互に学習していく。

(2) それいゆミーティングと当事者研究

「それいゆミーティング」の前身である「当事者研究」は、北海道浦河町にある「べてるの家」で始まった実践である。向谷地生良によれば、ひとりの爆発（問題行動）を繰り返す統合失調症の当事者が、自分が抱える苦労を援助者に丸投げして〝解決してもらう〟のではなく、自分が苦労の主人公になり、苦労との付き合い方を〝見つけだすプロセス〟として名づけられた。そして「当事者研究」に共通するエッセンスとして、向谷地は以下の五点を挙げている。第一に〝問題〟と人を切り離す、第二に自己病名をつける、第三に苦労のパターン・プロセス・構造を解明する、第四に自分の助け方や守り方の具体的な方法を考え練習する、第五に結果を検証する[22]。

専門職による心理教育と「当事者研究」との差異は、〝苦労（問題や症状）の主人公〟という言葉に集約されている。苦労のパターンやメカニズムを他者から説明されるのでなく、同じ苦労を抱えるグループメンバーとの相互作用を経て、自分で気づいて（aware）いくのである。最初は戸惑う当事者たちだが、自分より先に始めたメンバーたちに促されるように発言が増えて相互作用が起こる。参加メンバーはオープンエンド形式のため流動的だが、回数を重ねるなかで、次第に「当事者研究」のテーマは、メンバーたちが抱える症状や障害そのものになっていく。

しかし「それいゆ」では、二〇一〇年を過ぎた頃から、グループにおける対話のスピードに変化が現れた。同時に、メンバーが自分の考えを表す言葉を選ぶことに苦労する場面も増えていった。この背景には、嗜癖問題を抱えるメンバーが減少し、生きづらさの表出が多様化したことなどがあるだろう。そしてもうひとつ、自助グループ経験の減少ということも挙げられる。私が当事者研究における対話の不発に関して考えるうちに行き着いたのが、対話を支える土壌として、嗜癖の自助グループが重要な役割を果たしてきたということだ。それまでの嗜癖を抱えるメンバーは、しらふの一日を過ごすために「それいゆ」のプログラムに参加するだけでなく、ほぼ毎日のように自助グループのミーティングに通っていた。それぞれが自助グループのミーティングを通して、自分の体験を言葉にする。そして多くの仲間の語りに繰り返しふれることで、ある状況や心情に〝言葉が与えられる〟瞬間を体験するなかから、言葉を覚えてきた。フィードバックはないが、当事者研究に必須である言葉と分かち合いの体験が、身体的感覚としても浸透していたと言ってよい。また「それいゆ」が今よりずっと利用者も少なく、「居場所」としての機能が主だった頃には、プログラムの前後にたくさんの「おしゃべり」があった。だらだらと何をするでもなく、その日のあれこれを思うままに言葉にしているメンバーたちがいた。時にはスタッフの周りでおしゃべりが続くことも多かった。このような場も、今となっては自助グループ的だったと私は感じている。

「それいゆ」では、二〇一八年四月より当事者研究のプログラムを休止している。代わって始めたのが「それいゆミーティング」と称した「言いっぱなし、聞きっぱなし」のミーティングである。毎回テーマは出されるが、メンバーの〝今、ここ〟を自由に語ってもらう。担当する若手スタッフも同じように自分の話をする。当事者研究の前に、言葉が生まれる土壌を耕す作業が必要となったからである。自分の語りを聞き取られる、受け止められるという体験が乏しいなかから、自分のありのままを映しだす言葉を紡ぐのは難しい。フィードバックが怖いと感じるメンバーのなかには、目を閉じて話す人もいる。ちょっとした周囲の表情の変化を、自分が話した内容と結びつけて不安になることもあるが、こうした時間の先に「当事者研究」が行なわれているのが「それいゆ」の現在である[23]。

(3) 食事の提供

「それいゆ」には化学物質嗜癖と摂食障害の重複障害者が多い。私は慢性で自己誘発嘔吐の伴う摂食障害を、嗜癖のモデルで捉えている。野間は「身体と実存を結びつけるキーワード」としてモーリス・メルロ＝ポンティの「キアムス（交叉配列）」を用いながら、〃精神を病むことをその人の身体の在り方の偏り〃と捉え、その例として摂食障害を取り上げる。野間によれば、摂食障害とは自分の存在を肯定的に捉えられないことを自分の低い能力への他者評価だと理解し、そのために取り残される不安から、自分に関するあらゆる属性（見られる身体）をコントロールしようとして拒食に陥り、逆にコントロールしようとしてもできない内的刺激としての食欲（感じられる身体）に圧倒される過食が生じ、いつしか自然な身体感覚を失う（空腹感満腹感や寒暖の感覚欠如、倦怠感の鈍麻）ために、他者との自然な共感性をも障害してしまうという。つまり自己存在の肯定感の欠如から出発した摂食障害は、結果として孤立へ本人を導き、自己肯定感をさらに低減することになるという[24]。リカバリーでは開設以来、「食べる」という営みを通じて利用者が身体を認識する援助（対象化・分析）を行なってきた。特にGHという暮らしの場は、文字通り「生き直す（reborn）」ための場である。私は援助方法としての食事を次のように捉えてきた。

被害体験のなかで生活してきた人の多くは緊張が日常化しており、ゆっくりと味わいながら食べるという習慣を喪失する。生きるための所作である食事が「詰め込む、飲み込む」ものであったり、「何も考えなくてすむ時間」であるという中から、自分が生きることへの肯定的意味を見つけ出すことは難しい。（中略）本来であれば、過度な不安や緊張にさらされてきた身体をゆっくり休めるための食事であり、それが自分をいたわることにもつながるのだということがピンと来ない。（中略）「食べる」ことが落ち着きを見せることではじめて入居者は、自分に起こった被害体験を自分の身体を傷つける方法を使って「なかったこと」にしたり「乗り越えようとしていたこと」に気づいていく。（中略）私は**「食べる」ことの立て直しを通じて（入居者が）新しく生きる意味を見出していく**ように思う[25]（強調筆者）。

食べることは空腹を満たすだけでなく、自分をいたわることである。それがわからない人にどう伝え、実感してもらい、最終的には本人がみずからそれを試行できるようになるまでに援助するのか。このように困難な援助（食べることに込められた多くのエピソードや体験の意味するものを斟酌しつつ理解し、変化の糸口を見つけ、息の長い実際の援助を積み重ねる）だからこそ、専門職の知識・技術を必要とする。

専門職が「食べる」ことを援助するのは、調理人のような食事を提供するためではない。季節の食材を選び、メニューの好みを聞き、素材に手をかけて供するという一連の作業を通じて、入居者に「身体のケアとしての食」を示すことが目的である。入居者に多い極端な偏食も、観察すると、食べたことがないものへの不安が原因であることが多い。あるいは人が手をかけたということの意味がわからない人は、悪気なく気に入らなかった食事をあっさりと丸ごとゴミ箱に捨てたりする。したがって、こうした「食べる」ことを巡って垣間見える対象者たちの生活のアセスメントから、それぞれに対してどのような身体の覚知とケアが必要であるかを考え、その具体的方法の提示と試行までを援助として組み立てるのが援助者の役割だと言える。

（4）ボディワーク

ボディワークとは、日本ではまだ耳慣れない言葉だろう。医学的リハビリテーションの一環として身体に直接働きかけ治療を行なう理学療法から、ヨガのように自分で姿勢を取り呼吸を整えるものまで、身体をケアする方法はさまざまである。本書でいうボディワークとは、狭義には「治療を目的とせず、心理的な課題に介入せず、クライエントの身体構造および身体機能の改善を援助するための身体的な教育」であり、広義には「体に働きかける技法」を指す〔26〕。

「それいゆ」では、一九七六年にトマス・ハナによって始められた“Somatic Education”（ソマティク・エデュケイション（以下、ソマティクス）を実施している。Somatic の［soma］とはギリシャ語が語源で「生きている身体」を指す言葉である〔27〕。エリザベス・トムキンズによれば、ソマティクスはゆるやかな動作（exercises）と身体の操作（manipulation）を通じて、身体をより容易に動かし、身体への気づきを強める〔28〕。またソマティクスは中枢神経系の感覚神経細胞および運動神経細胞に着目しながら、身体の健康的な動きのパターンを復活させることに主眼を置くが、その流れはひとつではない。一般にソマティクスという場合には、フェルデンクライス・メソッド、アレクサンダー・テクニック、ハナ・ソマティク・エデュケイションといったものまでを指す。ハナは、フェルデンクライスの実践家として活動していたが、心やスピリチュアリティと切り離された身体レベルの問題だけを扱うボディワークという言葉がもつニュアンスを取り払い、全体としてのからだに対する独自のアプローチを強調するために、ソマティクスという呼称を生みだしたとされている〔29〕。

私はこれまで精神科病院やクリニックで勤務してきた経験から、身体に関する不定愁訴に対して医療者が簡単に処方薬で対応してしまうことについて危惧を抱いていた。痛みのような主観的なものに関しては、本人の辛さはわかるがすぐに痛み止めを処方してしまい、薬の効果が切れてから襲ってくる痛みに逆に敏感になる人を大勢見てきた。身体の不調にすぐ薬物療法で対応するのではなく、不調そのものを自分で整えることができたら、違った生活が可能になるのではないかと考えていた。ソマティクスの指導者からの働きかけで自分の身体を感じ、整えることができれば、こうした不定愁訴の改善につながると考えたのが導入のきっかけだった。

ボディワークに入ってもらうかどうか、あらかじめスタッフはスクリーニングを行なう。インテーク面接や他のプログラム場面ではそれなりに適応的に振る舞っているメンバーのなかに、表面化しなかっただけで深いトラウマが身体のなかに埋め込まれている場合があって、それがソマティクスによって引き出されるということもわかってきた。メンバーたちは身体を感じるという意味がわからず、「身体を緩ませることが怖い」と訴える。彼女たちに自分の抱えるガチガチの凝りをほぐしてもらいたいと願っていたのだが、彼女たちは「リラックスがわからないし怖い」のだ。ソマティクスをトラウマワークとして行なう場合には（先述したように身体を使った心理療法としてのソマティクス）、まず身体感覚を取り戻す作業を行ない、そのうえでトラウマと結びついた身体感覚（恐怖、硬直）を解放する。過去へ遡るのではなく〝今、ここ〟で起こっている事柄に目を向け、少しずつ行なっていく。

次の会話記録は、「それいゆ」でソマティクスを担当するセラピストの平澤が、自身の研究のため、メンバーのDに対してソマティクスの体験についてインタビューしたものである。スクリプト化したものを、二人の了承を得て紹介する（Th＝平澤）。

Th：自分のためになるとしたら、ソマティクスみたいなワークはどんなふうに役に立つと思いますか？

D：役に立つとしたら、私はよく大嶋さんから「（心と身体が）離れているね」と言われるんですが、くっつけたいなと思います。自分の心と身体、だからあのようなワークに出たほうが、きっとくっつくんだろうなと思います。でもくっつけると危険も伴うだろうなと思います。
Th：そこが難しいところだね。どんな危険が伴うと思いますか？
D：たぶん自分の体をいじめたくなると思います。
Th：自傷とかそういうこと？
D：うん。

（中略）

Th：つながることが大事だと思うのはどうしてなんだろうね。身体と離れてるほうが楽だよね。
D：楽だけど生きている感じはしなかったです。
Th：身体とつながっていると、生きてるっていう感じがするんだ。
D：そう思っています。一言で言っちゃうと、身体が楽になるからです。
Th：生きている感じがすると思ったことがあるんだよね。
D：子どもたちが、「先生、遊ぼう」と言って手をつないでくれたりすると、そう感じます。「生きているな」って。二週間保育園を休んで昨日行ったとき、私のことなんか忘れてるだろうと思ったのに、「先生、久しぶり」と言われたときには、私のことをちゃんと覚えていると思いました（Dは当時、週に二回、病名を開示してスタッフの紹介した保育園で保育実習を行なっていた）。
Th：うれしかったんだ。
D：うれしかった。

D自身の言葉にあるように、心と身体がつながることは生きている感じがありありとすると同時に、自分をいじめたくなる思いに駆られることにもなる。インタビューでは何も覚えていない、感じなかったとDは話したが、平澤に「それも身体のなかで起こっていたことだよね」と返されると、次第に自分の言葉でしっかりとそのときに起こっていたことを話しはじめた。長い時間を必要としたが、Dが自分が生きているという感じをつかみはじめたことも伝わってきた。

②「主体性の獲得期」におけるソーシャルワーク

彼女たちにとって主体性の獲得が困難だった背景には、暴力被害の体験がある。なかでも家族から直接的暴力を受ける、あるいは暴力を目撃することには、つねに緊張がつきまとう。それを緩和するために、状況に過剰適応しようと、みずからの感情や考えを意識に上らせない生活を続ける。このようななかで「自分」というものがわからなくなっていくのだが、回復過程では今までとは逆に、「自分を主語として」物事を考え、感じ、語ることが奨励される。したがって「主体性の獲得期」における援助の目標は、クライエントが自分と他者の境界を認識するようになり、また自分と他者との差異を知り、それを差異として受け容れていくよう支えることである。嗜癖はそれまでの支配－被支配という関係から一時的に逃避する手段として使われたが、自分を主語にした考えや行動を意識し、結果とも向き合うことができるような変化を目指す。

また「安全の構築期」と比べ、食事や睡眠といった基本的な生活の最低限の質が確保されているため、身体に起こる変化を感じられるように促していく。これまでの身体を無視した生活から、痛みや熱などに対して適切な手当てがあることを学習し、それを自分でできるように援助を行なっていく。また月経が復活し、周期も徐々に安定する。同時に、生理前症候群がわかるなど、自分の身体と精神的な状態の調和について考えるような機会を設けていく。

主体性の獲得作業が進むなかで、それまでの限定的な人間関係はやや広がるだろう。学業への復帰を検討し、簡単なアルバイト就労などを始めると、社会関係も生まれる。それまでの嗜癖行動を媒介とする関係とは違い、経験を参照できないため、クライエントにとって必要な情報やスキルを伝え、SSTなどを用いた訓練を行なう。またこのときに、社会の仕組みや基礎的知識など、学校生活で習得すべきだったが欠落している部分を補完する社会資源を探索することも重要である。

加えて社会関係は、同時にジェンダー・バイアスに曝される機会にもなりうる。ジェンダーという概念、ジェンダー不平等について知る機会の提供は、FSWの中核とも言える援助である。仮にクライエントが主体的であろうとすることに対して、それを阻害するような場面に遭遇したら、クライエントはただちに嗜癖行動へ戻るのではなくどう対応するか——これは嗜癖問題の再発という点からも重要な問いである。ひとりの女性として自分の考えや感じ方をもち、それは十分尊重されるべきであるといったジェンダー・バイアスへの抵抗なしに、嗜癖問題への逃げ込みを回避するのは難しい。社会関係が広がると同時に、こうした現実的なジェンダー不平等への対処を、クライエント個人だけでなく、グループワーク、あるいはグループの外部におけるワークショップや講演なども使ってクライエントに示していく。

次に「それいゆ」でこれらの目的をもって行なわれてきた実践として三つのグループワーク、および「トラヴァイユ」で力を入れている就労支援について紹介していく。

(1) アダルト・チルドレン（AC）ミーティング——実施期間二〇〇三―二〇〇五年

アダルト・チルドレン（AC）とは「アルコール問題をもつ親の許で育って成人した人」を原義とする。一九八〇年代後半から一九九〇年代にかけてアメリカの嗜癖臨床家によって日本にもたらされたこの概念は、嗜癖領域に固有のものではなく、子ども時代に親から受けた虐待とネグレクトからのサバイバー（生き延びた人）を指す言葉として使われる［30］。

言語を媒介としたグループワーク（週一回九〇分）として行なわれた「ACミーティング」の目的は、参加者の抱える境界線の欠如や、みずからの欲求に関する不確定性といった困難と嗜癖問題がどのように結びついたのかを、親子関係という切り口から考えることである。テキストを使いながら自分の体験を振り返り、整理し、発見したことを自分の言葉で表現する。使用したテキストは、信田さよ子（二〇〇三）の『愛しすぎる家族が壊れるとき』（岩波書店）である。参加形式はオープンエンド・グループとし、毎回六―八名の参加であった。また、グループワーク参加者と定期的な個人面接（週一回）を並行して実施した。テキスト読解とグループリーダー（ソーシャルワーカー）による用語解説の後、参加メンバーより気づきをそれぞれに語り合ってもらい、一巡後は他の参加者による気づきへの応答が自由に展開される。グループではしばしば同じ体験の共有と、同時に体験の意味づけの多様さが、驚きをもって語られた。また、グループ参加については個別面接によってスクリーニングされており、嗜癖問題に関して一定の落ち着きを見せているメンバーが対象となった。したがってメンバー間には〝選抜された者〟という意識が働き、メンバー同士の結びつきを促進した。この感覚はその後、メンバー間の「親密性」へと変容していく。同じような体験をもち、しかもその苦しさに向き合おうとしているという他者への共感が、自身の変化への動機にもなっていた。

（2）サバイバーズ・ミーティング――実施期間二〇〇三―二〇〇五年

性被害体験をもつメンバーのみが参加できるミーティングであり、目的はもうひとりの自分に出会うこと、曝露療法のエッセンスを使い、体験そのものによる被曝を軽減することであった。テキストとしてエレン・バスとローラ・デイヴィス（二〇〇二／二〇〇七〔再版〕）の『生きる勇気と癒す力――性暴力の時代を生きる女性のためのガイドブック』（三一書房）を用いた。参加形式はクローズド・グループとし、毎回三―四名の参加であった。メンバーは具体的な被害体験にふれる必要はなく、主に現在の生活上の困難を話すようグループリーダー（ソーシャルワーカー）から促されるが、それでも他のメンバーの体験を聞いてフラッシュバックが起こり、グループワーク場面から中座する（これはグループ内で認められていた）ことも少なくなかった。性被害体験はこのグループでしか扱わないこともあり、気分は重くて苦しいが、自分ひとりではないことを確認する参加者がほとんどであった。

グループワークは言語を中心に行なわれたが、言葉にする不自由が強いときには、画用紙に思い思いの紙や布などを貼りつけるコラージュというアートセラピーに取り組む、あるいは近くのカフェへお茶を飲みに出かけるなどした。性被害という体験は、解離性障害や度重なるフラッシュバックなどでクライエントの生活を困難にしている。したがって、言葉になりえないものを色や形で表現する、苦しい作業へのご褒美を自分にあげるという実践も行なった。また、被害体験が繰り返されないために親密性を巡る誤解を訂正する、服従圏へ戻ってしまうことを警告するなど、グループリーダーによる心理教育が実施された。

（3）レジリエンス・ミーティング――実施期間二〇〇六―二〇〇九年

レジリエンスとは元来物理学の用語で、ボールなどを押したときに元の形へ戻ろうとする力（反跳力）のことである。それが転じて心理学領域において「人が危機に直面しながらも、それを跳ね返し適応に成功すること」として使われるようになった。「ACミーティング」や「サバイバーズ・ミーティング」では喪失体験に焦点が当てられることが多かったことをふまえ、そうした体験をしているにもかかわらず、それを跳ね返す力を各自が内包していることを知るのが目的である。

参加形式はオープンエンド・グループとし、毎回六－八名が参加した（週一回九〇分）。参加メンバーのスクリーニングはグループリーダー（ソーシャルワーカー）が行ない、並行して参加メンバーとの個人面接を行なった。参加者の被害体験は多様だが、ほぼ全員に解離症状があり、半数がPTSDの診断を受けている。使用したテキストは、スティーヴン・ウォーリンとシビル・ウォーリン（二〇〇二）の『サバイバーと心の回復力』（金剛出版）と、宮地尚子（二〇〇四）の『トラウマとジェンダー』（金剛出版）である。二冊は専門書であり、かなり難解な内容であったが、一人の脱落者もなく読了した。メンバーたちにとって、難解なテキストに挑戦し、それを読了したことが大きな達成感につながり、メンバー同士の連帯感の形成に貢献した。

テキストには文中に多くの事例が使われているのが特徴である。参加者は同じ被害体験で、なぜその事例が出来事に対し抗うことができたのか、そのヒントを探ろうとしていた。時には、その違いに目が行って落胆したり自信喪失に陥る場面もあった。プログラムにはかなりの集中力が必要で、終わるとメンバーはかなり疲弊し、テキストの内容に精神的な疲れを覚える者がスタート時は多かった。しかしグループを続けるうちに、自分の抱える課題を直視するストレスへの耐性が上がっていくのが感じられた。宮地のテキストは特にジェンダーとの関連でトラウマを捉えるものであったため、毎回ジェンダー役割やジェンダー・バイアスに関するミニレクチャーを挿入した。それによって、自分の被害体験が自分だけに帰責されるものでないことが実感されていく様子も見られた。自他の「境界線」はテキストのなかで何度もテーマとして扱われており、事例を通じて理解を深めることができた。

（4）就労支援

本書では、社会適応機能における「社会化」という作用に言及したが、就労支援は主体性の獲得が進むなかで援助の外との接点を見出すという意味で重要な役割を果たす。

「それいゆ」では地域生活支援センターにおいて、二〇〇三年から就労支援プログラムを開始した。それまで嗜癖者は、嗜癖さえ止まれば普通の人と同じように生活できると思われていた。しかし、女性嗜癖者の場合には就労経験のある人が少ないだけでなく、仕事の内容はこなせるが必要なコミュニケーションが取れない、社会の仕組みなど当然知っているはずの情報や知識が欠落していることが課題であった。そこで就労支援プログラムでは、「働く」をテーマに、漠然とした就労に関する参加メンバーの考えや知識を確認しながら、必要なものを補塡しつつ、同時に刺激する働きかけを行なった。具体的には、就労に関する多様な切り口からの読み物を読み合わせる、DVDを視聴する、ゲストスピーカーに話を聞くなどである。結果として一年ほどのプログラム参加で、具体的に自分の就労がイメージできるようになっていった。

次に行なったのは、職域を決めるため、ハローワークやジョブカフェをはじめとする資源と引き合わせる試みである。このときにハローワークという資源を利用する他の求職者を見て、各自がどのようにその資源を活用するか、ここでも制度や窓口スタッフとの相談の進め方などがテーマとなり、持ち帰って検討する材料となる。プログラムは個別面接と並行して行なわれ、準備ができたメンバーから履歴書記入を経て、求職活動、そして面接へと進む。また、こうした他のメンバーたちが作業を進める様子自体が刺激となる。プログラムでは、面接を控えたメンバーの服装を検討し、面接のロールプレイなども行なう。プログラムでは「働く」ことを対象化し、分析し、言語化し、最終的には挑戦して結果を検証するといった一連の作業を繰り返す。

二〇〇五年一一月には、地域活動支援センターの一階にカフェを開設した。社会との接点をもつことと、実際にプレ就労の場でなければ見えてこないメンバー各自の課題を明確にすることが、開設の目的であった。カフェ開店までの約半年間の準備は、コンセプト確認や具体的な機材購入まで、すべてメンバーたちが中心となって行なった。この体験をきっかけとし、実際に就労へと移行していくメンバーもいた。「それいゆ」のスタッフというメンバーにとって慣れ親しんできた関係から、外部の取引業者やカフェの客といった人との会話、交渉などすべてが現実的な教材となって、その後の就労支援プログラムを活性化した。

カフェは試行錯誤の連続で、二〇〇七年からはランチも開始した。当初はメニュー決め、材料購入などすべてをスタッフが行なっていたが、こうした細かな作業を徐々にメンバーたちに任せ、また工賃支払いの基礎となる出納帳管理もメンバーが行なうなど、一件の店をメンバーが主体的に運営することを意識した。実際にカフェを運営しながら、スタッフは一人ひとりの仕事ぶりを細かく観察する。ひとりですべてをこなしてしまい、一緒の時間にシフトに入るメンバーとコミュニケーションがうまく取れない人には、そのことを自覚し、どのように変えていけるかを課題として与え、行動変容の契機とする。また、ちょっとしたことでも一緒に働くメンバー同士で確認する、忙しい時間に声をかけ合い作業を分担するといった当たり前のことを、身をもって体験することは、まさに彼女たちがこれまでできなかったことである。また、心身の調子を崩して休むことも、どのタイミングで決めるのか、どうすれば迷惑がかからないのかも、理屈ではなく体験することでつかんでもらう。さらに、働きつづけるには、睡眠や食事がバランスよく取れていること、自分のなかにストレスを溜め込まないことなど、職業準備に向けた生活の充実が不可欠である。メンバーはそのこともまた経験を通じて学んでいく。

その後、二〇一二年に就労継続支援B型事業所へと移行した。居場所機能が中心であった地域活動支援センターから、より具体的社会参加へ向けた形態にすることで、自分の将来をどのように描くのかに意識を向ける取り組みが始まった。カフェではランチのテイクアウトをお弁当にするなどして販路を拡大し、企業から委託される作業を受注しては、その対価を彼女たちに還元した。この頃から発達障害のメンバーが増加し、特有の困難に対する個別性の高い支援が求められるようになった。加えて暴力（いじめ体験の被害が増加した）の記憶が、スムーズな人間関係を形成することを難しくし、引きこもりの期間も長いメンバーが大勢つながってくるようになった。なかには発達障害による感覚過敏を紛らわせるために薬物使用に陥った例もあり、まさに自己治療としての嗜癖という様相が見られた。

「それいゆ」では、必ずしも就労を支援のゴールとはしていない。自分が自分の人生をどのように生きるのかを考え、体験を積み重ねる時間を保証したいという思いから、しつこいほどに「暮らしをトータルに捉える」ことをメンバーたちに求めてきた。イメージではなく現実的・具体的にどうしたいのか、なぜそれがいいと考えるのか、実際どのようにしてそこへと向かうのか。話し合うだけでなく、さまざまに準備された作業項目への参加や体験を通して、本人が感知することを目的にしている。

③「親密圏の創造期」におけるソーシャルワーク

回復過程の最終段階である「親密圏の創造期」におけるソーシャルワークでは、クライエントが他者との〝対等な関係〟とはどのようなものかを理解し、それを実践することをサポートする。嗜癖問題から離れて数年が経過したこの時期は、生活しているなかで抱える小さなストレスが生じても、自助グループの仲間関係や、援助者との関係で解消していくことができる。しかし、彼女たちの最奥にある深い喪失や哀しみの体験に関しては、手つかずのままとなっている。また、安全の感覚を知り、自分が自分の人生の主人公であることを受け容れるようになることで、ようやく理不尽な体験への〝怒り〟が湧き起こってくる。親密性を知り実践するには、このような喪失体験へのアクセスが必要となる。

エヴァンズとサリヴァンは、虐待のサバイバーであり、嗜癖問題からの回復を目指す当事者にとって、この時期を「回復における統合段階」と呼び、過去の問題を解消して〝今、ここ〟に生きる能力を獲得することが、この時期の目標であるという。ここでは具体的な三つの課題に取り組むことになる。第一の課題は、トランス状態と結びついている強烈な情動を〝焼き払う〟ことである。第二に、「トランスの解除」を続けることで、受動的なトランスや自我の分割によってトリガー（条件刺激）に対処する頻度や強度を減らす。そして第三の仕事は、グリーフワークである。グリーフワークの対象となる情動は、除反応やトランス解除で扱う情動とは異なり、過去に起こったことだけでなく、起こらなかったことの結果として生じた苦しみにも焦点を合わせるという。

つまりグリーフワークでは、たとえば父親がしたことより、むしろしてくれなかったことや、これからしてくれそうもないことを嘆くのだ。また、自分が嗜癖にはまってしまったことよりも、むしろ嗜癖のせいで職業や配偶者、健康を喪ってしまったことや、その喪失は取り返しがつかないことを嘆くのである。除反応は憤怒や号泣をともなうが、グリーフワークは恨みやすすり泣きを伴う場合が多い［31］。

またグリーフワークに関してサバイバー特有の問題を三つ挙げて、援助者の注意を促す。第一に、クライエントが十分に嘆いたかを確認する。このとき、表面的であるとか解離症状がある場合は注意が必要である。第二に、過去を受け容れることと加害者を許すことを混同しない。過去を受け容れることと、加害者を許すことは別の次元である。そして第三に、加害者を恨みつづけて成長のためのエネルギーを使わずに、嘆いて手放すことを目指す。

こうした喪失体験へのアクセスによって引き起こされる激しい感情を表出し、辛い感情が引き起こされそうになってもトランス（解離）に逃げ込まず、傍にいる安全な人に支えてもらい、そしてグリーフワークを行なうというように、三つの課題はお互いに補足し合う。そのときにクライエントの自己のさまざまな部分は、除反応のあとで、自分に欠けている体験を欲することがある。

たとえば傷ついた子どもの部分は、まだ優しく養育されたがっている。その欲求は承認され、弁護してあげる必要がある。何故ならその欲求は当然であって、優しく養育してもらえなかったのは不公平で悲しいことだというメッセージを、その部分に届けてあげなければならない。そしてその部分は、嘆き悲しむことを許される。そしてその嘆きを手放した後、もっと年上で強くて優しい部分に、今の時点で可能な限り欲求を満たしてもらうのである。それに、クライエントがトラウマに対処するために創造したさまざまな部分は、クライエントの安全を保証するようなしっかりした部分（状態またはアイデンティティ）が確立されたと納得しない限り、義務を放棄して立ち去ることはないだろう。

エヴァンズとサリヴァンが指摘する一連の治療的介入については、個人で行なう場合、グループで実施する場合の両方がある。日本の精神科医療では、治療枠組み（診療時間の短さ、訓練を受けた治療者が少ないこと、診療報酬としては加算がなく医療機関の持ち出しとなるなど）の課題が多く、実施できる場所は数カ所にとどまる。また、個別にせよグループにせよ、強い情動の〝焼き払い〟には多くのエネルギーを必要とする。加えて、解離症状はこれまで嗜癖問題と同様にクライエントを助けてきた側面があるため、「手放す」ことは言葉では理解できても、実践するのは容易ではない。このとき大きな力となるのは、同じ問題に取り組んでいる仲間（peer）の姿である。

また、こうした取り組みをＦＳＷとして行なう場合は、すべての経験をジェンダーという視点から捉え直す必要がある。たとえばクライエントが母親からの虐待を振り返るときに、ソーシャルワーカーは以下のようなことを一緒に捉えるように促し、またそれを援助する。

- 母が養育された環境は、女性であることによる不利益を生じさせるものであったか
- 母はどのような夢をもち、何をなそうとしていたのか
- 祖母は母に「女であること」をどのようなメッセージとして伝えたのか
- 父は母を尊敬し、十分慈しんでいたか
- 母は子どもを受け容れる準備があったか
- 母は子どもを育てることで、周りから物や心の援助を十分受けることができたか
- 母が生きる社会では、子どもを養育する役割を誰の仕事とみなしているか

ジェンダーの視点で母親を捉え直すと、「冷たい鬼のような母親」ではなく、「人と気持ちの交流ができないまま〝予期せぬ妊娠〟をしたことで、人生の目標を断念しなければならなかったひとりの女性」が浮かび上がるかもしれない。しかし捉え直しは、加害者である母を許すことではない。重要なのは、「どうしようもない母親に虐待された気の毒な娘」という自己物語ではなく、「愛情交流の機会に恵まれず、自身も子どもの出現に対して戸惑いのほうが多かった人を母親とし、その母親に疎まれまいと必死に生きてきた小さな女の子」という代替物語（オルタナティヴ・ストーリー）の提示である。ＦＳＷでは、どのような物語がクライエントをエンパワーするのかに焦点を合わせる。

また治療的介入はできるだけ外部の医療機関やセラピストに委ね、ＦＳＷは、「同じ課題に取り組んでいる仲間(peer)が、それぞれの課題に苦しみながらも向き合っている姿、それを静かに見守っている周りの仲間の様子、

そして一人ひとりの状況に合わせた生活支援を行なう援助者の存在、これらが相互作用を起こしたときに生まれる〝親密圏〟の創造」に専心する。そこにいるすべての人が重要な親密圏の構成メンバーである。

女性嗜癖者の多くがいわゆる親密性と言われる関係のなかで被害を受けていることから、それとは異なる〝親密圏〟の体験を通じてはじめて、支配－被支配以外の関係性が存在することを学ぶ。それなしには、支配でも被支配でもなく、自分と他者を人として尊重することは難しい。それは、いずれ治療共同体や生活支援共同体を離れ、社会での人間関係をつくるうえでも避けることのできない課題である。

この時期は人とつながるための作業に多大な心的エネルギーを必要とすることから、安定していた体調が崩れることもある。特に婦人科系の病気が見つかる、自律神経のバランスを崩すといったことが起こった場合に、すぐに薬物療法で対応せず、気功やヨガ、あるいはソマティクといった身体に働きかける方法を使うことが有効である。またC・D・ウィレットは、女性嗜癖者の健康を増進する補助的な手法として、耳つぼへの鍼治療を推奨している。鍼は自己免疫力や自己治癒力を高めることから、治療プログラムへの参加を助ける効果が実証されたという[32]。

「親密圏」での体験は、やがて女性嗜癖者を新しい親密性へと導く。恋愛や出産、子どもの養育といった関係性は、これまでと違った感覚で女性嗜癖者に捉えられる。不安を感じても隠さなくてよく、〝小さなうちに〟相談すればよいというこれまでの経験を、ここでも生かしていく。パートナーとの関係で起こる諍いは、服従するためではなく、互いの違いを乗り越えるためにある。自助グループで自分を主語に話す、先行く仲間たちに聞いてもらうほかにも、より専門的な見地からの援助が必要であればセラピストの許を訪ねるなど、いくつもの方法があることを知っている。そして自責か他責といった二極間を行き来する思考は陰を潜め、「誰の責任か」ではなく、関係性のどこに課題があるかといった捉え方に変わっていく。家事の分担や経済的な責任の負担などが課題として浮上してきた場合、ＦＳＷでは、性別役割を再考する機会として女性嗜癖者をエンパワーする働きかけを行なう。彼女たちが苦しいと感じながらも「従うべき」とされたきた性役割について、自分が嗜癖問題を遠ざけつつ生きるためには、「どのように採用するのが現実に適っているか」を具体的に検証していく。パートナーとの話し合いを進める方法も確認し、あるいはグループワークで「当事者研究」の題材とするなど、仲間（peer）の力を借りることもできる。困難を「内面化」するのではなく「外在化」し、「個人的なこと」ではなく「政治的なこと」として〝開いていく〟。

保育園や学校、あるいはパート先など、気兼ねなく相談できる人をひとり見つけることができれば、女性嗜癖者たちはそれまで培ってきた回復の力を発揮することができる。彼女たちの多くが元来人の気持ちに敏感に反応し、自分を相手のために役立たせたいと願う傾向をもっている。極端でなければ、こうした性向（Disposition）は社会生活のなかで、むしろ彼女たちを有用な人として位置づける。「親密圏の創造期」は、身体のケアと社会生活、そして大事な他者との親密な関係がそれぞれにバランスを取って相互作用を起こしている状態を目指し、それが実現されていく過程でもある。就労し経済的自立を果たしていることは、そのひとつの形にすぎない。クライエントに別の選択肢をできるだけ多く示すことも、ＦＳＷの重要な仕事である。

3　援助の終結と中断

援助の中断は大きく三つの理由で生じることが多い。

第一に、嗜癖問題の再燃である。嗜癖は生活や人間関係を破壊し、自身の自尊心をも破壊する。こうしたマイナスの要因をどれだけ積み上げても、嗜癖は彼女たちにとってそれを凌駕するほどのプラスの効果があるのも事実である。それは、本人でなければ知りうることのできない感覚である。したがって、再び女性嗜癖者が嗜癖問題に取り組もうとするきっかけをつかめるような援助が必要である。

具体的には、援助関係を結んだことがあれば、本人からの連絡を歓迎し（たとえ使用中であっても）、できたらまた一緒に治療に取り組みたいという援助者の意志を伝える。また、ＳＯＳの連絡に対してアウトリーチを行なう。そして再度、本人の治療／援助への希望と怖れを聞く。あるいは治療／援助を受けることを阻害する要因についてアセスメントし、必要があれば解決に乗りだす。しかし、イネイブリング（結果として嗜癖行動が継続できるための手助け）が目的ではないため、本人の変化への動機については慎重にモニタリングをする。また、危機対応については解毒を含め医療機関の関与が必要である。女性嗜癖者が医療機関と関係を断絶している場合があるため、事前に医療機関とは連絡調整を行なっておく。医療機関はクライエントを「自分勝手に治療を中断した患者」とみなしている場合が多い。援助者は治療中断に至るクライエント側の事実を、行為の正当化としてではなく伝える。また、刑務所へ服役した場合には面会、手紙のやりとりなどで関係を続けていく。援助関係が形成される以前に中断した場合には、「種をまく作業」のみでいったん終結となる。

第二に、妊娠および出産である。嗜癖が止まらないなかでの妊娠や出産は、援助から女性嗜癖者を遠ざけるが、回復過程の途中での妊娠や出産に関してはアウトリーチを活用し、できるかぎり中断を避けるように関わる。しかしながら、パートナーやその家族がクライエントの新しい援助システムを形成している場合は、その限りではなく、クライエント自身の選択に委ねる。Ｍ・レスリーは、カナダにおける妊娠中の女性嗜癖者を援助に結びつける取り組みについて報告している。それによれば、トロント市では、妊娠した女性嗜癖者を支援する七つのＮＧＯ、ＮＰＯが連携して活動する組織を別に立ち上げ、それぞれの支援分野を持ち寄りながらクライエントをサポートするシステムを構築し、援助を展開しているという[33]。今後の日本にとってもモデルとなる事業と思われる。

第三に、変化への怖れから生じる「引きこもり」である。女性嗜癖者にとって治療／援助のプロセスはすべてが「はじめてのこと」である。また、それまで自分にとっては常識であったことが覆される部分もある（嗜癖は意志を超えた病いである、嗜癖が止まっても思考や行動を変化させる必要があるなど）。あるいは過去の被害体験を振り返る作業を行なう他のメンバーが一時的に調子を崩す様子に怯え、あるいは作業に取り組んでも楽になるという自覚がもてないなど、疲れや諦めが出やすくなる。援助者は面接などを通じて、変化は小さいこと、むしろ小さい変化が回復の確かな土台になることを、粘り強く繰り返し伝える。また同じ過程の先を歩く先輩メンバーに個別に話をしてもらうなどの工夫も行なう。しかし、こうした援助を行なっても中断が訪れたら、むしろ、いったんクライエントの回復過程の見直しをする。クライエントには各自の変化のスピードやプロセスがあり、回復過程のモデル通りには進まないことがある。こうした中断事例については詳細な事例検討を行ない、中断の背景に関する分析を別の事例に援用できるように積み重ねておく。

援助の終結については、女性嗜癖者にとって専門的な援助（たとえばグリーフワークの聞き手）が必要な場合を除き、相談援助機能が多方面にわたって得られることを確認し、援助関係を終結する。医療機関や自助グループとのつながりを続けるクライエントを側面的に援助していく。仕事を変える、親密な関係の人が出現する、出産するといったライフイベントの報告や、それにまつわる相談を随時引き受ける。必要に応じて、より専門的な相談の必要が生じるときには適切な機関に結びつけていく。

3　問われる援助者——援助者のポジション

女性嗜癖者に対するＦＳＷでは、クライエントが精神的にひどく沈んでいて何もできない、あるいは身体が長い休養を必要としており動けない、という場面に遭遇するのは珍しくない。嗜癖行動から遠ざかり、本人が自分自身を取り戻す過程で、援助者は本人を代弁し、外部に向かって「何が起こっている」のかを説明することがある。また、嗜癖問題に関して正しい認識をもってもらうために、関係機関の職員を対象とした研修で、女性嗜癖者の生活、援助過程について講義を行なう。あるいは学校で生徒や教員に、嗜癖問題を個人の問題としてだけでなく社会的な文脈で捉えるように語る。なかでも摂食障害のように性差の要因が大きい嗜癖については、ジェンダー・バイアスとの関係が大きいことを、嗜癖当事者のストーリーを使って解説することもある。

本節ではＦＳＷにおけるこのような代弁機能（あるいはアドボケイト機能）について取り上げる。援助者は、当事者に代わり嗜癖問題の背景にあるトラウマを語ることができるのか、あるいは実際に嗜癖問題のない援助者に語る資格はあるのかについて検討する。そして繰り返すが、ＦＳＷにおいて重要な価値とされるソーシャルワーカー－クライエント関係の「平等主義」は達成可能なのか、可能だとすれば、どういう場合に達成したと言えるのかに関しても、再度考えてみたい。また代弁機能や平等主義を考えるにあたって、援助者側のジェンダー意識についても検証する。このような考察と検証を通じて、本節では援助者のポジションについて述べていく。

1　援助者の代弁機能

嗜癖当事者に代わって当事者の行動や心理状態、生活障害について説明し、啓蒙の目的で嗜癖問題について解説することは、いずれも間接的な当事者援助につながる。女性嗜癖者がさまざまな被害体験を背景にもち、そうした体験の痛みに対する自己治療として嗜癖が使われることが多いという事実を知らせることで、相手に女性嗜癖者を捉える「新しいフレーム」を手渡すことができる。社会的逸脱というストーリーが別のものに変わると、非専門家の人々にとっても女性嗜癖者の回復を応援しやすくなる。しかし、こうした代弁は、援助者側が「語る資格」に関する自己覚知を怠ると、「当事者不在」という落とし穴に陥る危険がつきまとう。「女は○○だ」という抑圧的定義を排するはずのフェミニズムが、「女性嗜癖者は○○だ」と語ることで同じ罠に陥落しないとは言えない。したがって、援助者が当事者を代弁するとき、自分自身のポジションを確認する必要がある。

木下は、DV被害者支援における二次被害について三本の論考を通じて考察している。さらに二次被害について、第三者がDV被害者にDV被害の不当性を認めない発言をすることで、DV被害者の回復を阻害することだと定義している。木下は、①被害者を支援者が「代弁」しなくていいように制度を変えることこそ、第三者である支援者にできることである、②望ましい支援とは、アドバイスや指導ではなく、生活のための協力である、③シェルターの運営体制に利用者の声が反映されず、それによって女性に敵対する制度ができパターナリズムが生じている、と現状を指摘する[34]。

支援者のポジションに関して宮地は、トラウマ被害者の支援に当たってきた経験から、当事者と援助者、そして第三者に至る人までの配置を、「環状島」というメタファー（図2）で説明する。環状島には内海と外海があり、トラウマで犠牲になった人は内海に沈んで声を発することはない。かろうじて生き延びた人は内海から外海へとつながる、内斜面という場にいる。これに対して非当事者は、尾根よりも外側の外斜面に位置するという。宮地は、内海に近いところにいる人ほど逆に語ることが困難になると指摘する。しかし中心地にいる人ほど発言すべき人、その資格がある人とみなされる。そして、非当事者が代弁することへの厳しい批判もある。代弁者が当事

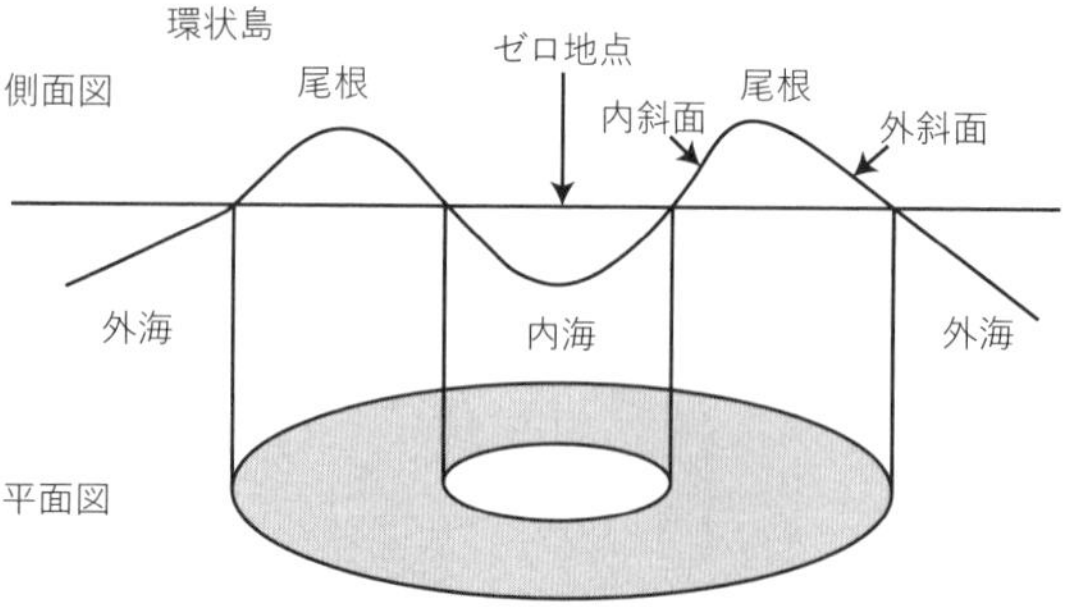

図2　環状島の見取り図（宮地、2007、10頁）

者の声を奪ってしまうことはたしかに問題をはらむが、同時に代弁者が萎縮して傍観者に変わってしまえば、やはり当事者が声を発する機会を奪うことになる。宮地はこの環状島というメタファーを使うことによって、トラウマに関わる多様な人々のポジショナリティを描くことができるという。

すべての証言者は代弁者であるが、代弁者であることはその証言の価値を下げないし、証言はそれ自体として尊重されるべきものである。被害者の声が言葉になるかならないかという領域、つまり〈内海〉の〈波打ち際〉で起きていることが重要であり、支援のもつ意義のひとつは、〈内海〉からの証言者を〈陸地〉に引き上げることにある。トラウマの核心に触れず、その周りをまわるしかないというジレンマは必然性をもつ。非当事者にしかできないことがある。核心の「ずっと手前で」淡々と仕事をすることには大きな意義がある。〈内海〉や〈外海〉の水位は社会のありかたによって大きく変わり、水位が下がれば〈波打ち際〉は〈陸地〉となり、その問題について語ることができる者が増える。逆に水位が上がれば、発話者が減り、島全体が海に呑まれ、その問題は忘却に追いやられる〔35〕。

2　ソーシャルワーカー－クライエント関係における平等主義

次にソーシャルワーカー－クライエント関係における「平等主義」を検討する。レナ・ドミネリはソーシャルワーカーの専門性をフェミニストの視点から再定義する必要について次のように述べる。これまで専門職が行使してきた権威性について、それが女性へのエンパワーメントに寄与してきたかを懐疑的に検討する必要があること、フェミニストの視点から、クライエントとの関係だけでなく同僚や雇い主、あるいは国との関係において、自分の専門職としての姿勢を見直す必要があること、そして、フェミニズムの実践家として、援助場面におけるソーシャルワーカー－クライエント関係に「平等主義的関係性」をもたらすように努めなければならないことを挙げている。そしてみずからの権威と知識を、〝クライエントと分け合う〟ように用いるべきだと主張する〔36〕。

これに対してヴィッキー・ホワイトは、専門職の権威構成要素は高等教育、官権任命、調停という三つだが、ファミニスト・ソーシャルワーカーも公的ワーカーとして、持ち込まれる問題をどの法的根拠で解決するか、あるいはどれくらいのクライエント数をこなせるかを調整しているという。その意味では、国は専門職にとってのパトロンである。そのうえでFSWの主要な論文では、ソーシャルワーカーとクライエントが平等主義的な関係を築きながら、女性のエンパワーメントを目指すとしているが、一方、フェミニスト・ソーシャルワーカーもまた公的ワーカーとして国のため法定の業務を遂行することを求められ、権限を与えられるという事実は、FSWの研究者から無視されてきたと反論する。また、イギリスにおける公的福祉が、官僚組織体制と専門技術をつなぎあわせて福祉サービスに関する統制という裁量権をソーシャルワーカーに与えたと述べる。そしてこのような体制は、公的ワーカーの権威を高めることには寄与したが、FSWが主張するような平等主義とは逆の管理統制主義へとソーシャルワークを導くことになったと述べる[37]。

上野は、女性嫌悪＝ミソジニーとは性別二元制のジェンダー秩序に深く埋め込まれた核であり、このシステムのもとで男になり女になる者のなかでミソジニーから逃れられる者はいないという。そしてミソジニーは男にとっては「女性蔑視」、女にとっては「自己嫌悪」になると述べる[38]。私は女性嗜癖者の援助を通じて、彼女たちが多くの女性援助者から心ない言葉や態度で傷つけられてきたことを知った。また女性嗜癖者同士のなかで、「あんなふうにはなりたくない」「私はあそこまで男に媚びるのは嫌だ」など、自分を例外とし、自分以外の女性を他者化する様子を見てきた。しかし、忌み嫌う相手と同じものを自分のなかに感じるからこそ嫌い、その理由がわかるがゆえに自己嫌悪に陥るのである。ねたみやひがみではなく、相手を想い、ねぎらう関係にたどりつくには、多くの苦い経験を必要とするはずである。

私自身は嗜癖問題に関わる支援者と当事者の対等性について、次のように考えを述べたことがある。

女性嗜癖者の援助を二〇年あまり続けてきて分かったのは、この社会で女性として生きることを難しくする、多くのジェンダー不平等な言説や実践が、彼女たちの嗜癖問題を循環的に支え、脱出を難しくしているからくりである。（中略）上岡や私らの取り組みは、このからくりを明らかにしつつ、自明であるとされてきたこれらの言説や実践を「ずらしていくこと」＝オルタナティヴな言説および実践の創出である。（中略）**クライエントに巻き込まれることで、禁忌とされてきた援助者としての境界線から、一歩クライエント側へ踏み出すことの勧めである。**そのポジションからしか見えないことを、目をそらさず見ることだけでなく、現象がどのような歴史性を帯びながら構成されているのかに着目する。ソーシャルワーカーが〝ソーシャル〟であることの存在意義がそこにある[39]（強調筆者）。

表2　ジェンダー・センシティビティ・チェック項目

①クライエントのもつジェンダーやセクシュアリティの規範はどのようなものか
②家族等、周囲の人のジェンダーやセクシュアリティ規範はどうか
③外傷的事件は、ジェンダーやセクシュアル・アイデンティティ（ジェンダーやセクシュアリティに関する自己認識）にどう影響をもたらしたか
④事件後の回復環境に、ジェンダーはどう影響をもたらしたか
⑤援助者側のもつジェンダーやセクシュアリティの規範とはどのようなものか
⑥適用する理論や援助体系、実践アプローチにジェンダー・バイアスはないか
⑦援助関係や支援チームが過度にジェンダー化、セクシュアル化、権力化していないか
⑧ジェンダー・バイアスのある社会に、どう再適応していってもらうか
⑨事例検討において、性別を逆にしても同じ解釈をするか

（出典：宮地、2004、27頁）

3　援助者のジェンダー・センシティビティ

最後に、援助者自身のジェンダー・センシティビティについて取り上げる。ここでは再び宮地の論考を参照しつつ検討を加える。宮地はジェンダーについて敏感になるということは、ジェンダーの問題だけを重視することでも、クライエントにフェミニズムを押しつけることでもなく、クライエントに多様な視点を提供し、生かされていない資源や選択肢にアクセスできるようにするのが目的であるという。

ジェンダーを巡る象徴や心的な図式とは強固で、人々のなかに自明のものとしてある。しかし、柔軟な人のあり方、その多様性を認めていくことが、嗜癖問題を遠ざけるためには重要である。またジェンダーに敏感であることは、援助者にとって二次被害の加害者にならないことを意味する。宮地は九つに及ぶチェック項目を作成しており、うち四つが援助者自身に関するものである〔40〕（表2）。

①〜④は、クライエントやクライエントの周囲の人が、どのようなジェンダーおよびセクシュアリティ規範をもつかについてチェックする項目である。同じ被害体験であっても、当事者が抱える罪悪感や自責感は、ジェンダーおよびセクシュ

アリティ規範によって大きく異なる。また、本人だけでなく家族や恋人、友人といった大切な他者がどのような規範をもつかは、本人が被害体験を「恥じるような」環境で回復しなければいけないのか、あるいは被害体験を「何とか持ちこたえうるもの」として捉え生きていくのかなど、その後の道筋を大きく変えるものである。

⑤〜⑦および⑨は、援助者側のジェンダー・センシティビティをチェックする項目である。特に注意が必要になるのは⑦である。支援チームのなかに権力関係が明確で、ジェンダーによるヒエラルキーがある場合、FSWを標榜することと内容が矛盾する。また、暴力被害などを体験した女性嗜癖者は、特に援助者との権力関係に敏感に反応する。支援チームは、クライエントにとって人間関係のモデルを提供する場合が多いため、ジェンダーに関する認識を、つねにチームで共有しておくことが必要になる。

⑧は、援助者のジェンダー・センシティビティを直接問うものではないが、FSWの最終目標でもある「ジェンダー不平等の是正」と深く関わる項目である。宮地は、現実の社会にはさまざまな差別や偏見、理不尽な処遇があるが、クライエントは与えられた条件のなかで、どうすれば少しでも落ち着いた暮らしを立て直せるのかを目下の目標とすると指摘している。したがってクライエントの希望が、現実としてどの程度可能なのか、クライエントが妥協できることとそうでないことは何かなど、一緒に考えることになるという。時には援助者側からすると、クライエントの選択が非現実的であり、あるいはあまりに強硬で柔軟性を欠くように見えることもある。しかし、それはクライエントの自己肯定感の低さと関連しているのかもしれない。宮地は、臨床の営みはしばしば保守的だとしながらも、クライエントが社会に戻るにあたって、納得する落ち着きどころをどこに求めるか、その決断にできるかぎり援助者側が添う姿勢を奨励する。またクライエントは、援助者が考える以上に、与えられた条件から思いもつかない創造的な選択を生みだすことがあるという（私にも同様の経験がある）。逆境を生きる人が見せる思いもよらない強さとしたたかさをうまく掬い上げ、何をもって再適応とするかは、援助者側がどれほ

ど柔軟に生活や社会関係を捉えられるかに左右される。

しばしばフェミニストは、ジェンダー・バイアスのある社会を変革せずして被害者の回復はないと主張する。その主張には十分頷きつつも、ＦＳＷは眼前にある現実のなかに、クライエントの落ち着き先を見つけていく。柔軟性のある教条主義的でない援助は、クライエントに「こういう世界のなかでも、生きていけるのかもしれない」という生きる意欲を吹き込むことになる。

彼女たちのためのソーシャルワークでは、日常的に援助者自身のジェンダー・センシティビティをチェックしておく必要がある。嗜癖問題と向き合うときに、しばしば善悪の基準を援助の場に持ち込み、当事者を裁いてしまう援助者を見かけるが、それでは女性嗜癖者から信頼を得ることは難しい。彼女たちが内面化したジェンダー規範を外在化し、罪悪感で嗜癖問題の悪循環に陥らないよう、慎重にその規範自体が内包する矛盾を明らかにしたい。しかしジェンダー規範を意識し、それに囚われることなく生きようとすれば、それもまたマジョリティと相容れないことになる。そのときに、女性嗜癖者自身が大きな動揺を経験することも知っておく必要がある。いずれにせよ、彼女たちがどのようなあり方を自分のものとして引き受けるのか――ＦＳＷはその過程の伴走者である。だからこそ、私たち自身のジェンダー・センシティビティが厳しく問われるのである。

註

[i]グループワークの方法に基づいて、自分が抱える〝名前のつかない問題〟を話し合うなかで、それが個人的な問題ではなく社会的な事柄だと気づいていくことを目的とする。

[ii]援助者は、治療だけでなく、生活の場の確保から経済的な手立てに関する情報収集と対応など、いわば「嗜癖行動による後始末」といった事態の収拾を行なうことを（社会から）要請される。そのため、女性嗜癖者は十分そのような事態に罪悪感を抱いているにもかかわらず、罪悪感を増長する関わり（「一体どうするつもりだったの？」「子どもがかわいそうだと思わないの？」といった語り）を援助者から受けることが少なくない。

[1]吉田恭子（二〇〇一）「フェミニズム理論とソーシャルワーク」、加茂陽＝編『ソーシャルワーク理論を学ぶ人のために』世界思想社、二一九－二三九頁

[2]吉田恭子（一九九六）「女性問題とソーシャルワーク――ソーシャルワーク実践におけるフェミニスト・アプローチ」『ソーシャルワーク研究』二二－二、二七－三二頁

[3]Van Den Bergh, N. (Ed.) (1995) Feminist Practice in the 21st Century. NASW Press.

[4]Collins, B.G. (1986) Defining feminist social work. Social Work May-June ; 214-219.

[5]杉本貴代栄（二〇〇八）『女性が福祉社会で生きるということ』勁草書房

[6]杉本貴代栄＝編著（二〇〇四）『フェミニスト福祉政策原論――社会福祉の新しい研究視角を求めて』ミネルヴァ書房

[7]河野貴代美（一九九一）『フェミニスト・カウンセリング』新水社

[8]川喜田好恵（二〇〇五）「フェミニスト・カウンセリングの導入と女性センターにおける相談業務の変遷」、河野貴代美＝編著（二〇〇五）『女性のメンタルヘルスの地平――新たな支援システムとジェンダー心理学』コモンズ、五〇－六三頁

[9]井上摩耶子（二〇一〇）「フェミニスト・カウンセリングの現在」、井上摩耶子＝編『フェミニストカウンセリングの実践』世界思想社、一－九頁

[10]和気純子（二〇〇五）「エンパワーメント・アプローチ」、久保紘章・副田あけみ＝編『ソーシャルワークの実践モデル――心理社会的アプローチからナラティブまで』川島書店、二〇五－二二六頁

[11]栄セツコ（二〇〇五）「エンパワーメント・アプローチにおけるアセスメント過程」『桃山学院大学社会学論集』三八－二、二九－四九頁

[12]栄セツコ（二〇〇六）「精神科ソーシャルワーカーのおこなうアセスメント過程における活動とストレングスに着目した活動との関連性」『桃山学院大学社会学論集』三九－二、一一七－一四八頁

[13]野口裕二（二〇〇二）『物語としてのケア――ナラティヴ・アプローチの世界へ』医学書院

[14]野口裕二（二〇〇五）『ナラティヴの臨床社会学』勁草書房

[15]Trotter, C. (2006) Working with Involuntary Clients : A

Guide to Practice. 2nd Ed. Sage Publications.（清水隆則＝監訳（二〇〇七）『援助を求めないクライエントへの対応――虐待・DV・非行に走る人の心を開く』明石書店）
[16]松本俊彦（二〇一〇）『アディクションとしての自傷――「故意に自分の健康を害する」行動の精神病理』星和書店
[17]松山 真（二〇一一）「相談援助の展開過程Ⅰ」、社会福祉士養成講座編集委員会＝編『相談援助の理論と方法Ⅰ 第二版』中央法規出版、九一―一三〇頁
[18]Bancroft, L. (2002) Why Does He Do That? : Inside the Minds of Angry and Controlling Men. Wendy Shaerman Associates, Inc.（高橋睦子・中島幸子・山口のり子＝訳（二〇〇八）『DV・虐待加害者の実体を知る――あなた自身の人生を取り戻すためのガイド』明石書店）／Byerly, C. M. (1997) The Mother's Book : How to Survive the Molestation of Your Child. Kendall Hunt.（宮地尚子＝監訳（二〇一〇）『子どもが性被害をうけたとき――お母さんと、支援者のための本』明石書店）／藤岡淳子（二〇〇六）『性暴力の理解と治療教育』誠信書房
[19]木戸宣子（二〇一一）「相談援助のための契約の技術」、社会福祉士養成講座編集委員会＝編『相談援助の理論と方法Ⅰ 第二版』中央法規出版、一六一―一七三頁
[20]伊藤智樹（二〇〇九）『セルフヘルプ・グループの自己物語論――アルコホリズムと死別体験を例に』ハーベスト社
[21]Evans, K. & Sullivan, M. (1995) Treating Addicted Survivors of Trauma. The Guilford Press.（斎藤 学＝監訳・白根伊登恵＝訳（二〇〇七）『虐待サバイバーとアディクション』金剛出版）
[22]浦河べてるの家（二〇〇五）『べてるの家の「当事者研究」』医学書院
[23]大嶋栄子（二〇一八）「言葉と組織と回復――当事者研究・自助グループと対話」、熊谷晋一郎＝責任編集『臨床心理学』増刊第一〇号（当事者研究と専門知――生き延びるための知の再配置）金剛出版、一三二―一三八頁
[24]野間俊一（二〇〇六）『身体の哲学』講談社選書メチエ
[25]大嶋栄子（二〇〇四）「暴力被害者の安全とつながりの感覚、その再生を目指して」『社会福祉研究』九一、六三―六九頁
[26]小川隆之・斎藤瑞穂（二〇〇九）『これがボディーワークだ――進化するロルフィング』日本評論社
[27]Criswell, E.D. (Ed.) (1995) Biofeedback and Somatics : Toward Personal. Freeperson Press.
[28]Tompkins, E.K. (2009) Somatic education : Gentle exercises for easier movement. Journal of Consumer Health on the Internet 13 ; 188-197.
[29]小川隆之・斎藤瑞穂（二〇〇九）前掲
[30]Black, C. (2002) It Will Never Happen To Me : Growing Up with Addiction as Youngsters, Adolescents, Adults. 2nd Ed. Hazelden Information & Educational Services.（斎藤 学＝監訳（二〇〇四）『私は親のようにならない――嗜癖問題とその子どもたちへの影響』誠信書房）
[31]Evans, K. & Sullivan, M. (1995) op.cit.
[32]Willette, C.D. (2007) Nurturing fire auricular acupuncture as an addition to women's treatment. In : N. Poole & L. Greaves

(Eds.) High & Lows : Canadian Perspectives on Women and Substance Use. CAMH, pp.381-388.
[33]Leslie, M. (2007) Engaging pregnant women and mothers in services. In : N. Poole & L. Greaves (Eds.) High & Lows : Canadian Perspectives on Women and Substance Use. CAMH, pp.239-246.
[34]木下直子（二〇〇九）「DV被害者支援をおこなう民間シェルターの課題――利用者からの異議申し立てを中心に」『女性学年報』三〇、四三－六四頁
[35]宮地尚子（二〇〇七）『環状島＝トラウマの地政学』みすず書房
[36]Dominelli, l. (2002) Feminisit Social Work Theory and Practice. Palgrave.
[37]White, V. (2006) The State of Feminist Social Work. Routledge.
[38]上野千鶴子（二〇一〇）『女ぎらい――ニッポンのミソジニー』紀伊國屋書店
[39]大嶋栄子（二〇一一）「嗜癖当事者にかかわる援助者のポジショナリティ」『精神保健福祉』四二－二、九四－九七頁
[40]宮地尚子＝編（二〇〇四）『トラウマとジェンダー』金剛出版

第5章

社会的孤立を超えて
「彼女たち」と共に生き延びるためのソーシャルワーク

最終章では、本書のもとになった博士論文の提出後から現在に至るまでの嗜癖問題を取り巻く状況の変化を中心に記述し、残されている課題を提示する。なお、ここでは二つのことを軸に述べていく。ひとつは、フィールドで働く援助者そして研究者たちが、どのように女性嗜癖者の置かれている現実に迫れるのか、もうひとつは、彼女たちが抱える困難を社会に届ける言葉についてである。

1　想像（創造）力とソーシャルワーク――語られなかった物語のために

私は二〇〇〇年に大学院へ戻って研究の作法を学ぶ一方で、学費を稼ぎながら生活するために複数の社会福祉系大学で非常勤講師を務めてきた（現在は一カ所のみで国家資格取得のためのソーシャルワーク科目を教えている）。すでに何年も前から、テキストの内容と現実、そして学生のニーズは離れはじめていたが、それでも自分にできるかぎりのリアリティを学生に伝えようとしてきた。少子化は確実に学生数にも反映され、ソーシャルワークを専攻する学生の減少も例外ではない。

二〇一〇年頃から、演習の授業ではロールプレイが実施しづらくなっていた。クライアントのロール（役割）を学生が取れない、いや援助場面の入口はテキストに書いてあるが、どのようにソーシャルワーカーの質問にクライエントが反応するのかを想像できないため、ロールプレイが展開しなくなっていた。それでも実習を終えて帰ってくると、学生たちの状況は一変する。知的障害や精神障害、そして認知症高齢者など、多くの学生は自分の出会ったクライエントたちを思い描きながら、生き生きとロールをこなしていくのだ。しかし学生たちは年を追うごとにテキストを購入しなくなり、さらにフィールドへ出るときまでに読んでほしいと指定した副読本を購入する人も稀となった。レポートはインターネット上から引いた情報が多く、文献検索に関する丁寧な図書館職員のサポートがあっても、関連領域への知的好奇心を掻き立てられることは少なくなっているようだ。その理由を聞くと、多くの学生がアルバイト収入で暮らしているため忙しく、私がかつて学部生だった頃とは違い、「どっぷりと学問に浸かってなどいられない」と言う。考え、悩み、逡巡する対象は学問的なことよりも就職活動の成果が主となっていく。ソーシャルワークを学んでいるはずの学生たちは、目の前のリアルからどんどん遠ざかっていくように思えた。

おそらくは同じ頃から、フィールドで出会うソーシャルワーカーたちも変化してきたように感じる。異業種から専門学校での養成課程を終えてこの世界へ入ってくる人も増えた。多機関が集まりケア会議を開かなくてはいけないほど、地域ではいくつもの重なる課題を抱えた対象者、あるいは家族が少なくない。「連携」とは顔を合わせる以上のことだと私は考えているが、メールや電話で済みそうな連絡や情報共有が会議の大半を占めるのも決して稀ではない。実際、ソーシャルワーカーが集まったとしても、当事者のニーズをめぐってあれこれ突っ込んだ議論をすることは本当になくなってしまった。それ以前に、自分が置かれている現実を驚くほど表面的にしか捉えられない援助者が多く、その現実に言葉を失うことが増えている。

しかしこうした現状とは裏腹に、学校やＤＶ被害者支援機関、矯正施設など、これまでソーシャルワークの対象領域でありながら、専門職の配置がなかったところにも、ソーシャルワーカーが入っていくようになった。こうした変化を促進したのは、複合的な課題だけに必要な手立てを見つけられないまま、残念ながら起こってしまったいくつもの事件である。だが、背景の分析と対応策は追いついていない。この国では、誰の目にも問題が無視できなくなってから、ようやく制度が整備され援助職が配置される。しかし抜本的な制度改革には至らない。しかもこうした変化は、多くの犠牲を伴ってきた。命を失った子ども、住み慣れた場所を捨てることになった女性、そして非合法薬物の単純所持と使用で治療や援助から排除されるだけでなく犯罪者として収監される人。一方、いじめや虐待、常習性窃盗の背景にある多くの暴力の連鎖、あるいは女性の貧困、それを生みだしている構造が、最近では徐々に可視化されるようになった。社会における歪みが大きくなればなるほど、その歪みが内包するマイナスのエネルギーの矛先は、力の弱い人へと向かいやすくなる。このようなメカニズムについては、多くの論者が言及している[1]。最も鋭利にそれが現れるのはアディクション援助場面である。社会的文脈と共振しており、だからこそ多くの知見と援助技術が総動員され、しかも当事者と援助者が相互に資源となって回復と成長への展開が見られるダイナミズムは、残念ながらあまりに知られていない。

一方、本書のテーマである女性嗜癖者をめぐる状況にもいくつかの変化が見られた。

二〇一四年六月に施行された「アルコール健康障害対策基本法」（以下、基本法）にもとづき、国は基本計画（第一期）を策定した際、重点課題として二つを掲げている。一つ目は、飲酒に伴うリスクに関する知識の普及によるアルコール健康障害の予防である。具体的には、①未成年者・妊産婦・若い世代など、特に配慮を要する者に対する教育・啓発などの充実（なかでも女性特有のリスクに言及しているのは注目される点である）、②アルコール依存症に対する正しい知識・理解の啓発（ここでも女性と高齢者のアルコール依存症者数の増加が指摘された）が掲げられている。そして二つ目は、アルコール健康障害に関する、予防・相談から治療、そして回復支援に至る切れ目のない支援体制の整備である。具体的には、①アルコール健康障害への早期介入、②地域における相談拠点の明確化、③当事者とその家族を相談・治療・回復支援につなげるための連携体制の推進、④アルコール依存症治療の専門医療機関の整備が掲げられた。

基本法の施行によって、これまで個人の失敗とみなされてきたアルコール依存症が重大な健康問題として認識され、病気に関する正しい知識と理解が進むことが望まれる。その結果、早い段階で相談や治療につながることが、職場や学校、家庭での活動および役割の遂行にも影響し、周囲の依存症に対する捉え方を変えていく力にもなることが期待される。また基本的施策が実施されることにより、従来のアルコール依存症医療の狭い患者層が、飲酒運転などで治療につながる新しい患者層へと拡大するなど、その体制が根本から変わることも予測される［2］。また当事者のコミュニティ復帰との関係で言えば、当事者によるいわゆる自助グループ活動のさらなる充実も見られる。さらに、就労支援も含めた支援の拡充を推進する責務が国と地方公共団体にあると明文化されたことは、大きな変化と言える。

覚せい剤、大麻、あへんなどの非合法薬物に関して、二〇一六年六月から施行された「刑法等の一部を改正する法律」および「薬物使用等の罪を犯した者に対する刑の一部の執行猶予に関する法律」（以下、刑の一部執行猶予）によって、治療や社会復帰に向けた新しい取り組みが始まった。これは禁固刑や懲役刑に一定期間服役した後、残りの刑期の執行を猶予し、受刑者の社会復帰促進や保護観察による再犯防止を促進することを目的としている。保護観察期間は、定期的に保護観察所における薬物処遇プログラムを受講する、専門医療機関を受診する、あるいはＤＡＲＣなどの民間回復支援施設に通うなどして過ごすことが求められる［3］。

再犯率の高さや、矯正施設・保護観察所だけで社会復帰が完遂できない現実を踏まえて、医療および福祉との他機関地域連携を進める必要に迫られた結果と言える。社会内処遇では一般的な生活体験に乏しい対象者に対して生活指導を行なうといったきめ細かな援助が重要だが、保護観察官と保護司だけでは対応しきれていない現実がある。また専門医療機関の数も限られている。アルコール依存症や非物質関連障害（ギャンブル依存、インターネットゲーム依存など）は診療するが非合法薬物に関しては医療の対象ではなく司法の対象と考える医療機関が多いのが現状である。特に覚せい剤の再使用の場合、本人が通報を怖れて受診をキャンセルすることもあり、数少ない医療機関に通院しても中断してしまうことが少なくない。回復支援施設の大半は当事者主体によるＤＡＲＣであり、それ以外の障害福祉サービス事業所が薬物依存症者の援助を行なう例はきわめて稀である。一方、自閉スペクトラム症や知的障害など重複障害を抱える対象者に対する処遇には専門的な技量が必要であり、ＤＡＲＣスタッフの負担が大きくなっている。さらに薬物依存症の場合には医療や福祉の支援が必要になるものの、管轄省庁が厚生労働省と法務省にまたがることが多く、当事者を引き受けるうえで双方の観点が異なり、調整に時間を取られるという難点もある。

近年日本で紹介されるようになった「ハームリダクション」という考え方がある。傷つきや被害（Harm）を減少させる（Reduction）というこの言葉の意味するところは、国際ハームリダクション協会の定義によれば「その使用を中止することが不可能／不本意である精神作用性のあるドラッグの使用に関連するダメージを減らすことを目的とした政策・プログラム・その実践」である。古藤は欧州などの実践を例に、従来のような薬物依存症に対し断薬を求めていくアプローチだけではなく、薬物使用に関する被害を軽減すること、具体的には当事者を中心に据え、本人が望むような健康や生活に関連した多くの社会心理的サポートを提供していくことの重要性を指摘する。それは、さまざまな事情から合法／非合法を問わず薬物を使用し依存している人を社会から孤立させず排除もせず、そして非処罰化によって使用者が安全に治療や援助を受けられるようにするなど、厳罰で薬物の排除と撲滅を目指すのか、それとも公衆衛生的な観点から個人とコミュニティの健康や安全の向上を目指すのか、より多くの対話を通じて検討する必要性について触れている[4]。

私自身、二〇一三年と二〇一六年にオーストラリアのシドニーを中心とした視察を通して、ハームリダクションの実践を目の当たりにして戸惑った経験がある。だが二回目の訪問では、治療施設の利用者がヘロインをメサドンに置換して生活を安定させていくなかで、次からはそのメサドンを減薬しようとする人が多いと聞き、「薬物を使用していても、そのなかでどのように望む暮らしを送るか」ということを大切にしながら周囲が関わってきたからこその変化ではないかと感じた。当時、自分の理解が少し、ハームリダクションの概念や実践に近づけたように思えた[5]。

また、精神医療のコンセプトを大きく変化させる、フィンランド発「オープンダイアローグ」が日本に紹介され、日本でも各種の講座や研修、そして実践が始まった。その中心的存在の一人である精神科医の斎藤は、急性期にあると思われる患者の許に要請の電話を受けた二名以上のセラピストが赴き、本人の症状が緩和するまでそこに集うすべての人と対話を繰り返していくシンプルな構造と、薬物療法がほとんどないにもかかわらず得られた高い治療成績（再発の少なさ、社会適応の良好さ）に驚き、魅了されていったと述べる[6]。私はまずダニエル・マックラー監督によるドキュメンタリー映画を観たのだが、オープンダイアローグの理論的主柱とされるヤーコ・

セイックラの語りも、そこで展開されるセラピスト同士の開かれた会話も、斬新なようでどこか既視感があった。それは私が精神医療でも辺境とされるアディクション治療のなかで体験してきた、専門家が「チームで関わる」ことを中心にし、「薬物療法は最小限（そもそも依存症それ自体を治療する精神薬はない）」、かつ「依存症からの回復には心を開ける人たち（同じ問題を抱える仲間）とのミーティングが重要」というコンセプトが、オープンダイアローグのそれと重なって見えたからではないかと考える［i］。

ただし、援助者が本人にアルコールや薬物あるいはギャンブルなどを止めさせることはできず、いわば敗北を認めるところから援助関係を始めるというこの逆説は、アディクションアプローチの基本的な立ち位置でもある。その意味では、医療機関の外部で当事者によって形成された自助グループへ、回復の大きな役割を医療は譲り渡してしまったかに見える。医療機関が向き合うべきは、本人が何かに対して過剰な依存を必要としているその背景であり、なかなか消えない辛い精神症状であり、依存によって傷んだ身体ではないかと考える。それでもやはり回復が最も深く立ち上がる場はコミュニティのなかにあることを、私は同時に確信している。

嗜癖問題、なかでも特に女性のアディクションを考えるうえで、本書では繰り返し社会的構造のなかに埋め込まれた多くのジェンダー不平等と、そこから生まれる何重ものスティグマがさらに当事者を傷つけていく過程について述べてきた。日本でアルコール依存症の専門治療が始まり、半世紀が過ぎており、疾患概念もアプローチも大きく変化してきた。「嗜癖問題を抱える女性の回復は困難である」と専門家の間では言われてきた。しかし私から見れば、なぜ彼女たちがアルコールや薬物を必要としたのか、なぜ泣きながら食べつづけ吐きつづけなくてはいけないのか、彼女たちの「語られなかった物語」へのまなざしが、私たち援助者の側に欠けていたからにすぎないように思える。

彼女たちが語り、彼女たちが見せる暮らしが、複合的な時間と空間の重なりによって生まれたものだとわかるようになると、ようやく彼女たちの「生きづらさ」が見えてくる[ii]。複雑に縒り合わされた糸をゆっくりと解くように暮らしの細部に目を向け、その意味することを繰り返し考え問う作業は、彼女たちが喪ったものへの想像力を必要とする[7]。本章の冒頭で、ソーシャルワーカーの養成課程やフィールドで出会う同業者とのカンファレンスで感じる「リアルへの距離」について述べた。嗜癖問題が単なる精神的疾患ではなく、多くの社会的困難と重なり合う複合的な問題だということについては、二〇一〇年頃より援助者も研究者も多く言及するようになってきた。また児童虐待、DV、ホームレス支援、そして司法領域における実践や研究でも、こうした現象を読み解くひとつの重要な鍵として嗜癖問題が浮上している。私は今、女性嗜癖者の抱える困難を表現するための、およそのピース（断片）が揃ってきたのではないかと感じている。そのピースをどのようにつなげて、そしてどのように全体図を描くのか。これは本人と援助者の共同作業になるだろう。同じように見えて、おそらくどのピースも、つなげようとする彼女によって微妙にその形が変わっていくはずだ。彼女が見せるピースを扱う際の微細な動き、つながらないように見えていきなり視界が開けること等々を共有しつつできあがった全体図は、もしかしたら彼女自身にも想像できなかったものかもしれない。それでもその全体図を頼りに、私たちは彼女と向かう方向を見つけ、道を探し、時には道なき道を共に歩いていくのかもしれない。

2　掬い上げられる言葉――共に生き延びるために

最後に、本書では女性嗜癖者に関してどのようなことを整理することができたのか、改めて概観しておきたい。それはおおむね次の五点に集約することができる。

①男性と女性では、その発症から回復過程まで大きな違いがあることを明らかにした。したがって、これまで男性をモデルとした治療／援助が女性にも援用されてきたが、それでは回復を進めるのに寄与しないことも指摘した。

②女性嗜癖者をひとくくりにせず、発症の背景にある〝抑圧の構造〟に着目して、これを四類型に分類した。分類することによって、嗜癖問題という形で表出した彼女たちの抱える問題の所在を明らかにすることができた。また分類に必要な指標も作成した。

③女性嗜癖者が回復するうえで重要なカテゴリーとして抽出された、「身体」と「親密圏」に着目しつつ、回復過程を三期に区分し、それぞれの時期における特徴を示した。これによって従来の回復過程とはまったく異なる内容が提示され、援助者側が女性嗜癖者の現状をより現実的に、かつ回復の時間軸で捉えることが可能になった。

④〝生活〟に根ざした援助（「生活支援共同体」における「それいゆモデル」と命名）を通じて、女性嗜癖者の〝生活世界〟を描きだした。女性嗜癖者が嗜癖に引き寄せられて生活が破綻していくときに何が起こっているのかを理解するため、観察と援助実践から「嗜癖促進機能」を導き、これを図示化した。また、女性嗜癖者が回復過程を歩みはじめたときに、生活はどう変化するのかをめぐって、「社会適応機能」を図示化した。

⑤以上の論点を手がかりに、女性嗜癖者への援助として、ジェンダーの視座からその構造的不平等を捉え直し、心理的相談と生活支援という具体的手法を用いながら、彼女たちみずからの尊厳や生への肯定感を引き上げ、自分自身を生きるための〝新しい（オルタナティヴな）物語〟を紡ぐフェミニスト・ソーシャルワークが有効であることを述べ、その援助モデルを提示した。

私のバックグラウンドであるソーシャルワークでは、クライエントの日常生活というフィールドを通じてこそ見えるものを大事にする。さらに、その発見を生かして、その人が望む暮らしを〝具体的な形〟としていく。ソーシャルワークの研究領域では、「生活」という言葉が出てこないことがないほど「生活支援」は当たり前の援助技法だが、一方でその支援の内容を問うたときに、紋切り型になりやすい。嗜癖問題からの回復を抽象的に捉えるだけでなく、生活場面での小さな変化を見つけ、その意味づけが正確にできることは、ソーシャルワークを補強するだろう。本書では、できるかぎり具体的なエピソードを使って、女性嗜癖者の「生活のありのまま」を説明しようと心がけた。またそこには、多くのアセスメント項目も含まれる。

では改めて、〝生活支援〟とは具体的に何を指すのか。私にとってそれは、女性嗜癖者の生活を具体的に記述し、相談面接だけでなく共に掃除や洗濯といった生活動作を行なうことを通じて、女性嗜癖者のこれまでの生活様式を類推していくことを含んでいる。また彼女たちが示す多彩な身体的不調は、精神的なバランスを欠いたときや生理前など、しばしば彼女たちを悩ませる。こうした不定愁訴に対し、これまでの援助論にありがちな「刺激（この場合は不定愁訴）／反応（薬物療法）」といった対応ではなく、「症状の意味を共に探る／症状の消失ではなく症状との付き合いを目指す」といった援助の展開方法にも、本書では言及するように努めた。

〝生活から目を離さない〟ことで、多くの情報が集まる。また言葉では表面的にしか捉えられなかったことも、生活動作や習慣的な所作の観察によってアセスメントが可能になり、援助計画に反映させることができる。そして彼女たちのミクロな生活実践とメゾ／マクロとの相関を意識するという意味で、「社会適応機能」の論点は、〝今、ここ〟で何が行なわれているのかを理解する一助となるだろう。

女性嗜癖者の実態が時代や社会状況を鋭く反映すると考えれば、本書が著した類型、回復過程、援助モデルのいずれもが引き続き有効性を保つかどうかは、つねに追試による検証が必要である。そして願わくは、本書が示した類型化指標やアセスメント指標などが、精神科医療機関だけでなく、精神保健福祉センターや女性相談窓口といった公的機関、あるいは児童虐待の家族支援機関など、あらゆるソーシャルワーク援助場面において利用されるよう妥当性を検証していくことが、私に科せられた使命であると考えている。

そしてこうして積み上げられたミクロの実践は、女性嗜癖者を「女性に向けられる抑圧に抗いながら、尊厳をもつ主体として、他者とのつながりのなかで生き延びる人」に変える。すでに述べたように、フェミニスト・ソーシャルワークでは、嗜癖者＝逸脱者という支配的物語の制約に対抗する物語を生成していく。また、援助のプログラムや援助そのものを詳細に評価し、その結果を誰にどのようにプレゼンテーションするのかについて戦略的に準備をすることが、今まで以上に重要視されていくだろう。

本書はミクロ－メゾ－マクロの連関のなかで、女性嗜癖者を嗜癖へと追い込む言説とは何か、その言説がどのように構築され浸透し構造化されるのかについて、一定程度提示することができた。そして女性嗜癖者がみずからのもつ力や尊厳に気づくように変化しうること、そこにフェミニスト・ソーシャルワークが大きな役割を果たすことにも言及した。しかし「逸脱者」そして「自己責任」といった言説から女性嗜癖者を解き放ち、回復へと向かわせる言説の生成についての検証は今後の課題である。私が取り組むこの研究は、これまでの成果を踏まえ、さらにミクロ実践がメゾ／マクロ実践へと重なる経路を構築し示すものになるだろう。そしてすべての作業の源には、彼女たちと共に私も生き延びていくなかで「とり乱し」ながら掬い上げるべき言葉の数々がある。すべてのことは、そこからしか始まらないのだと考えている［iii］。

註

[i]野口によれば、オープンダイアローグが統合失調症を中心として発展してきた経緯のなかで、患者を取り巻く身近なネットワークの再建を目指すのと対照的に、嗜癖者たちは自分のネットワークとは別のところに当事者のみによって新たなコミュニティを形成し、むしろアディクションを促進するかつてのネットワークを解体する側面をもつと指摘している。しかし同時に野口は、統合失調症もアディクションも個人とネットワークの間に生じ、二つの病いがネットワークのなかに存在するからこそ、対話が必要になるとも述べる。私にとって、アディクション治療において本人を交えて行なわれるカンファレンスや、女性のみのグループワークにおける対話は、自助グループとは異なる意味で〝不確実性に耐えながら〟〝複数の声の重なり〟によって当事者を包み込む新しいネットワークの創設に見えた（野口裕二（二〇一八）『ナラティヴと共同性』青土社）。

[ii]「生きづらさ」の発見は、言い換えれば援助の困難を見定める指標になる。物質使用の場合には再使用を性急に止めると、代償行為（自傷、過食など）が出現し、生活支援それ自体を終了せざるをえない場合がある。「生きづらさ」が深刻であるほど、一時的な薬物療法も含め、安全の確保が最優先するなど、きめ細かな見立てと支援計画が必要となる。

[iii]言うまでもないが、ここで引用した〝とり乱し〟とは、田中美津『いのちの女たちへ――とり乱しウーマン・リブ論』（初版＝一九七二年／新装版＝二〇一六年・現代書館より刊行）による。また〝とり乱し〟について、トラブルをあえて起こし抑圧に抗う、「ジェンダーを撹乱することの意義」という意味でも用いており、ジュディス・バトラーとの関係について言及した藤高和輝の論考にも触発された（藤高和輝（二〇一八）「『とり乱させない抑圧』に抗して――ジュディス・バトラーと田中美津」『現代思想』四六‐一一、一九〇‐一九九頁）。

[1]杉山 春（二〇一七）『児童虐待から考える――社会は家族に何を強いてきたか』朝日新書／松本伊智朗＝編（二〇一七）『「子どもの貧困」を問いなおす――家族・ジェンダーの視点から』法律文化社／信田さよ子（二〇一九）『〈性〉なる家族』春秋社

[2]真栄里仁（二〇一五）「アルコール健康障害対策基本法について」『日本アルコール・アディクション医学会雑誌』五一‐四、九八頁

[3]今福章二（二〇一三）「更生保護と刑の一部の執行猶予」『更生保護研究』三、二〇‐三五頁

[4]古藤吾郎（二〇一七）「はじめてのハームリダクション」、松本俊彦・古藤吾郎・上岡陽江＝編著『ハームリダクションとは何か――薬物問題に対する、あるひとつの社会的選択』中外医学社、二‐一七頁／古藤吾郎（二〇一九）「断薬と厳罰にこだわらない第三の道――ハームリダクション」、信田さよ子＝編著『実践アディクションアプローチ』金剛出版、一〇七‐一一八頁

[5]大嶋栄子（二〇一六）「オーストラリアでハームリダクションを学ぶ（前編）」『精神看護』二〇‐一、六五‐六九頁／大嶋

栄子（二〇一七）「オーストラリアでハームリダクションを学ぶ（後編）」『精神看護』二〇－二、一六〇－一六四頁
[6]斎藤 環（二〇一五）『オープンダイアローグとは何か』医学書院
[7]大嶋栄子（二〇一九）「分有される傷と体験――ソーシャルワーク的アプローチ」、信田さよ子＝編著『実践アディクションアプローチ』金剛出版、一一九－一三一頁

あとがき

ここまで、長かったなと思う。やっと抱えてきた宿題が終わったような気がする。本書の元となる博士論文を提出して七年が経過したのだが、論文を書く作業のなかで見出したことをフィールドで実践する日々に没頭しているうち、またたく間に過ぎてしまった感覚がある。しかしながら手渡した博士論文は「五分で眠くなる」とスタッフたちから不評を買い、なんとか読みやすい形にしたいと考えながらも果たせずにいた。

この数年、久里浜医療センターにおいて行なわれるソーシャルワーカー向けの研修で、「ジェンダーと依存症」に関して講義する機会をいただいている。女性嗜癖者の類型、それに基づく支援の組み立て、回復の鍵概念となるものと回復過程など、受講者からはいつもたくさんのフィードバックや質問をいただき、手応えがある。講義をするたびに、手にとってもらえるものがあればいいのにと思い、そうしたことも書籍化の作業を後押ししてきた。

ところで、本書は私が臨床のなかで出会った人、そして現在主宰しているＮＰＯ法人リカバリーにこれまでつながってきてくれた、すべての女性たちによってもたらされたものである。彼女たちが持ち込む難題は、私が駆使してきた実践アプローチをことごとく覆した。なぜうまくいかないのか、何が問題なのか——難題が私を研究へと向かわせ、わかったことを実際の場面で試行しては彼女たちからフィードバックを得て修正され、言語化していくプロセスを重ねた。したがって、彼女たちは私の共同研究者である。心より感謝したい。

もう一人の共同研究者が、上岡陽江さん（ダルク女性ハウス）である。二〇〇〇年からフィールドワークを繰り返し多くのことを教えてもらうなかで、「それいゆ」はこれまでいくつもの難局を乗り切ってきた。私は、はるえさんの言葉を裏づけるものを探求していくなかで新しい考えや理論と出会い、実践と結びつける回路を見出すと、それを言葉にしてきた。今も二人で新しいプロジェクトに取り組んでいるが、私にとってかけがえのない存在である。

指導教官の米本秀仁先生にも心から御礼を申し上げたい。「在庫処分」と揶揄されつつ、先生の退官の年に博士論文を提出した。先生は自分の研究領域とは異なる私の研究テーマに、長い間丁寧に付き合ってくださった。また博士課程を共に過ごした研究室の仲間たちにも、多くのコメントをいただいたことに心から御礼を述べたい。

また本書の刊行にあたり、作業全般を支えてくれた編集者の藤井裕二さんの存在はとても大きく、挫けそうになるたび藤井さんが付けた見出しに導かれるように書き進めることができた。記して感謝したい。

最後に、先日ツイッターでジェンダー研究へ向けた批判の言葉が目に留まった。今どきまだジェンダーの視点がどうのとか、そんなことばかりやっても先へ進まないという趣旨だった。男性の研究者らしい。その人からすれば本書も、ジェンダー不平等の浸透する社会で現実に起こっていることをテーマとし、不平等から派生する社会的な事柄を個人の問題に矮小化すること自体の問題性について論じているという意味では、「またか」と思わせるものかもしれない。私もこんな当たり前のことを、一から説明することは止めにしたい。それでも、目の前の現実は今このときも、そのような不平等から生みだされている。その最前線に立つ私は、黙って見ているわけにはいかない。それが、言葉を託された者としての責務だと感じている。

二〇一九年　盛夏

大嶋栄子

な

は

ま

や・ら

た

さ

数字

あ

か

索　引

人名索引

事項索引

A-Z

著者略歴

大嶋栄子（おおしま・えいこ）

1958年生まれ。NPO法人リカバリー代表。日本医療大学講師、国立精神・神経医療研究センター精神保健研究所客員研究員。
北星学園大学大学院 社会福祉学研究科 博士後期課程満期単位取得退学。博士（社会福祉学）。精神科ソーシャルワーカーを経て、2002年にさまざまな被害体験を背景にもつ女性の支援を行なう「それいゆ」を立ち上げる。2004年、NPO法人リカバリーとして認証され、現在4カ所の施設を運営。

著書に「フェミニスト・カウンセリングの現在――カウンセリングルームぽれぽれの実践」（井上芳保＝編著『カウンセリング――幻想と現実』［現代書館］所収）、『その後の不自由――「嵐」のあとを生きる人たち』（上岡陽江との共著［医学書院］）、『嵐の後を生きる人たち』（かりん舎）など。フェミニスト・ソーシャルワークについて実践と研究を行なっている。

生《い》き延《の》びるためのアディクション

嵐《あらし》の後《あと》を生《い》きる「彼女《かのじょ》たち」へのソーシャルワーク

2019年10月10日　印刷
2019年10月20日　発行

著者――――大嶋栄子

発行者―――立石正信
発行所―――株式会社 金剛出版
〒112-0005 東京都文京区水道1-5-16　電話 03-3815-6661　振替 00120-6-34848

装丁⊙山田知子（chichols）　装画⊙小林重予　本文組版⊙石倉康次
印刷⊙太平印刷社　製本⊙井上製本

ISBN978-4-7724-1727-3 C3011